時兆文化

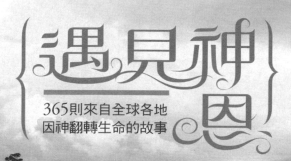

遇見神恩

365則來自全球各地因神翻轉生命的故事

藉著各式屬靈書刊，真理的亮光照過邊僻地區那些沒機會聽到福音信息的人，
這是一種最蒙福的佈道工作，文字佈道士可以作主的助手，為真理的進展開闢門路。
——懷愛倫《文字佈道指南》

Encountering God's Grace

編者／全球總會文字佈道部
譯者／方錦熒

致謝

在基督復臨安息日會從事及提倡文字佈道和出版社工作超過40餘年，我很高興能在此分享這些來自世界各地，與神的恩典相遇的真實見證。

2006年全球總會文字佈道部出版了《恩典的神蹟》，那是一本收錄了來自世界各地365則見證的靈修書，由經驗豐富的出版社領袖亞伯拉罕‧歐伯霍斯特編輯而成。出版後它造福了許多人，所以我們再度推出續集《遇見神恩》，裡面同樣收錄了365則故事，來激勵和挑戰我們持續完成神的工作。

本書透過許多樂意奉獻心力的人，才能編纂完成。首先，我在此要感謝這些文字佈道士、出版社領袖，以及許多提供他們個人經驗的人，才使得這本書的出版成為可能，許多人在艱難的條件下，仍然選擇堅持神的事工，因為他們經歷了上帝的同在和祂無與倫比的恩典。

其次，我要感謝梅爾文里昂、斯蒂芬查維斯、珍妮絲恩斯特頓等人，他們在此書的編排上，可謂竭盡心力。另外，還有全球總會許多同工的支援，他們是納奧米季米特里斯、羅德里格斯，以及馬蒂納里，我對他們為收錄本書資料及整理所做的努力，深表感謝之意。

最後，我要感謝評閱宣報出版社的職員，他們謹慎勤奮地和我們一起工作。他們專業的編輯和設計的援助可作為楷模，值得我們衷心感謝。

———霍華德‧法高
全球總會文字佈道事工部幹事

出版序

「我們的生命若與基督一同藏在上帝裡面，就必見到祂的恩典和拯救。」這句話摘自2006年出版的靈修書《恩典的神蹟》，此書的作者是一群來自全球各地的文字佈道士，他們娓娓道出上帝所賜予的神蹟。8年後，因著讀者的熱烈迴響和全球各地文字工作者的努力和協助，使我們有機會能出版第二本文字佈道士的見證集《遇見神恩》，作為2015年的每日靈修書。

本書收錄了365則全球文字佈道士的故事，也代表了365個恩典與啟示。因此，本書要獻給全世界的文字佈道士們，特別是在華人地區做工的你們：不論你們來自哪個國家，走過那些地方，有著什麼樣的背景，你們是如此看重上帝賜予你們的使命，向人介紹屬靈書刊，引人查考聖經。即使在派報過程中面臨種種的艱險困苦，甚至遭遇到生命危險，主的恩典與神蹟卻成為你們最美好的見證。願你們的信心和勇氣能夠堅固並更新你們每一天的生命，日日體驗主恩的滋味。

也願我們所有的讀者看完這一篇又一篇的見證時，能夠感受到他們的辛勞和付出。因為對信仰的執著，他們所展現的，不只是一群默默地為主做工，帶著真理亮光照遍邊僻地區的人，更是一群願意冒著生命危險，仍堅守自己信仰和崗位的福音信使。在此，獻上我們的敬意與感謝！

——時兆出版社編輯部 謹誌

前言

　　故事觸動人心的能力無可比擬，它能超越世代、激勵人心，與人的情感磨擦出火花。它是奇妙的教學道具，能幫助聆聽者將所學習的東西銘記於心。

　　耶穌是最偉大的說故事高手，祂使用聽眾所熟悉的日常事物，如種子和播種者、羊和牧羊人、失錢、浪子，將它們轉換成貼近生活寓意的訓示，使聽過的人永生難忘。此外，故事也是極好的媒介，對於介紹上帝在日常生活中為你我及其他人所行的一切，能發揮極大的果效。在《遇見神恩》此書中，你會認識許多文字佈道士、他們的領袖和他們的客戶，這些人都親眼遇見神的恩典。每則故事都能證明上帝如今仍在人間，並且積極地介入文字佈道士和人們的生活。

　　讀者從這些故事中可以看見神的引導、保護、以及得蒙應允的禱告，當中所記載的是神蹟、與神相遇的經歷、上帝的大能如何掌管一切，以及許多人如何因此而轉變、重生。這些故事激勵、溫暖人心，能使生命與希望復興。

　　這世上究竟有多少生命，是透過文字工作被聖靈感動的？這答案我們恐怕得等到去了天國才能見分曉。然而，這本書反映出近五萬名文字佈道士和其他成員他們的得救故事，相信必能令讀者在其中窺見神的恩典。當你閱讀這些與神相遇的故事時，願你在生命中也能遇到同樣美好的經歷。祈願你受感動成為神的使者，無論是全職、半職、義工，都希望你能好好運用教會的書、雜誌、印刷品、數位材料等，向還未認識耶穌的人介紹祂，主耶穌向你發出慈愛的呼召，為祂獻上個人的服事。

——魏泰德

復臨教會全球總會會長

Encountering
God's Grace

藉著各式屬靈書刊，真理的亮光照遍邊僻地區那些沒機會聽到福音信息的人，
這是一種最蒙福的佈道工作，文字佈道士可以作主的助手，為真理的進展開闢門路。

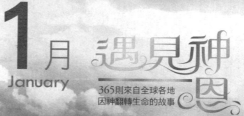

1月

January

遇見神恩

365則來自全球各地
因神翻轉生命的故事

水災中遇見天使

「你從水中經過，我必與你同在；你趟過江河，水必不漫過你。」 以賽亞書43：2

在某個星期五時，維凡齊正忙著幫人查經，他的妻子貝蒂也在同一時間忙著運送書籍給客戶，那日對他們夫妻倆而言，是個為主服事的忙碌日子。那一整天都下著滂沱大雨，過了午夜時分，山上卻突然發生崩塌，造成了土石流。夫妻一發現泥水和土石不斷地往他們的房屋周遭沖刷，就趕緊跑向高處。但維凡齊突然想到有重要的東西還在家裡，便決定中途折返，他的妻子則繼續往高處跑。

當維凡齊拿完東西再次離開屋子時，水位已經上升到他的腰部了，他幾乎寸步難行。他急忙打電話向妻子告別，告訴她兩人將來在天國相見，妻子要他與她一起禱告。維凡齊呼喊說：「主啊，今天我為人查經，貝蒂為人運送書籍。如果你要繼續使用我們分享福音，那麼求你搭救我們！」

黑暗的天色使他們無法看清周圍的狀況，但他們聽見到處都有人們的呻吟和求救的聲音。突然，一個高大壯碩的男子出現在維凡齊的身邊，並且告訴維凡齊要緊緊握住他的左手，這樣他們就能越過急流，走到他的妻子身邊。維凡齊照著做，並和他一起涉水走到貝蒂那裡。那男子隨即吩咐貝蒂緊抓著他的右臂。當夫妻倆一邊一個抓牢他的左右臂膀後，男子就穿過急流，把他們帶到安全的高處。

他們立刻轉身要擁抱那位男子，以表達他的救命之恩，但那男子卻突然不見了。他們知道自己一定是遇見了天使，在歡喜中他們感謝神，祂派了最強壯的天使來搭救他們。那一次威力強大的天鷹（Sendong）颱風奪走了幾千條人命，使許多人無家可歸。感謝神，維凡齊和貝蒂大難不死，他們仍忠心地以文字佈道方式持續救靈的使命。🙎

主題：神蹟 維凡齊‧貝慕廸茲 菲律賓

槍口餘生（上）

「為要保守公平人的路，護庇虔敬人的道。」箴言2：8

　　當我還是個年僅18歲的大一新生時，就決定在學校放春假時，要以文字佈道的方式傳福音。剛好有一個文字佈道團要前往我童年成長的城市，因此我便馬上報名參加，滿心興奮，期待能在我童年成長的地方傳福音。

　　佈道團成員共有8位，我們一行人抵達目的地時，卻遇到攝氏零下20度的寒冷天氣。在大雪紛飛中，我們挨家挨戶拜訪很多人，神祝福我們，就像祂從前祝福我們一樣。每一個團員的業績都比以前更亮麗。我們帶去的書沒多久就銷售一空了，於是我們立刻打電話，請求學校寄來更多書籍。

　　我們派報的地點是美國25座城市中犯罪率最高，也是最危險的城市之一。因為我們年輕又信賴神的保護，所以沒有覺察到這城市的危險性。春假即將結束前，我探訪了一個暴力事件頻傳、聲名狼藉的住宅區，我在袋子裡裝滿了《喜樂的泉源》和《歷代願望》，因為食譜和健康書籍在這種地方是不受歡迎的。我快步地在住宅區穿梭，賣了一些書，但也被許多家庭拒絕。到了下午，我已經敲遍了上百戶人家的門，接著我來到一處緊鄰著住宅區的屋子，這一帶的房屋看來既擁擠又老舊。在寒冷的天氣中我奮力前進，手指關節因為不斷敲門而紅腫，所以改用拳頭的側邊輕敲著門，當時我已經在同一個街區待了好一陣子，但我還是繼續叩門，或者應該說是輕輕地「搥」門。

　　不久後，一陣口氣粗暴的聲音自門後傳來：「什麼人？」

　　「班傑明。」我回答。

　　「你要幹什麼？」口氣顯得不耐煩。

　　「我想向你介紹一些東西。」我回答。

　　（文字佈道士知道如果在開門前說明探訪目的，屋主通常會認定他們只是來推廣，而拒絕開門。因此我們不能直接說明來意，也是為了保留一些神祕感。）

　　不料門打開時，我面對的卻是一支雙管獵槍！

9

槍口餘生（下）

「為要保守公平人的路，護庇虔敬人的道。」箴言2：8

　　在高度緊張之下，我沒有看清楚開門的人，因為面對槍口的震撼已奪走了我全部的注意力。

　　「你要給我看什麼？」他吼叫地回答我。房子裡黑壓壓的一片，我只依稀看見有一個人坐在輪椅上。使徒保羅告訴提摩太，神賜給他的，不是膽怯的心，乃是剛強、仁愛、謹守的心。身為一個青年人，三樣我都具備了。我不記得自己有任何膽怯之心，或許我是有些許驚嚇，但絕不是害怕。

　　我語氣緩慢卻充滿自信地對他說：「先生，我要介紹關於耶穌的書給你。」他手中握著槍，那槍口依然瞄準我的臉，那槍管又深又黑，「慢慢地拿過來！」他說。我從袋子拿出有耶穌微笑當封面的《喜樂的泉源》，然後把書舉起來給他看。他接著說：「放在那裡！」那男子用槍微微指向靠門邊的一個架子，我慢慢地將書本放在架上，「我想你會喜歡它。」我說。我沒有要求他捐款，隨即便轉身離開。

　　在這地區完成派書後，我拜訪了座落住宅區的辦公室，並受到3位女性員工熱情的歡迎。我告訴他們我和那一位拿槍男子的經歷。當我一描述他時，他們馬上知道我所說的人是誰，他們告訴我，他是個很暴力的人，過去甚至曾向兩個他們所認識的人開槍，他們非常訝異他竟然會收下我放的《喜樂的泉源》，因為在他們眼裡，他是無藥可救之人，我賣給他們3人各一本書後便道別了。

　　10年後我再度造訪這城市，我順道去拜訪當年那位拿槍的男子，但無人應門。辦公室員工們說他在2年前就已經去世了，其中一名員工還告訴我說：「3年前我開始在這裡工作時，大家都認為他是一個魔鬼，他從來不出家門，動不動就拿槍指著人，他在這一帶算是惡名昭彰。但後來有幾次他們派我去收房租，我卻沒有遇到任何困難，他對我的態度非常和善、親切，還邀請我到屋裡喝咖啡，談很多有關耶穌的事，事實上，每次我去他家，總會在他的輪椅旁邊看見他所放置的一本書，那書的封面有耶穌的肖像。」

主題：保護

班傑明‧貝克　美國

10

書與音樂

「功用也有分別,上帝卻是一位,在眾人裡面運行一切的事。聖靈顯在各人身上,是叫人得益處。」哥林多前書12:6—7

　　神賜給教會各種恩賜,是為了在地上建立祂的國度。這些恩賜是聖靈所賜的,使永遠的福音能傳給住在地上的人。

　　我深知自己有音樂方面的恩賜,應該好好運用這項上帝給我的恩賜,我每天練習8小時。有幾年時間我到巴西、葡萄牙、德國等國家巡迴表演,指揮樂團和拉小提琴。但有一天,我接觸了復臨信仰,從那之後我放棄以音樂當作謀生工具,而是運用我的樂器來讚美神。

　　成為復臨信徒2年之後,我從一位教友身上聽聞有關文字佈道的事,和他交談後,我心中有一股想要從事文字佈道工作的感動,便主動去見當地出版社主管,他介紹我跟文字佈道部的負責人認識,由他來教導我如何從事文字佈道的工作。

　　因為我熱愛音樂,所以我決定在挨家挨戶拜訪、做文字佈道工作時,好好利用拉小提琴這項工具。沒想到效果出奇得好,因此我就繼續沿用這「音樂派報」的方式。我每造訪一戶人家,就拉小提琴給他們聽,在演奏的空檔之餘推廣書籍。

　　音樂感動了許多客戶,藉著小提琴的演奏功效,上帝為我開路,讓許多人打開家門和心門,不然他們不大可能在很短的時間內就願意接受我所推廣的書。每天踏出家門,無論目的地在何處,我始終都有它們的陪伴——滿載待售的書,和我的小提琴。

　　神賜給每個人不同的恩賜。你是否試過將它應用在文字佈道上?把恩賜發揮在文字佈道上來榮耀上帝吧!祂必祝福你。

主題:引導

克勞第尼爾·羅得里格斯　巴西

這是神所賜的，為要事奉祂

「我必在你前面行，修平崎嶇之地。」以賽亞書45：2

　　雖然克勞蒂亞已經是80歲高齡的長者，但她仍盡力服事主。年輕時因為經常患病，她便向上帝承諾，她將來要從事文字佈道的工作，因此，自從上帝奇蹟般地醫好她之後，她就一直參與文字佈道的事工。

　　她自掏腰包買書送給軍營、醫院、學校、兒童之家。無論上帝差她去哪裡，她必服從。她花自己的養老金來買書，只留下一部分養老金買食物。她的養老金不多，但主藉著她感動許多人，在經濟上支援她。曾經有一年，她花了將近60,000盧布（約美金1,865元）買書贈送人。

　　克勞亞的一天總是從她的代禱開始，她清晨時會為當天預定會面的人禱告。神特別把向軍營傳福音的重責大任交給她。有一天，她受感動要再去尋找一個軍營。她坐公車到離城市不遠的一個鄉村，不料下車後，她卻看不到任何軍營。她沿著馬路一直走，結果竟然到了一個她從未聽聞的軍營。雖然她沒有進入營區所需的通行證，但一輛軍車把她載到軍營去。

　　在軍營中她一邊走著，一邊分送書。有位將軍詢問她是怎麼進入軍營的，也好奇她來訪的目的。她回答說，她來是為了把一些書送給軍營中最重要的人，隨即她便將手中的一些書送給這名將軍。將軍收下後，便將她送到軍營外，並且告訴她不能再來了，這事若沒有神的介入，她很可能會被逮捕，可是那一天，她令許多軍人能閱讀到屬靈的書。

　　有一天早上，克勞蒂亞心中有莫名的感動驅使她到火車站去，但不需要帶任何書或雜誌，她照這奇特的吩咐去行，到達火車站時，她便坐在出發的休息室等候。一位面帶微笑、眼神散發欣喜光彩的青年人，來到她面前，把一個小包裹交給她說：「這是上帝賜給你的，要為祂的事工而用，我想你一定知道如何使用它。」說完了他就離開。克勞蒂亞打開包裹時，發現裡面放了92,000盧布（約美金2,860元），之後她把錢用在福音事工上。

　　克勞蒂亞繼續存自己的錢買更多的書。上帝不斷地祝福她。上帝的禮物無論是金錢或才幹，都是為服事人而賜予。

主題：掌管

瑞莎‧卡拉維　俄國

成了隱形人

「我靠著那加給我力量的，凡事都能做。」腓立比書4：13

在一個酷熱難耐的夏天，我在熙熙攘攘的墨西哥市做文字佈道的工作。墨西哥市是世界上許多大城市之一，大約有整整5個星期的時間，我穿梭在市區內的摩天大樓之間，卻連一本書都賣不出去。銷售成績掛零，我手邊的錢也快用完了，剩下的錢只夠讓我買一顆高麗菜（甘藍菜），準備吃一週，灰心沮喪之餘，我幾乎就要放棄了。相反的，我閉上眼，改用禱告求上帝實現祂的應許：「主啊，你知道我的未來只能倚靠你。我需要賣書，把你愛的信息傳出去讓人知道，我也需要完成神學院的課業。請幫助我，你是我的避難所。阿們！」

那天我回到了46樓層高的國立彩券大樓，之前我曾經有兩次被拒於門外的經驗，在入口處大門有好幾個監視錄影機拍攝進出的人。我到了入口後，鼓起勇氣走過監視器，管理員也沒有把我攔下來問話，當我抵達4樓時，遇到的第一個人是警衛組長。他問：「你是怎麼進來的？是誰叫你來這裡？」我回答是上帝的幫助，他叫我在一旁等著，好讓他可以查看監視器，檢查我進來時是誰在值班，他驚訝地發現監視器的錄影畫面裡沒有出現我和值班人員的記錄。「這是奇蹟！」他狐疑著說道。「你究竟是人還是鬼呀？你來做什麼？」

我把書拿出來讓他過目，並且要求到第46樓。他說不行，但他有更好的主意。他同意派保全人員陪同我2週，使我能向大樓的員工推廣書。第一週時，保全人員一路陪同我，我的一言一行他都聽在耳裡，也看在眼裡。第二週時，他甚至加入我，開始代替我介紹書，我轉而負責接訂單。這是何等成功啊！光在那棟大樓我就賣了250套書籍，所得資金足夠支付我接下來大學2年的費用。我在先前5個星期內所無法達成的任務，上帝只用了2星期就完成了。從這裡我學到了無可比擬的重要功課，凡真誠禱告的，耶穌必能使我們「凡事都能做」。

主題：回應禱告 大衛‧派瑞茲 墨西哥

樂善好施的人

「你們若有彼此相愛的心，眾人因此就認出你們是我的門徒了。」約翰福音13：35

在從事文字佈道工作時，我遇見辛格先生，他是一位身材高大的中年商人。進入他的辦公室後，我一開口便說明探訪的目的，然而，我發現他對我手中的書根本毫無興趣，他腦海中肯定在想別的事情。他說：「對不起！朋友，我今天不想買書。」我默默地禱告，求神幫助我能對他說出合宜且能讓他傾聽的話語。

就在這時刻，他突然好奇地問我：「你為什麼會做這份工作？」我告訴他因為我希望分享耶穌的愛，並且讓他知道我是復臨教會的信徒。這時他的態度立刻有了180度的轉變。他帶著興奮的口吻說：「每一類書我都要買一本。給我訂購單並告訴我價錢！」驚訝之餘，我感謝他並照著他的話做了。我讓他看目錄和結算後的總金額，他沒有任何一絲猶豫和抱怨。現在他渴望要買書！神垂聽了我的禱告，雖然這回應來的速度之快和訂單的數量之多讓我驚訝不已。

究竟是為什麼使辛格先生的改變如此之快？我實在很想知道，便開口問他：「先生，你能不能告訴我，你為什麼會改變想法？」辛格先生微笑地告訴我，他的兒子在澳洲念書時，不巧遇到了學生暴動，他想盡辦法要逃走。他找上當地的親戚幫忙，卻被拒絕了。他倉皇逃命時，不但無家可歸，更是無處容身。後來他看見一間復臨教會的教堂便走了進去。駐堂的牧師和教會的信徒主動歡迎並且接待他，讓他終於有了安全容身之處。他們告訴他：「耶穌愛你，我們也愛你」。接下來他對我說，當兒子被自己的親人拒於門外時，是復臨教會向他伸出援手，澳洲的教友實在是善良、慈愛，又樂於助人！

這是何等美好的見證！我感激澳洲那班忠心的信徒，我也為辛格先生和他家人禱告，更感謝在遠方另一個大陸的所有教友。

主題：**保護**

坎姆蘭・巴哈提　印度

意想不到的喜樂

JAN 1月
08 日

「因為主必親自從天降臨，有呼叫的聲音……那在基督裡
死了的人必先復活。」帖撒羅尼迦前書4：16

　　某天，有一位年輕的文字佈道士受到感動，想去拜訪一個辦公大樓。當她探訪辦公室時，一位婦人對她的書特別感興趣。她問道：「我丈夫現在病得很重，他在家整天看書，尤其愛看宗教方面的書，你會推薦什麼書給他看呢？」文字佈道士回答說：「他應該看《善惡之爭》，因它為許多重大的人生問題提供了答案，也有豐富的屬靈信息，它講到凡是信靠神的人最終都能得享快樂的結局。」婦人很感激，並且要把這本書當成一個驚喜送給丈夫。

　　幾星期後，文字佈道士回去同一棟大樓，她再次受聖靈感動要去探訪那位婦人，可是這一次文字佈道士卻發現那婦人穿著一身黑衣，她猜想她丈夫已經去世了，她默默禱告，思考著該如何用適當的話去安慰婦人。但奇特的是，婦人不但沒有灰心沮喪，反而抱持著開朗的態度。她平靜地說：「女士，我不知道該如何感謝妳為我們介紹的書，我的丈夫已經去世了，但讓我告訴你這本書對他的影響力，他看了2遍，也畫了許多重點，我也注意到他態度上奇妙的改變，讀到書中美好的東西時，他經常和我分享，這本書幫助我們面對死亡時夫妻分開的事實，過去我們害怕死亡，但從這本書中我們發現復活的喜樂和永生。」她接著說道：「他離開人世時，手中握著《聖經》和《善惡之爭》，為了表達對他的尊重，我把這兩本書放在他的棺木裡與他同眠。你們改變了他的生命，帶給他平安和信任，在他過世之前，他徹底改變的態度幫助我後來能夠平靜度過這整個過程。」

　　親愛的讀者，試想那2本書現在與那人一起靜靜地躺在棺木中。在復活的清晨，當他起來與主相遇時，那兩本書發揮了救靈的功效，引領人信賴神的應許，這一點是我們可以確認。

主題：相遇

大衛・派瑞茲　墨西哥

15

活躍的同學會

「凡你手所當做的事要盡力去做……」傳道書9：10

13年前，伊斯卡和我是小學的同學，但我們都不是復臨信徒。小學畢業後，我們就分道揚鑣，幾年後，我受洗成為復臨信徒，並且當了文字佈道士，某天在挨家挨戶探訪時，我遇到伊斯卡，他如今成了改革教的牧師，我告訴他我的工作是探訪人和銷售有關健康、家庭、人生，以及福音的書籍。我推薦了一些書給他，也很高興伊斯卡樂意買了有關健康和屬靈的書。

伊斯卡為我的工作深深感動，他問我自己是否也能和我一樣成為文字佈道士。我告訴他，既然書籍等相關產品是由復臨教會出版的，那文字佈道士也必須是復臨信徒。他回答說：「那我要如何才能成為復臨信徒？」我解釋他必需明白和接受我們的信仰，同時我也樂意安排人和他查經。聖靈大大地在他心中工作，幾個月後，他便受洗成為復臨信徒。

過不久，伊斯卡申請擔任文字佈道士。當我正著手寫這美好的見證時，我和他兩人，並其他的50位文字佈道士，都在東印尼西里伯島出席文字佈道訓練課程。

使我們倆感到驚喜的是，在神的引領下，兩位在小學時還不是復臨信徒的同學，不但藉此得以重新聚首，並且還一起成了文字佈道士。現在我們的信仰和目標相同，一起殷勤地從事文字佈道和作見證。懷愛倫寫道：「那些服事神的人要有活力和決心。」（《教會證言》卷六，原文418頁）。我和伊斯卡證明在文字佈道上我們有活力和決心！今天的經文便是激勵我們要盡心盡力為此而行。

主題：重生

吉姆斯‧蘇門達普　印尼

願意聽從的人

「至於上帝，祂的道是完全的；耶和華的話是煉淨的。凡
投靠祂的，祂便作他們的盾牌。」撒母耳記下22：31

每天早上，我祈求上帝能帶領我將《歷代之爭叢書》中的真理傳給人。我經常禁食禱告，祈求神祝福我的工作，這些書使我受惠良多，我也見證別人同樣因閱讀這些書而蒙福。

某天，我決定探訪城裡所有的藥劑師，我祈求神引導，使我達成目標。開始時，我探訪了6位藥劑師，他們6個人住的距離都有一段的路程，雖然努力奔波，我卻賣不出一本書，我雖然感到筋疲力竭、萌生回家的念頭，但後來還是決定繼續走下去，因為有一個強烈的念頭告訴我，在休息前應該再探訪2位藥劑師。當我見到下一位藥劑師時，他卻斷然地地拒絕我說：「我們忙得很！你們這些耶和華見證人的信徒，一天到晚跟人家說沒有天國，滾出去！」我很想幫助他明白，我探訪的目的是不同於耶和華見證人的，但他不肯聽。

我離開前往下一個目標，路途中我默默祈禱希望這次會成功。然而，我也很想明白為什麼人們對我會有那樣的誤解，但我還是繼續探訪，相信上帝會帶給我成功的經驗。當我見到下一位名叫姆瓦利的藥劑師時，我受到他熱誠的歡迎。他對《善惡之爭》很有興趣，也付錢將它買了下來，我向他保證那是一本好書。回家時，我讚美上帝，因祂讓一個人願意聆聽。祈求神能開啟姆瓦利先生的眼睛，使他能明白那本書重要的信息。

3個月後，姆瓦利先生告訴我，他之前從未讀過這樣的書，但他很滿意，並且要求再看看其他的書，後來他買下了《歷代願望》。讀了3個月後，他決定跟從耶穌，並且守安息天。因為之前他隸屬於別的基督教派，所以家人非常反對他的決定，但他的立場始終堅定。他和我一起到教會，我介紹一位長老替他查經，也為受洗而預備。3年來，他一直是一個積極的復臨信徒。他說：「復臨教會的信息幫助我更加明白天父。神的作為是完美的。」當然，神的話被證實了，姆瓦利先生如今活在新的亮光中。

主題：重生

派翠克・詹吉

肯亞

遭人洗劫

「祂必用自己的翎毛遮蔽你；你要投靠在祂的翅膀底下；祂的誠實是大小的盾牌。」詩篇91：4

在一個寒冷、陰暗的清晨，我在一個危險地區做文字佈道工作，在這附近常有酗酒的青年人徘徊。我決定在長凳上坐下來，順便清點一下今天銷售的利潤，當我正在仔細核對客戶的登記簿時，我注意到有3位男生筆直地朝著我的方向走過來。

當他們看到我把袋子收起來時，他們開始用跑的朝我衝過來。我馬上起身，但其中一人立刻一個箭步上來抓住我的雙手，第二個急忙伸手搶我的袋子，另一個則亮出手中的刀威脅我，通常我會反抗，但我信賴神的保護。當我看著他們時，他們臉上的表情顯得有些驚慌失措，我相信聖靈在掌控局面。

我說：「我是一位宣教士，特別要幫助像你們這樣的人。」我告訴他們我會交出他們想要的東西，但我也心知肚明他們其實是要殺害我。當我要為自身安全祈禱時，我也表示願意為他們禱告，他們其中兩人願意，但第三位顯得極焦急及抵抗，最後他們同意讓我禱告，我叫他們脫帽閉上眼睛，他們也配合了。我祈禱說：「主啊，我不認識這些青年人，但你認識他們，也瞭解他們所過的生活，請把他們從酒癮中拯救出來。」我張開眼祈禱時，看見他們眼中的淚水不住地往下滴落。祈禱完後，我鎮定地跟他們談，並且在他們離開時，給了他們一點錢。

當我們最需要上帝時，祂實現應許，保護了祂的子女，這是何等的奇妙！我知道當天是聖靈在為我解圍，不然我的後果可能會很淒慘。神始終對我們不離不棄，懷愛倫師母曾寫道：「讓我們學習神指定的功課。祂按照花的季節照顧它們，難道祂不看顧按照祂形像所造的人嗎？」（《使我認識祂》，原文148頁）如今我不管到何處，都有上帝庇護的應許。祂的翅膀遮蔽我，祂不會容許仇敵擊倒我。

主題：保護

強尼・派瑞艾肯　玻利維亞

福音書

「早晨要撒你的種,晚上也不要歇你的手,因為你不知道哪一樣發旺;或是早撒的,或是晚撒的,或是兩樣都好。」

傳道書11：6

　　接近打烊時分,我和妻子喬伊在百貨公司結賬。兩位年輕的女店員急忙把款項輸入收銀機,並將物品分類裝袋。當時我瀏覽架上看到一本八卦雜誌的封面刊登著有關新年預言的文章標題。那文章的內容很明顯是在胡說,但我認為跟其他文字佈道士分享這樣的雜誌是不錯的主意,這樣他們就知道大多數的人們目前究竟流行閱讀什麼樣的文章。這時櫃檯人員已經結算完畢,她拿著收銀機往辦公室走,另一個年輕女士這時卻把她叫住說:「回來,回來!你還有一項物品沒有結帳。」收銀員充滿耐心、面帶笑容的折返櫃檯,把雜誌金額輸入收銀機裡。

　　之後我告訴她說:「我想要送你一本書當做報答。」她回答說:「不用這麼客氣,」但又忍不住地問:「是怎樣的書?」我告訴她是一些真實的故事。她語帶質疑的問:「是那一類的?」她一看到書名有祈禱的字眼就取過來抱在胸前大聲說:「天啊,是一本福音書!我的第一本福音書!第一本福音書耶!」

　　那位帶收銀機回辦公室的朋友走回來看到底是什麼事令她如此興奮。她高聲叫道:「他送給我生平的第一本福音書!」我為身邊只帶了一本書而致歉,並且樂意回到車上去拿別的書,但她們說沒有關係,因為大家可以輪流一起看。然而我認為要她們輪流讀,這未免太為難她們了,我建議既然店已經打烊了,也許他們其中一位可以到大門入口處,等我去車子那兒拿另一本書。

　　當我們走向大門入口處時,那位呼喊「福音書」的女生問:「你是做什麼的?你是神父嗎?」她解釋她從小生長在天主教家庭,但這幾年神已經被她完全拋在九霄雲外,她說:「也許這本書會帶來改變。」我把給她朋友的書交給她時,她十分高興,她誠懇地向我道謝後,就迅速回到店裡。

　　在車上時,我和喬伊決定從今以後要更刻意地製造機會,把福音書與那些可愛、孤單的人分享,因他們也許離開神已經許久了。🕮

主題：相遇　　戴爾．湯瑪斯　美國

19

福杯滿溢

「你用油膏了我的頭，使我的福杯滿溢。」詩篇23：5

某日我正沿著街道行走時，忽然有兩個紳士向我走來，我不認識他們，但顯然的，他們知道我是誰。他們問我：「今天你有那些新書呢？」我於是開始介紹手中的書，但不久他們卻為此事爭論了起來。他們兩個都要我先到他們自己的辦公室做介紹，稍後我們解決的方法是先一起到其中一個人任職的郵局去，在那裡他們可以一起聽我介紹，也能翻閱新書。當我介紹《我們剛開始談戀愛》（We've Only Just Begun）時，已婚的那位男士便說他買過一本了，但單身的另一個男生卻對這本書很感興趣。

不久，辦公室裡其他人也加入我們的行列，想要瞭解這些書。當他們看到《我們剛開始談戀愛》這本書時，他們開始和那一名單身男生搶著爭吵誰先買。這時已婚男士卻想要買一本名為《婚姻長長久久》（To Have and To Hold）的書和一些其他的書。這時整間辦公室的買氣突然熱絡起來，唯一能解決的方法是我把袋子留在郵局，跑回書庫去取更多的《我們剛開始談戀愛》，這樣每個人就都能買到所要的書，當大家看見我把書帶回來時，所有人都皆大歡喜。

郵局裡面還有另一個人要我去他的辦公室向他介紹書，他帶我通過公司的安全檢查，我發現在他那兒也有許多單身的年輕人對《我們剛開始談戀愛》這本書有濃厚的興趣。

在那裡我認識了許多新朋友，其中一位名叫奧利薇亞，自從認識她後，她陸陸續續每個月都會向我買至少一本書，她也介紹其他朋友給我。這些人目前都在烏干達的國稅局上班，他們買了許多書，也介紹我認識他們在野生動物保護區工作的朋友們，當他們買到《我們剛開始談戀愛》這本書時，也感到非常開心。

神的引導使我訝異，莫大的福氣接二連三的來到，這一切竟然都是從我在街上遇到2個陌生人而展開。我的心同〈詩篇〉的作者一起感謝神，因為祂使我福杯滿溢，主啊，感謝你！

主題：相遇

貝蒂‧卡曼伊爾　烏干達

被神翻轉的人

「我實實在在地告訴你們，信的人有永生。」約翰福音6：47

　　身為復臨信徒，我透過文字佈道訓練課程學會了基督徒銷售人員的推廣術。現在我擔任了出版社副理的工作，我在工作上的成就感來自於招募和訓練其他人成為文字佈道士，使他們能參與救靈的工作。

　　某個安息天，我在墨西哥市教堂證道，談論上帝對世人的愛，也説明祂的愛是如何感召世界各地約4萬名的復臨信徒，放下世俗的工作而成為文字佈道士的經過。

　　散會後，我認識了目前32歲的胡安·馬丁內斯，他正值盛年，在國際貿易公司上班，他主要的工作是銷售葡萄酒和蘋果酒，剛開始時他的事業很成功，但很不幸的，他後來因工作緣故開始喝酒，枉顧自己的健康，過沒多久，他的惡習便毀了自己的身體和家庭。

　　身心潦倒之餘，他尋求上帝，跟一批復臨教會忠心的教友們查經，後來他決定跟從耶穌，受洗加入教會。在那個安息天，我在臺上大力鼓吹文字佈道工作時，他內心被神感動，也想加入這項事工。他要藉著教會的書和雜誌傳福音，他立刻計劃加入文字佈道士的工作行列並積極參與培訓。他再也不賣那些殘害身心健康的毒酒，相反的，他要轉而服事耶穌，因為這位救主也曾在加利利的迦南婚禮中，把水變成酒（參閱約翰福音2：1－11），但那酒是純淨、有生命力、無毒的*。

　　轉眼之間20年過去了，胡安依然以文字佈道士的身分忠心地服事主。因為他讓主掌管他的生命，訓練他的才幹，他的銷售成績是排行榜上的第一名。這幾年，他是一名勤奮的文字佈道領袖，也努力提攜後進、訓練新進的文字佈道士，但他最大的喜樂是銷售書籍，用一對一的方式把書和雜誌帶到人前，引領他們認識耶穌。服事上帝最大的滿足，莫過於看到神如何介入人們的生活，使他們的人生翻轉後，成為真理有力的見證人。

*編者按：《聖經》迦南婚禮中的酒，許多學者認為是未經發酵的葡萄汁。

主題：掌管　柯尼里歐·古茲曼　墨西哥

用我的手

JAN 1月
15 日

「祂必殺我；我雖無指望，然而我在祂面前還要辯明我所行的。」約伯記13：15

有一天，當我正探訪某一處的公寓大樓時，我遇見了史提法，他說因為自己腳上有傷不能站太久，但他很想知道我來的目的。從簡單的談話中，我發現他身上除了一些較輕微的毛病外，其實還患有重大的疾病，醫療的過程使他許多的牙齒脫落，甚至連妻子小孩都離他而去，醫生告訴他，他不太可能活到看見孩子小學畢業了，病魔纏身的他，只能待在家裡等死。

我很同情史提法，儘管身上有許多病痛，他依然露出僅剩的幾顆牙齒對我微笑，因為他已經認識並且接受了耶穌。他說：「在病痛中我讚美主，若不是因為這場病，我可能永遠不會認識祂。」他決定向我買一本《善惡之爭》，因為他對預言很有興趣。

離開之前，我和史提法一起禱告，我不記得他所有的禱告內容，但絕不會忘記他祈求能有機會服事神。他說：「主啊，我祈求得醫治，能服事你正如這些年青人。若得不到醫治，也求你使用我。我如今失去了雙腿、健康、家庭、未來，但我還有這一雙手。假如可以的話，我願意獻上為你而用，做更多的事。」

那晚開車回家時，我的心情無比沉重。我把史提法和我們教會裡成千上萬有著完好的雙腿、雙手和美好未來的青年人作比較。從此，我祈求上帝不但使用我的雙手，而且也使用我擁有的一切為祂服事。

過了一段時間後，我在教會的佈道會場合中遇見史提法，我非常興奮也很訝異。他認出我後，便告訴我上帝已經醫治了他，現在他能為祂服事了。他說：「告訴你的教會，上帝是一個會垂聽禱告的上帝！」

試想上帝賜給你的所有恩賜與才幹，把它們寫下來，思考你該如何運用這一切以榮耀神。當你想到史提法和耶穌的犧牲時，請立下志願，不單要使用雙手，而且也要用你一切所有的，為神服事。

主題：：相遇　強納森‧里塔　加拿大

神的B計劃

「我如亡羊走迷了路，求你尋找僕人，因我不忘記你的命令。」詩篇119：176

某個禮拜三的清晨，我跪下來祈問上帝：「今天我該去何處，見什麼人呢？」我馬上想到之前的一位客戶，我曾經賣給他一本簡易版的《聖經》，但尚未從他那裡收款，我決定去探訪他。

當我到他的辦公室時，我問接待員瑪姬是否能與我的顧客見面，但她回答他那天出差去了，接著我問她是否願意看看我袋子裡面的書籍，她也欣然同意，一看到我帶的書，她就問我是否是復臨信徒，我回答是。

當我們正交談時，她的老闆走進來，瑪吉告訴我她的老闆也是一位基督徒。毫不猶豫的，她走進他的辦公室，替我問他是否可以進去探訪他，他也同意了。在他的辦公室時，我作了自我介紹，並且很訝異地發現他曾經是復臨信徒，他向我解釋他常初離開教會的原因，之後他問我帶了什麼書籍。我把全部的書都拿出來為他介紹一遍，並且說明每本書的特色和優點。他聽我介紹完後便付現金買了全部的書。他說：「你所做的工作非常重要，需要委身和犧牲，這不像其他的工作，謝謝你藉著這些書提醒我你們所作的文字事工。」之後，他給我額外的錢說：「這是用來支援你的文字佈道工作。」我真是無比訝異又興奮。

離開前，我問他是否可以為他禱告，他召集了職工們一起禱告。剛要離開時，他叫住我，又當場付現金買了2套《兒童圖書》、3本《善惡之爭》、4本《歷代願望》和許多CD。

我心讚美上帝，因祂引導我遇到那需要再次體驗神的愛和拯救的人。許多人迷了路，需要引導重新回到上帝的懷抱得平安。

主題：**指引**
綺拉・弗瑞德 巴布亞新幾內亞

服事的機會

「要收的莊稼多，做工的人少。」路加福音10：2

當17位文字佈道士們完成了培訓課程後，我們把他們分成3組預備進行實習的訓練。在第一組學員探訪的客戶中，其中一名令我們印象特別深刻的是一位將軍，他買了許多有關健康知識和靈修的書。

第二組學員在教學醫院探訪了許多人，其中一位是主治醫生兼營養部主任。他買了許多有關品格塑造的德育叢書，及其他健康知識的書，例如：關於糖尿病、憂鬱症、養生食物和食譜等書，另外也買了許多靈修的書。

第三組的6位學員則去了班基大學（the University of Bangui），他們和來自不同年級學生交談，米契爾是其中一個正在為論文答辯做預備的學生，他買了《證言精選集》。幾星期後，我們非常高興能看見他在安息天來教會聚會並要求受洗，當他查經完畢後就受洗了。接受一些在職訓練過後，他成為文字佈道士，目前他在中非共和國當文字佈道士。

我們分享這些經驗是為了要凸顯一件事：正如我們遇見的客戶來自各行各業，文字佈道士也是一樣，他們利用自己的生活經歷來傳福音。懷愛倫師母曾說道：「在這福音工作行將結束之前，還有廣大的地域需要佔有；……主必從田間，從葡萄園中，並從工場中，呼召青年或年齡較大的人，差派他們出去傳揚祂的信息。……基督卻看出他們都具有資格足能成全祂的旨意。只要他們肯用心作工並繼續學習，祂就必使他們配為祂工作。」──懷愛倫著，《教育論》，第240頁，1999年版。若她是在今天寫這番話，所謂「他們」應該是指那些來自各行各業的文字佈道士。

各位讀者，若你想做上帝喜愛的工作，可考慮當文字佈道士。凡有人的地方就有救靈的工作要做。過去耶穌對門徒說的話，今天依然對我們說：「要收的莊稼多，做工的人少。」你的回答是什麼呢？

主題：重生

亨利·帕羅素　中非共和國

24

志同道合

「主所應許的尚未成就，……乃是寬容你們，不願有一人沉淪，乃願人人都悔改。」彼得後書3：9

　　某天在從事文字佈道工作時，我看到一個人在自家的私人車道上修理汽車。我友善地向他問好，帶著禱告與謹慎的心接近他。當我對他介紹自己，並把探訪的目的簡單說明一番時，他抬頭望著我，聽完之後說：「聽起來很不錯的樣子，我們的孩子是在家自學的。」太好了！他這個回答對我而言真是愉快又切題。

　　我不能確定他為何要把此事與我分享，但我讚美神因他讓我知道這件事。我告訴他：「我們的孩子也是一樣在家自學。」這話題很快地就在我們之間搭起了橋樑，也讓我倆有了共同點。隨後戴維暫時離開，進入屋內叫妻子譚妮爾。她很快地就出現在門口，看到了我她就問說：「你太太該不會是羅莎爾嗎？」我微笑回答說：「是啊，正是她！」很顯然的，幾星期前，她們在孩童自學的親子聯誼會中曾經見過面，這一項共同的特點讓我們接下來的交談十分順利。他們夫妻倆都很喜歡我介紹的書，很樂意地訂了《家庭生活叢書》（the Family Life-style Series）。在短短的談話中，我們也交換了許多想法和經歷，彼此互相鼓勵對方，更進一步分享我們對於讓孩子在家教育所付出的心力。

　　雖然他們不是基督徒，但他們願意談論屬靈的事，那天結束探訪時，他們甚至還報名參加了查經班。當我談到復臨信徒如何在健康生活和信仰上得到益處時，他們都很專注地聆聽。這是許許多多的家庭裡，其中一個既溫馨又有成果的探訪，還有更多的家庭如今正等待著文字佈道士的探訪。

　　我們的上帝是何等的偉大！祂安排好適當的時間和機會，使每一次的拜訪都產生果效，祂要帶領這世上的每個家庭和每個人，都進入祂的國度。使徒保羅寫道，「不願有一人沉淪。」身為基督徒，我們要肩負起這使命！

主題：相遇　　傑瑞米．派里斯　澳洲

25

永不孤單

「夢見一個梯子立在地上，梯子的頭頂著天，有上帝的使者在梯子上，上去下來。」創世記28：12

當我開始從事文字佈道工作時，我得到上帝滿滿的賜福，確信祂會經常眷顧我。有一次，我必須提幾個裝滿著各樣書籍、又大又重的袋子，從一個城市前往另一個城市。我一人實在無力搬動這些袋子，更無法確定要如何把這些沉重的東西帶往別處。我東張西望，期待有人能伸出援手，幫我把它們提到火車站，但我環顧四周，卻連一個人影都沒有，我緊抓住袋子禱告：「主啊，求你幫幫我！」

突然間，我看到眼前有一雙手拿了我的袋子。雖然我不曾聽到任何腳步聲，也未曾察覺有人靠近，我見到一位西裝畢挺、年輕英俊的男生，他問我要去那裡，我回答：「火車站。」他一派輕鬆地就提起我的袋子往車站走，而我只是跟在他後面。

一到達車站，他就幫我把袋子放在月臺上。我彎身看一看袋子，再抬頭看時，那年輕人卻已經不見蹤影，我完全沒有看見或聽到他離開的聲音，甚至沒有機會對他道謝。你認為他會是誰呢？

懷師母曾說：「我看到神的愛是既體貼又偉大，又看到天使向信徒展開翅膀。神指派守護天使給信徒們。若信徒灰心落淚或遇危險時，他的守護天使迅速把事件帶到天庭，這時天庭的天使們就停止唱歌……守護天使作報告後，全天庭的天使會流淚並且大聲說阿們。但信徒若注視仰望將來的賞賜，以讚美榮耀神，守護天使就把好消息帶到天庭，其他天使開始彈琴高聲呼喊哈利路亞！天國的拱門也以歌聲作回響。」——懷愛倫著，《我今日的生活》，原文第302頁。

我相信那青年人是我的守護天使！主眷顧我、保護我，祂滿滿的祝福令我心讚嘆！

主題：神蹟
娜婕斯達·派翠查克　烏克蘭

忠狗

「祂護庇人，搭救人，在天上地下施行神蹟奇事，救了但
以理脫離獅子的口。」但以理書6：27

　　某年夏天，布圖索娃決定去拜訪一個村莊，當地還尚未有文字佈道士駐足、探訪過。她在一輛熱氣直冒、高溫難耐的公車上坐了將近一個小時。她下車時，迎面吹來一陣涼風，她憶起了一句話：「主依然用微小聲音說話。」於是她這樣禱告：「主啊，引導我的腳步，前往與預備好接受你的人見面。」她沿路往村莊的方向走去。當她靠近第一家時，一隻高大兇猛的狗突然出現在她面前，擋住她的去路。她小心翼翼地往前走一步，但那隻狗不停地大聲咆哮威脅著她，顯然地很不願意讓她靠近或越過大門。

　　布圖索娃不想放棄，她想到，當人處在這樣的情況時，應該鎮定下來而不是一昧的害怕。因此，她開始嘗試釋出善意，以溫和語氣跟狗講話。她說：「你是一隻忠心的狗狗，對不對？你在努力的為主人看門，保護主人，對吧？你好乖。」這時那狗突然之間就安靜下來，允許她靠近一些，牠邊看著她邊搖搖尾巴。接下來布圖索娃對牠說：「好乖的狗狗，請你帶我見你家主人！」那隻狗像是聽得懂她的意思，轉身搖著尾巴往門口跑，並不時轉身對她示意，像是對她發出邀請，要她跟上來。布圖索娃一路跟著那一隻狗，穿過院子大門來到屋子的前門。她敲門，但沒有人回應，因此她在門廊旁邊的長凳上坐下休息，那隻狗就站在她面前搖著尾巴。這時，牠的主人出現在門口。

　　主人看到她驚訝的說：「我的狗是從來不讓人靠近這棟房子的，這種事從來沒有過！」布圖索娃微笑著回答說：「我們都是神的兒女。」接下來她和那主人談得很愉快。他後來買了一些她帶來的書，也訂購了一些其他刊物。

　　那一天，布圖索娃的經驗和但以理如出一轍，但以理和兇猛的獅子在地洞度過一夜。當上帝封住獅子的口時，他們就不再是兇猛的動物。感謝上帝的保護，使布圖索娃能交到朋友，也把神的話語帶進那人家中。

主題：保護　亞歷山大・庫特夫　俄羅斯

27

JAN 1月
21日

起來，往姆班達卡去！

耶和華的話二次臨到約拿說：「你起來！往尼尼微大城去，向其中的居民宣告我所吩咐你的話。」約拿書3：1–2

西元1978年，那一年是我第一次徹底經歷了上帝完全的慈愛。我被派到剛果的一個省分——姆班達卡省去做文字佈道先鋒，當時在整個區域裡沒有一個復臨信徒，不久後，我和同事便攜帶了大量的書到那裡工作。

去姆班達卡之前，我把計劃帶去的書，先讓負責那地區的復臨教會會長過目，會長為我們禱告，我們的任務是盡量把書賣完。

我們在那城市安定下來後不久，我們開始推廣，也賣了很多書。有些人開始好奇地問我們許多問題。例如：「你們在那裡聚會？」「屬於那一個教派？」於是安息天我們邀請他們，帶著他們到聚會的地方去，並且告訴他們我們是復臨信徒。在安息天，有許多人前來，參觀我們聚會的場地，他們一個接一個地，走進我們的佈道所。不久後，終於有一小組的人開始固定聚會了，這是最初復臨教會在姆班達卡的起始點。

過了些時候，我們將姆班達卡所發生的事通知該區域的會長，他隨即帶了教會領袖一起來瞭解，他們很高興看到有這麼一大群的人在安息天時聚會敬拜，他們問這些人是否對信仰已經有足夠的認識，我們向他們保證說：「他們對信仰身體力行，是復臨教會虔誠的慕道友。」如今這地方信徒的人數眾多，已成為姆班達卡地區的總部。

這事剛開始的時候，我覺得自己好像約拿一樣，被派去尼尼微城傳主的信息。我們沒有很多資源和金錢，也不知道如何建立教會，但我和同事樂意讓上帝使用我們，藉著文字來傳揚祂的信息，繼而建立教會。願神的名永遠被頌讚。

主題：重生

梅達・基達姆比

剛果民主共和國

改造

JAN 1月
22日

「你們多結果子，我父就因此得榮耀，你們也就是我的門
徒了。」約翰福音15：8

　　某天，我在做文字佈道例行性的探訪時，來到一棟看起來像是汽車旅館而
非普通住家的房子。當我先以電話聯絡裡面的辦公室時，有一位年輕女士出來
迎接我，看她的穿著就像是要去參加宴會或舞會等場合。她邀請我進屋，想知
道我來訪的目的。當我介紹書時，她表示很有興趣，但自己目前沒有錢購買。
我開始向她傳講耶穌的愛，也和她分享一些《聖經》的話語。

　　在交談的過程中，她覺得對我似曾相識，我們試著回想起過去可能見過
面的時間點和地點，她後來記起我過去曾經是計程車司機，這是多年前的事，
當時我還不是一個基督徒，她問是什麼改變了我的生命，我很高興告訴她那是
「神的恩典」，經過簡單的禱告和查經後，她答應下一次當我再度探訪時一定
會買書，相互道別前我送了她一本雜誌。

　　幾天後，我再次前去探訪她，她仍然沒有多餘的錢可以買書。我發現她家
裡還有其他成員，我便請她召集他們一起查經禱告，並且鼓勵他們把生命獻給
上帝，我留下一些書和雜誌給這一家人，但是過不久後，當我再一次想探訪他
們時，他們卻已經搬走了。

　　幾年以後，當我在蒙特哥灣的市區行走時，一位年輕女士叫住了我，問我
是否還記得她，但我完全想不起來。她說：「你要我買你的書，當時我雖然沒
有錢，但你還是為我查經，也給了我一本書。」這時我記起來了，但她此時看
來跟以前判若兩人，因為她的生命完全改變了。她感謝我曾經那樣鼓勵她，勸
她將生命獻給神。她現在因在耶穌裡得著全新的生命而心中喜樂。她和兒子、
母親、妹夫現在都是復臨信徒。榮耀歸給上帝，讚美神！

　　我很高興能以文字佈道的工作幫助其他人的生命得永生。靠著主的恩典，
我立志要繼續透過文字佈道分享福音。🙏

主題：重生

道格拉斯・懷特　牙買加

證道工具書

「上帝啊,我們稱謝你,我們稱謝你!因為你的名相近,人都述說你奇妙的作為。」詩篇75:1

　　在某一天清晨,我和另一位文字佈道士摩伊遇見了瑪莉芭。那時我們正在探訪三圖教會(Sanito Church)的總部,這教會隸屬於另一個教派,它位於大溪地首府帕皮蒂市。瑪莉芭是教會圖書館的館員,專門負責為教會採買書籍。

　　當我和摩里亞介紹《山姆故事集》(the Sammy Series)和《彩圖聖經故事》時,瑪莉芭的臉上露出了微笑。當她看到《兒童故事集》(Great Stories For Kids)時,她把書從我們手中取過來,開始翻閱。然後,她走到另一間辦公室叫一個男子過來,那男子是她的丈夫,也是一位牧師。

　　經過討論後,他們倆決定要買下這套書。她說:「你曉得,我們的牧師們可以用這些故事作為星期天講道的輔助資料,老師們也可以在兒童班使用這套工具書來講《聖經》故事。」受到鼓勵後,我們介紹她全套10冊的《聖經故事》,她也買了下來,並且馬上開支票付清款項。

　　自從當文字佈道士以來,這是頭一次有人在我們介紹後還不到15分鐘、就花了超過澳幣1,100元付款買書。當我們離開瑪莉芭的辦公室時,她的一句話令我們深受感動。她說:「我等這些書等了很久,正巧今天你們都帶來了,謝謝你們。」

　　我們默禱獻上感恩,因神時時刻刻都在我們身旁,幫助我們成功。後來,我們聽說瑪莉芭當了她那個教派有史以來的第一位女性會長,管理所有的法語區域。在神的帶領下,我們計劃再去探訪她,為她,和她的牧師及教友們介紹更多的書。

主題：相遇

達芬妮‧何瑞斯　大溪地

超乎想像

JAN 1月
24日

「風從何道來，骨頭在懷孕婦人的胎中如何長成，你尚且
不得知道；這樣，行萬事之上帝的作為，你更不得
知道。」傳道書11：5

　　為了協助剛成立的安息日學分校，我們全家人最近才搬家。安頓之後，其中一位男執事介紹我認識他的鄰居，這人對《聖經》和懷愛倫著作非常感興趣。當我向他介紹書籍時，他立刻買了《健康的力量：健康來自選擇而非運氣》（Health Power：Health by Choice, Not Chance.）。一星期後，他打電話說，他的一位佈道家朋友也想買同樣的一本書，並且要和我見面。

　　不料與那人會晤時，我發現他根本不是佈道家，而是一位電影製作人，他鎮日與傷害身心的生活習慣為伍。他吸毒、愛喝酒和飲料；平日又大魚大肉、喜食精緻和高鹽食物。我指導他回歸健康的生活方式，我告訴他上帝賜給始祖亞當夏娃的是蔬果飲食，這樣的原則在今天依然適用。我把新起點八大原則──均衡營養、持久運動、充足水分、適度陽光、節制生活、清新空氣、身心休息、和信靠上帝，為他做完整的說明，聽完之後，他買了《自然療法》（Healthy by Nature）、《享受健康人生》，及《聖經故事》。

　　後來他告訴我，他把這些書寄給一個住在遠方的牧師朋友，因為這位朋友的健康問題比他更嚴重。不到5天，這位牧師朋友打電話為他的弟兄訂同樣的書籍。他的弟兄在另一個城市牧養另一個教會，身體健康也出現問題。

　　保羅在〈羅馬書〉第10章14節寫道：「然而，人未曾信祂，怎能求祂呢？未曾聽見祂，怎能信祂呢？沒有傳道的，怎能聽見呢？」身為文字佈道士，我們透過文字與人作初步的接觸。聖靈用我們意想不到的方法影響讀者。在一個月內，我第一個接觸的牧師與他的牧師朋友分享，接下來這位牧師朋友與他住在另一個城市的弟兄分享。這些人現在不但過著健康的生活，且積極參與教會活動。今天聖靈對你的呼召是什麼？努力嘗試與人接觸，耶穌的作為會帶給你出乎意料之外的驚喜！

主題：相遇　奧芭尤美・阿黛圖伊　奈及利亞

忠心見證人

「在主裡面而死的人有福了！……他們息了自己的勞苦，做工的果效也隨著他們。」啟示錄14：13

平兮女士是一位說話聲音溫柔、非常資深的日本文字佈道士。她個子嬌小，身高不滿5呎，她擁有安靜、凡事低調的個性，但影響力十足。隨著年齡逐漸老邁，她的動作或許不若從前那般敏捷，但在她服事的區域裡，她還是持續做了10年的文字佈道工作。

在她從事文字佈道工作的這些年，一直有一位鞋匠很樂意向她買書。這位鞋匠非常喜歡她的為人，因她既高貴和藹又關心他的家人。他有兩個兒子和一個女兒。平兮姊妹經常送東西給孩子們，她和鞋匠成為好朋友。他身體有病痛時，她會從我們的書籍中尋找健康和信仰方面的建議，他們也會為對方禱告。當孩子們漸漸長大時，平兮姊妹過去常送的糖果便換成兒童書籍了，孩子們很喜愛她，因他們在年幼時就失去了媽媽。

隔了幾年之後，平兮姊妹到鞋店探訪的次數越來越少。她最後一次探訪時，她賣了另一本書給鞋匠，當時他發現她寫在收據上的筆跡越來越模糊了，但她仍然虔誠地為他和孩子們禱告。

鞋匠的孩子當中有一個年齡已屆18歲的兒子，他對人生充滿困惑，覺得自己遍尋不著生命的意義。他讀了其中一本爸爸買的書，但對書中許多內容不甚明白，後來他進入大學唸書，也就對此事淡忘了。

有一次，復臨教會在日本福岡市舉辦佈道會。鞋匠陪同他這位兒子一起去參加聚會。突然間這年青人發現，這教會原來就是平兮女士所加入的教會，他興奮極了！他激勵自己要多看那些書籍，在那之後他和父親更細心地去讀，一邊聽講道一邊讀著所有之前買的書。

後來這年青人、他的弟弟和父親，甚至他的妹妹都接受上帝的信息受洗加入教會。整個家庭都因跟從耶穌，加入復臨教會而歡喜快樂。這一切都要歸功於平兮姊妹——一位忠心的文字佈道士。（我非常確切知道這故事的真實性，因為那鞋匠是我的父親，而我，正是當年那個18歲的兒子。）

主題：重生　福井輝　日本

32

聖靈引導

「聖靈和新婦都說：『來！』聽見的人也該說：『來！』
口渴的人也當來；願意的，都可以白白取生命的水喝。」

啟示錄22：17

　　10年前，我心中有一股強烈的念頭，想換個地方從事文字佈道工作，我選擇的地點是在喀麥隆西區的首都巴富薩姆。我計劃從首都出發到姜鎮，一個距首都約37英里外的市鎮。我在那裡經歷並見證了上帝的帶領。

　　有一天，我決定探訪一位叫馬蒂亞斯的人，他是我兒時玩伴，也是一位虔誠的天主教徒。當我和他一起，還有他的一些朋友交談時，有人問到全身入水的浸禮方式，以及這件事跟得救之間的關係。這事的討論促使我安排了每安息天下午的查經，且專門研究、討論這題目。

　　第一次查經的時間有5個人參加，我們討論的議題是「創造論」。第二次則變成了10個人，每週人數都不斷地在增加，到最後累積有32個人。當我們研究安息日的道理時，許多人迫不及待要守安息天，我們的查經班持續研究安息日道理研讀了近2個月。之後有一些人抱怨在安息天研究《聖經》對他們而言很不方便，建議改在星期天。因此，在星期天查經的人又多了一組。有趣的是，後來星期天的組員最終解散了，但只有3個人退出安息天查經班。聖靈引導了分組的事情，使對查考真理立場鬆動的人不至於影響到那些真心誠意尋求的人。

　　這地區的人當中大多數是天主教信徒。我們這個查經班撼動了許多人，甚至連首都的主教都前來一探究竟，但組員用「耶和華如此說」為他們的信仰作辯護。當主教質問究竟是誰在幕後指使，造成這群人的信仰突然改變時，他們異口同聲的回答：「我們唯一相信的是《聖經》的話語。」但主教宣稱：「你們說的沒有錯，但我們要講清楚的是天主教的信仰。」

　　經過這次決定性的會議後，有17位查經組員受洗加入當地的復臨教會。我的朋友馬蒂亞斯目前是教會的首席長老，而他的妻子則擔任教會書記。這些新的信徒積極活躍地讚美主，並且在教會各方面的服事工作上都盡心協助。🔔

主題：引導　派瑞・唐謙　喀麥隆

願意聆聽真理

「你們尋求我，若專心尋求我，就必尋見。」耶利米書29：13

　　雖然我過去曾經是一位教師，但後來我選擇當全職的文字佈道士，專心把福音傳給島嶼上的居民。現在我透過文字傳福音，每天會接觸許多竭力尋求上帝的人，以下敍述的便是其中一則經歷。

　　某天，我和丈夫為一對母女講解《歷代願望》，告訴他們這本書動人的文筆和簡單的敍述，如何幫助人瞭解《聖經》而不必大費周章、絞盡腦汁。女兒高興的說：「我瀏覽電視節目頻道時，偶而看到這本書的廣告，但不知道如何訂購。」接著她說：「請問這本書多少錢一本呢？我想要買一本，那我也可以順便買一本《聖經》嗎？」後來女兒的母親也訂了一本《聖經》，那晚，當我們離開他們家後，我們滿心感謝上帝引導我們認識他們。

　　過了兩天，當我們帶了《歷代願望》和兩本《聖經》到他們的家時，女兒非常開心。看她有興趣，我便隨口問她是否有意跟我查經。她很快地答應，而且她母親也要求加入。本身從事會計師工作的女兒說道：「我們已經去過不同的教會，為要尋求如何得著更美好、豐盛的人生指引，我們的人生中似乎還缺少了什麼，但依然得不到答案。」我們向他們保證，研讀《聖經》和《歷代願望》後，一定會為他們的人生帶來轉變。

　　隔了一週，我們的查經課也隨即展開。母女兩人對於得著生命的靈糧非常渴求，所以當我們下一次查經班進行時，他們已經事先將其中4課預習完畢，並看完了好幾章的《歷代願望》。因為他們濃厚的興趣，所以兩人提前完成了所有查經的課程，接下來聖靈引導他們要求受洗。「上帝必感動那些向真理打開心門及渴望引導的人。」——懷愛倫著，《文字佈道指南》，第92頁，2002年版。

　　受洗當天是充滿歡樂的日子，母女兩人因新獲得的信仰而喜樂，也積極地在托貝哥教會服事，為上帝之愛做見證，使教會蒙福。

主題：重生

恩瑞斯·賽門

千里達和托貝哥

天使的守護

「耶和華必在你前面行；祂必與你同在，必不撇下你，也
不丟棄你。不要懼怕，也不要驚惶。」申命記31：8

「上帝已經將運用印刷品的便利性賜給祂的子民，印刷品若與其他工具配合，就必在推展真理知識的事上大有成效。務要根據實際情形需要，將小冊、報刊、書籍等印刷品散發給各城市和鄉村。」——懷愛倫著，《懷愛倫的信仰旅程：基督徒經驗談》第192頁，2014年。當我讀了懷愛倫師母這番話之後，我便決心要當文字佈道士。

有一年暑假，我有幸參與文字佈道士的工作，並且從中受惠良多。雖然過去我曾有過推廣的經驗，但這是頭一次有機會挨家挨戶地將真理的福音傳給人。我們在都市、城鎮、鄉村工作，積極地探訪許多家庭、商店、和機構。我們為家庭、病人，憂傷沮喪的人禱告，我們親身經歷了上帝的恩典和保護，祂使我不懼怕，因我明白上帝與我同在。我也學到一件事：「我靠著那加給我力量的，凡事都能做。」（腓立比書4：13）這樣的經歷真是無與倫比的美好。

我最難忘的一次經歷，是在台灣南投縣仁愛鄉的武界部落當學生文字佈道士的時候。為了要到達目的地，我們在凹凸不平的山路上行駛了一個小時。終於在經過一條黝黑陰暗的隧道後，來到這偏遠的原住民部落。我們花了好幾個小時挨家挨戶的推廣書籍。當工作告一段落，我們預備要集合回家時，天空突然下起了大雨，我們廂型車的引擎卻在此時無法正常轉動，我好幾次試要發動，但都徒勞無功。我試著以推車來發動，但靠我一人之力是無法做到的，於是我找同學幫忙。後來有兩個同學來幫我，即便如此，我們三人還是無法將車發動。束手無策之際，其中一位同學建議大家一起禱告。禱告完時，我們身旁又多了兩個同學，他們還向當地居民借了機車回來幫我們。當我們再次一起推車時，車子引擎終於發動了，感謝神！

車子能正常運轉後，我們一路開車趕回埔里的復臨教會所在地，也正是我們休息的地方。奇怪的是，當我們到達教堂大門時，廂型車的引擎又拋錨，且不管怎麼發動都無法再運轉。這難道不是天使一路護送著我們回家嗎？我相信是的。無論過去還是今日，上帝永遠與我們同在。

主題：神蹟

胡森生　台灣

敞開的門

> 「給我敞開義門；我要進去稱謝耶和華！」詩篇118：19

西元2000年時，上帝呼召我當文字佈道士。在那之前，我已經在首都的一家大飯店工作多年，當時我的妻子已經是文字佈道士，我十分羨慕她的工作，也很認同文字佈道的理念。我捫心自問：「如果她能勝任這工作，為何我不能？」我作了個禱告後，就去提出申請，後來果真也當了文字佈道士。

某天，在機場賣書時，一位在機場任職的長官向我買了許多書。他付了保證金，並且告訴我收餘款的日期。我後來發現那講好的日期正好是安息天，我不曉得該如何處理，但我知道自己絕不會在安息天做生意，我決定等到星期一才前往。

當我星期一返回機場時，不巧正好碰上另一個國家的總統來訪問，因此機場的安檢把關非常嚴格。第一關的檢查由航警局負責，第二關則是國家員警，第三關更有我們國家總統級的護衛，最後一關則是來訪總統自己帶來的貼身保鏢。除此之外，機場內到處有便衣員警巡邏，甚至連上班遲到的機場員工也被擋在外頭。

我默禱懇求上帝的介入，使我能見到我的客戶。我牢牢記得兩件事：首先，是上帝差遣我來到這世界，難道機場不是屬於世界的一部分嗎？第二，上帝已經應許了要與我同在，難道這時刻不正是我最需要祂顯現的時刻嗎？因此，我舉步向前進、順利通過了不只一關、兩關，而是全部四關，我所做的僅僅只是出示我身上的文字佈道士證件而已。

當我最後抵達我客戶的辦公室，見到他時，他大吃一驚地問道：「你是如何進來的？」我回答他說：「上帝與我同在。」他付清了書錢後，就帶我認識他辦公室裡的其他同事，他們也向我買了一些書。這一切想必是上帝為我的工作開了一條路，感謝神。

主題：掌管

班納德‧賓加

剛果民主共和國

成為更優秀的軍人

「我的上帝啊，我素來倚靠你；求你不要叫我羞愧，不要
叫我的仇敵向我誇勝。」詩篇25：2

　　當我們這群來自蒲隆地的人民在坦尚尼亞避難時，我就為文字佈道事工
傾心不已。我丈夫從前是天主教徒，後來轉而信仰基督教，當了文字佈道士之
後，他就喜歡上這份工作，每逢開文字佈道會議時，他都邀請我一起出席，我
時常就靜靜地坐在會議室後方一隅，聽眾人述說他們的見證。

　　他鼓勵我加入文字佈道工作。然而，我懷疑憑我一人之力該如何搬動那些
厚重的書籍。我將從何得力？我要如何作介紹呢？丈夫鼓勵我，他認為推廣上
帝的書是神的職責，而不是倚靠人力。後來，我鼓起勇氣叫丈夫預備一小袋的
書給我。

　　第一天離開家之前，我跪下來禱告，祈求可以把書賣光，然後才出門，這
已經成為我每天例行之事。某天早上，我遇到一位年輕人，當我把《啟示錄》
（Revelation）介紹給他時，他說他是靈恩派信徒，他的教會對《啟示錄》不甚
瞭解，他買了書後，我便高興的離去。後來，我遇到一位臉上一副凶相的軍
人，他問我要去哪裡。當我告訴他我的工作時，他表示之前已經買了一些書。
這一次要買《偉大的戰役》（the Great Battle）。他說：「我很需要這本書，因
為我們正在打仗，我希望這本書能指導我如何成為更優秀的軍人。」其他和他
在一起的軍人也掏腰包要買。我為他們禱告，願神能幫助他們明白所讀的信
息，之後，我就離開了。到了傍晚，我的書袋空了，我便啟程返家，在回家的
途中，我遠遠望見那一群軍人，正坐下來忙著讀他們剛才所買的書。我不敢靠
近他們，深怕他們會問一些我不知道如何回答的問題，但我衷心希望他們會成
為優秀的軍人——屬神國度的軍人。

　　我十分肯定文字佈道工作是主的工作，我只是接受祂的呼召和順服祂，為
祂所用。我可以親身體會詩人的禱告：「我的上帝啊，我素來倚靠你；求你不
要叫我羞愧，不要叫我的仇敵向我誇勝。」

主題：相遇　艾斯特．森琪尤梅拉　蒲隆地

法蘭絲卡的追尋

「我栽種了，亞波羅澆灌了，惟有上帝叫他生長。」
哥林多前書3：6

　　我在電子郵件中收到來自出版社經理的通知，信件中提到一位住在我們家附近地區的婦女，她對我們的書籍很感興趣，隨後我便主動去探訪法蘭絲卡，她笑容滿面地開門歡迎我。

　　當我們談起耶穌時，我發現她在尚未搬到這一區之前，曾經在捷克信義會赴會，而如今她住在我家附近已有2年的時間，她從朋友那裡得知我們出版社的地址，她就訂了各類的書和安息日學學課，她現在非常熱衷於和鄰居一起研究學課，探訪結束前，我們一起禱告，也約了下一次見面的時間。

　　我和丈夫米蘭開始定期地探訪她，也邀請她到我們的教會，她來了之後非常喜歡，因此我們安排一位傳教士來探訪她。之前有段時期，她曾經跟一位本會牧師查經，並且對《聖經》有了充分的知識，她也經常熱心參與安息日學學課的分享。過了幾個月，我問她是否願意加入本會時，她毫不猶豫地欣然接受了，那時我才發現，其實法蘭絲卡一直在等待有人來邀請她。雖然她丈夫並不贊同她的決定，但她對信仰的態度很堅定，她和丈夫結縭已經有50年，我們誠摯地懇求上帝賜給他們夫婦倆引導和支持。

　　因為法蘭絲卡加入之前的教會時，是以全身入水方式受洗，所以加入本會時，是以信仰告白的方式。她的生命轉變了，這一切乃是源自於她全心全意、竭力尋求神，也歸功於最初那位出版社經理願意傾聽聖靈的微小聲音並與其合作。這位出版社經理也是我的一位朋友兼牧師，法蘭絲卡後來會參加安息日學學課研究，甚至日後教會熱情地邀請她加入大家庭，都與他最初對此事的促成有關。我們心存感謝，因大家可以合作帶領人到耶穌那裡，那是何等的喜樂。

主題：重生
賈梅莉雅·辛克瓦　捷克

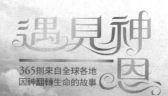

2月
February

遇見神恩

365則來自全球各地
因神翻轉生命的故事

眼見「不」為憑

「因我們行事為人是憑著信心，不是憑著眼見。」
哥林多後書5：7

當我就讀大學一年級時，有天傍晚我正在學校教堂作禮拜，突如其來地，我心中湧現一股強烈的念頭，那聲音說著：「哈洛，你即將起程去美國。」。我對妻子說：「親愛的，我相信這是上帝在跟我說話，祂要我去美國，但我不知道是在何時。」隔天，我詢問牧師，我要怎麼做才能去美國。他的答覆令我很沮喪，他認為這樣的機會很渺茫，但我始終深信無論是何種方式，我一定會去到那裡。那一年的11月，正是學校放長假的時候，我和13位學生文字佈道士，以團隊文字佈道事工的成員身分，去了紐約。想不到我真的能踏上美國的土地！團隊事工的銷售成績出人意料的好，在上帝的祝福下，那一年假期之中，我一人的銷售成績便達到美金15,000元。

一年後，我決定返回紐約，擔任文字佈道團領隊，但我心中同時又湧現了另一個很強烈的念頭，這次那聲音對我說：「哈洛，現今你要起程去南美洲的哥倫比亞。」有人知道此事後告訴我說：「哈洛，拜託你別去哥倫比亞，你該去紐約，那才是你銷售成績得第一的地方。」然而，我相信這是上帝的呼召，因此最後我選擇去哥倫比亞。

那年暑假，有26位學生發起一個「傳福音給納里尼奧省」的聖工計劃，我們花了3個月的時間在納里尼奧省的幾個城市之間銷售書籍，結果，在沙拉宏達有50位星期天教會的信徒開始守安息天，這地方之前並沒有任何復臨信徒。在巴拉巴可亞有30位受洗。在查喀有6位受洗，這地方之前也完全沒有復臨信息的足跡，在其他城市裡還有許多人在查經。最令人嘆為觀止的是，我們團隊的銷售成績總額竟然高達了美金73,000元，在上帝的祝福及大能的推動下，在短短3個月內，我們得以成立了兩間佈道所。就我個人所得的福分而言，這次的計劃不但讓我賺得足夠的錢以完成神學院的學業，同時也有了更多的家庭時間。我發現只要是順從上帝的引導，祂能令一些在世人眼光看來荒誕不經的抉擇，轉化成為超乎想像的祝福。我們生活在這世上，憑著信心確實能勝過單單倚靠人的眼界行事。

主題：引導

哈洛・賀塔鐸 哥倫比亞

40

上帝掌權

「你不要害怕，因為我與你同在；不要驚惶，因為我是你的上帝。我必堅固你，我必幫助你；我必用我公義的右手扶持你。」以賽亞書41：10

　　當我在菲律賓讀完中學時，我決定在上大學之前要從事文字佈道士的工作。稍後我加入了山景學院的文字佈道團隊，我們一行人被分派到巴科洛德市工作。不幸的是，前兩個星期我們的事工都沒有任何績效。

　　某天清晨起來，我雖然感到有些灰心，但還是決定一個人前往城市的郊區賣書。當我獨自行走時，想起了組長曾對我說過的話：「假如你看見有戶人家的大門是敞開的，不要猶豫，趕緊走進去。」當我抬頭時，正巧看見一扇門是打開的，我就立刻提起腳步，走了進去。不料，在我眼前出現的是2隻德國狼犬，牠們往我這邊飛快地衝過來，兇惡的咆哮、好像要把我撕成碎片。我嚇得全身無法動彈，因害怕不停地顫抖著，我心中立即禱告呼求：「上帝啊，救救我！」就在此時，那2隻狗突然在我眼前互相打起架來。

　　這時，屋主出現，叫我趕快到房子裡面去，他提一桶水往2隻狗身上潑。很快地，牠們便停止打鬥，乖乖地回到狗屋裡去了。屋主為發生的事感到不安，他餵狗時並沒有察覺門是開著的。他說：「我被你嚇壞了，我不明白這2隻狗為何會突然改變，不但沒有朝你攻擊，反而開始互相打起架來，好像有人命令牠們似的，我差點要以為牠們把你撕成碎片了。」接著他又問：「你是誰？為什麼會來到此地？」我告訴他我正在從事文字佈道工作，好賺取將來讀大學的學費。當我介紹了一套10冊的《聖經故事》給他看時，他一口氣就訂下，並且希望當天下午就能為他把書送過來。

　　回程時，我為這次的經驗感謝上帝。這歷險歸來的經歷使我更加信靠上帝，也更堅強了。我依然為主工作，相信祂不會在我遇到困難時離棄我。因祂上帝對我說：「我必用我公義的右手扶持你。」。

主題：保護　艾莉希奧‧卡帕瑞達　菲律賓

人生新焦點

「耶穌看著他們，說：『在人這是不能的，在上帝凡事都能。』」馬太福音19：26

　　「什麼？你還要我們到去年暑假賣書的同一個區？牧師啊，我們這個團隊不想再回去那裡，我們想要到新的地方工作。」這是威爾默的心聲。他是厄瓜多爾復臨大學神學系大三的學生，除此以外，他還是學生文字佈道團隊的隊長。和我談話後不久，威爾默便離開了。我一個人獨自安靜地坐在辦公室向上帝禱告：「上帝啊，我知道你對威爾默及他的團隊，還有整個拉戈阿格里奧市有大計劃，願你的旨意成全。」

　　2009年至2010年的暑假，威爾默和他的團隊在拉戈阿格里奧市曾經有過令人十分稱許的良好績效，這19位年青人共賣出了約美金80,000元的書籍，正因如此，我不明白他們為何對於重回同樣的工作區域，會感到遲疑。11月初，我接到威爾默比較積極的電話。他說：「牧師，我有一隊新的文字佈道士要去拉戈阿格里奧市，上帝會為我們成就大事！」我熱切地以一聲「阿們」響應，並且默默地感謝上帝。

　　2010年12月9日，有24位來自厄瓜多爾復臨大學的學生抵達了該城市。他們的格言是「去拉戈阿格里奧市傳福音」，第一個安息天聚會完畢時，他們熱烈地討論、擬定計劃，彼此商量著該如何順利達成任務。

　　威爾默發現之前的節目雖然不錯，但還有許多可以改善的空間。今年他說：「牧師，文字佈道工作的真意便是要帶領人信耶穌，現在我知道上帝為什麼把我們放在這裡。今年我要帶領人受洗，我們要為主贏得更多生靈。」

　　開始工作之前，隊員們花很長的時間進行禁食禱告。之後，他們和牧師、平信徒一起挑選城市的一些據點作為拜訪及查經之用。每一位學生收工回家前都會幫忙至少三到四個人查經。整個暑假，學生們都忙著賣書和查經。2月26日，有23位慕道友預備好自己，高興地接受了浸禮。同時，書籍的銷售成績也很出色，總金額達到美金141,000元。威爾默心存感恩，因他心知暑期達成的這些工作果效——引人歸主、學費的來源，以及親身體驗「信靠主凡事都能」，這一切都來自於上帝的賜予！🔊

主題：重生

里昂‧羅查諾　厄瓜多爾

為加彭開一道門（上）

> 「我知道你的行為……看哪，我在你面前給你一個敞開的門，無人能關的。」啟示錄3：8

1970年，我在中非共和國擔任文字佈道士時，出版社主管陪同我一起前往工作地區。在我們眾多探訪的對象中，有一位是來自加彭共和國的外交官，他是我眾多客戶之一。他對我在工作上的專業很讚賞，並且非常肯定書籍帶給人的好處，我的指導員認為若有外交官的大力協助，也許我可以在加彭從事文字佈道，外交官對這提議非常贊許，他馬上幫我申請入加彭的簽證。我們的目標是在加彭成立一所法語的家庭健康教育中心，領到簽證不久，我便帶了許多樣書前往加彭，申請註冊家庭健康教育中心。

到加彭的機場時，我被海關人員攔下檢查，我把所有帶來的書都打開來讓他仔細查看，不料他卻在看過之後決定要把全部的書都買下，但是我尚未把書呈報給政府商業貿易部門之前，我不能賣給他，這位海關人員後來成為我的朋友。之後我在社區住下來，並且為了能成為合法的代理商，我努力申請證照，領到證照之後，位於中非共和國的出版社主管便寄了大量的書給我。

出發前，我祈求上帝一路引導，讓我能遇見願意向上帝的話敞開心門的人，祂引導我認識一位來自聖多美與普林希比共和國的司機。他的雙親是復臨信徒，雖然他自己還未受洗加入本會，但他非常樂意介紹對《聖經》有興趣的人給我認識，我們同心協力組織了第一個安息日學分校，很快就有12位慕道友來參加。

在這一段時間，上帝引導我們認識了許多復臨信徒，他們分別是來自周邊不同國家的移民：奈及利亞、喀麥隆、海地等。我們每週輪流在不同的家庭敬拜，隨時邀請鄰居參加。不久後，葡萄牙的一位名叫丹尼爾·葛達斯的牧師來幫忙，但他只領到允許停留2週的簽證，後來，經由那位主引導我結識於機場擔任海關的朋友之大力協助，這位牧師總算順利地領到了可居留10年的工作簽證。

主題：介入　雷蒙·翁杜阿　喀麥隆

為加彭開一道門（下）

「我知道你的行為……看哪，我在你面前給你一個敞開的門，無人能關的」啟示錄3：8

　　現在加彭有了牧師，並且他也申請到了10年的工作許可證，除此之外，我那位在中非共和國擔任大使的朋友也提供協助，把他在加彭的其中一棟房子租給牧師，這是我們第一個正式的敬拜地點。

　　不久，那位大使被任命為內政部長，卻沒想到後來當我們向加彭政府申請合法證照時，他的特別顧問竟然駁回了我們的申請，我帶著丹尼爾牧師去見內政部長，他給了我們一紙公文，好讓我們去見相關調查單位的主任，處理我們申請的事宜，這位主任查看了公文後，便從抽屜拿出一份報紙。我們看見報紙上斗大的標題寫著「慎防異教的滲透」，那一長串的異教名單包括統一教文鮮明的教眾、佛教徒，還有恪守安息日的復臨信徒，調查組主任神情嚴肅的對我說：「正因如此，我無法批准你進入國內，並且在這裡傳教，現在你可以離開了。」

　　當我們起身準備離去時，我對他說：「對不起，先生，我有些東西想要讓你看一看。」於是我打開箱子，向他介紹我們有關家庭、健康、教育的書籍。他聽了之後非常感興趣，並且立刻用現金購買這些書，我繼續對他說：「我還有其他東西要給你看。」我打開其中一本他買的書，向他說明遍佈全世界各國的復臨教會，也告訴他這些國家都在加彭設有領事館。我為他解釋「安息天」的意思，並且引用《聖經》說明，人沒有權利更改或塗抹上帝的話。

　　讀了幾個章節後，我作了結論對他說：「先生，我們不是異教徒，而是一群基督徒，我們都是按照耶穌的吩咐生活的人。」他回答說：「看了這些，又聽你說明後，我也認為你們是很善良、也很有行動力的好人。」他決定不再阻擾我們的申請，並且協助簽字核發證照給我們。不久，本會收到來自加彭政府的合法證照，在這一年1979年，上帝利用喀麥隆的一位文字佈道士，使加彭的復臨教會獲得政府的合法證照，得以順利推展聖工。 🙂

主題⋯介入　雷蒙・翁杜阿　喀麥隆

成為更優秀的軍人

「主耶和華如此說：看哪，我必親自尋找我的羊，將牠們尋見。」以西結書34：11

　　我在霍爾斯溪旅行公園紮營，那營地在澳洲的珀斯市東北方，距離該市約一千多英里處。在我的帳篷旁有人搭了一個傳統的三角型帳篷，後來，我和住在這帳篷的人成為朋友，他名叫尼克。尼克來自達爾文市，但在霍爾斯擔任短期的直升機飛行員，交談過程中我才知道他是基督徒，因此我們聊了許多屬靈的經驗，以及因為認識耶穌後在生活中領受上帝的許多祝福，隔日清晨與他道別時，我送給他一本平裝本的《善惡之爭》，書中夾了一張我的名片。

　　幾天後，我收到一則簡訊，來自一名叫德斯蒙的人，他和尼克很熟，兩人常有來往。因為尼克喜歡《善惡之爭》，所以把這本書推薦給德斯蒙，建議他也買一本來閱讀，我於是打電話給德斯蒙要了他的地址，好把書寄給他。

　　回到珀斯兩星期後，我又接到德斯蒙的電話，他看了《善惡之爭》封底廣告中所介紹的《歷代之爭叢書》，想要訂購一套，除此以外，他也報名參加了「發現聖經」的查經課程。與德斯蒙交談過後，我才逐漸瞭解他的生活背景，他來自斐濟，從小在復臨教會的家庭長大，目前從事建築業，因工作待遇非常好，他這些年賺了不少錢，但長久下來也因工作應酬的關係而染上酗酒的習慣。最近，他深深覺得他需要信主，跟隨祂的話語，好改變目前的生活及未來，因著這樣的信念，他與尼克——那位直昇機飛行員，恢復了往來。

　　現在，德斯蒙藉著大量閱讀《聖經》和屬靈的書籍來幫助自己，重新歸回主的懷抱，與土同行。感謝上帝，使我在旅行公園時能與那位直升機飛行員相遇，並透過他，將福音傳出去。

FEB 2月
06日

主題：相遇

布萊恩・克爾森　澳洲

家務事

「他先找著自己的哥哥西門，對他說：『我們遇見彌賽亞了』。」（彌賽亞翻出來就是基督。）約翰福音1：41

　　我在墨西哥的恰帕斯州出生，家裡是10個孩子組成的大家庭，而我排行老大、是家中的長子。父母親要我繼承家業、好好作個農夫，將家裡的田照顧妥當。我雖然很想上學，但既然身為家中長子，我就必須將家業一肩扛起。在我年輕時，我便開始從事文字佈道的工作，雖然當時我並沒有感受到這份事工是來自上帝對我特別的呼召，或對它存有某種強烈的動機。反之，我常與一位同工的年輕女生一起工作，不久後我們倆墜入愛河，一年後我們就結婚了。

　　結婚以後，一位姐妹建議我另外再找個工作，因為光靠當文字佈道士所得的收入是很難養家的。於是我和妻子搬到坎帕契，那時我們所有的錢只有1,500披索。我在當地做的第一份工作是當餐館的服務生，但難題似乎也隨之產生，這份工作無法讓我守安息天。為了信仰的緣故，我決定把工作辭去，在坎帕契州我決定再投入文字佈道的工作。

　　不久後，我們搬到尤加坦，在當地我有了非常好的工作績效，我的父親和兩位姐妹隨後同我一起也加入了文字佈道工作，父親還帶了我的弟弟派卓，當時，弟弟還只是一個青少年。那些年，上帝大大地祝福我。接著，我當了瑪雅區會出版社的副主管，不久後，我的姐妹和弟弟們，都選擇完全投入這項事工，做全職的文字佈道士。

　　在那段時間理，我和全家人都同心擔當文字佈道工作，2011年時，我的妹夫在文字佈道工作方面的績效是數年來排名第一，弟弟在推廣書籍和佈道兩方面的表現都成績斐然，我妹妹雅憶甚至嫁給了一個成功的文字佈道士，妹夫現在也是文字佈道部的副主管，我的兒媳婦也與我們同樣是文字佈道士。我們讚美上帝，因為我們全家每一位成員，都能夠為文字佈道事工齊心協力。

　　我們最大的願望是繼續努力從事文字佈道的事工，直到耶穌復臨的時候。到那時，我們全家人，以及所有藉著文字佈道得救的人，都會一起來到耶穌面前。親愛的讀者，若上帝此刻上帝正在呼召你當文字佈道士，千萬不要遲疑，願上帝祝福你。

主題：引導 摩斯・羅培茲 墨西哥

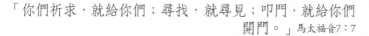

來自七樓的神蹟

「你們祈求，就給你們；尋找，就尋見；叩門，就給你們開門。」馬太福音7：7

　　「主啊，我已經筋疲力盡了，這一戶人家會是我今天拜訪的最後一家，然後，我就要回去休息。」我低聲對自己如此說。當時我正在一處位於紐約布魯克林區的公寓大樓裡，沿著該大樓第7層中間的走廊慢慢走著。那是一個寒冷、昏暗的星期四傍晚，我無法順利接觸許多獨自站在鐵門後的人，這些人即便心中渴望得著耶穌，卻害怕敞開門迎接福音。

　　當我走到最後一家時，一位女士帶著微笑開門迎接我，問我來訪的目的，我向她介紹我帶來的書籍和刊物，她高興到一口氣把所有的書都買了。像往常一樣，我邀請她報名參加「發現聖經」課程，她也欣然接受，並且表明她一直想要認識耶穌，在道別前，我們一起禱告。

　　幾個月後，她打電話告訴我，在她讀了那些書籍後心中是何等喜樂，連生命中也出現很大的轉變，她從讀經的過程中得到滿滿的賜福，她也正在讀《善惡之爭》，她目前正忙著籌備自己的婚事，想要邀請我參加婚禮。我問她是否要與耶穌「結婚」立約，她立刻回答說：「耶穌為我做了許多事。自從遇見你後，我的生命改變了。」幾星期後，我參加了她的婚禮，也再次提醒她，若要自己的生命與耶穌真正連結，必須再邁開一大步往前行、持續不斷地追尋祂，在婚宴的歡樂中我們彼此道別，不知道何時能再見面。

　　幾個月後，我參加在布魯克林區舉行的培靈會，我在安息天講了一場證道，主題是關於上帝的永恆之愛，證道快結束前，我做了呼召，邀請願意順服的人們把生命獻給耶穌，出乎我意料之外的，我看見那婦人和她的丈夫走向講台，在培靈會結束前，他們夫妻兩人一起受洗了。

　　我為那次在7樓公寓發生的神蹟感謝上帝，在那最後一家的門後有一顆心在等候耶穌。懷愛倫的話：「若我們謙卑相信耶穌，上帝很快會行大事……不久，有一天會有超過1,000人重生，大部份的人是因接觸到我們的刊物。」（《復臨評閱與安息日宣報》11月10日，1885年）。

主題：重生

德斯蒙‧海耶　美國

豐盛的報償

「當將你的糧食撒在水面，因為日久必能得著。」
傳道書11：1

作為一個文字佈道士，我們的生活體驗是饒富趣味的，因你永遠猜不到這些生活經驗會如何發生，也料不到它們會將你帶往何處。從1996年起，我就從事文字佈道的工作。每一次的經歷對我而言都是奇遇。未當文字佈道士前，我是一位單親媽媽，我必須獨自面對許多生活中的無助與掙扎。但在那些經驗臨到時，上帝的應許總是會幫助我度過難關，就如〈希伯來書〉13章5節所述：「我總不撇下你，也不丟棄你。」我也體會到何謂「將我們的糧食撒在水面，因為日久必能得著。」且讓我與您分享一次特殊的文字佈道經歷。

有一天，在一處社區挨家挨戶探訪時，我遇到一位男士，我特別為他詳細介紹《健康食物：食物的力量》（Healthy Foods：the Healing Power of Foods）這本書。因他對這本書很有興趣，聽完以後他便訂購了一本，並且請我下一次探訪時把書帶來。第二次探訪時，我無意中發現他家裡有一本《高級學課》。在談話間，我才明白雖然他目前不是復臨信徒，但卻樂意認識更多有關復臨教會的信仰，我趁此機詢問他是否有意願參加查經。他表示有興趣，因此我們便安排訂下時間，讓我可以到他那裡查經。

在查經的過程中，他對信仰越來越有興趣，我們按不同的主題研究《聖經》將近半年。在對上帝的信息有了較深入的理解後，他決定順服上帝，受洗將生命交予主。文字佈道工作在許多時候就像前文所述，有一個人把糧食撒在水面，因為我們所推廣的書籍是在宣講耶穌的信息，祂是生命之糧，而在《聖經》中「水」就是代表人。我把糧食撒在水面，日久就得著了，因著這次經歷我不但成功地引領了新的生命來到耶穌面前，我的生命也因此大蒙賜福，那位男士後來成了我的終身伴侶，迄今我們已結婚2年了。

是的，我按著上帝的吩咐，將糧食撒在水面，而祂滿滿地回饋這一切。

主題：相遇

珍奈特・戴維生 牙買加

忍耐到底，終必得著

「因為知道你們的信心經過試驗，就生忍耐。但忍耐也當
成功，使你們成全、完備，毫無缺欠。」雅各書1：3—4

　　剛開始擔任文字佈道工作時，我就遇到許多挑戰。不到3個月，我便放棄
了這項工作，重拾以往務農的生活。我種植的許多豆子都有很好的收成，但是
當我第二次撒種後，突如其來的暴雨卻把我辛苦種下的一切都沖走了。絕望之
餘我再次回想起文字佈道工作，我心裡納悶地問自己，當初為何要離開上帝的
工作。最後，我重新收拾行囊，回到文字佈道部的總部去。他們問我：「你這
趟回來，是為了重回工作崗位嗎？」我堅定的回答：「是的，而且這次我再也
不會離開了。」我重新開始時，依然遇到許多挑戰。

　　某天，我來到一位富人的家探訪，我向他做了自我介紹，他也表示很有
興趣想看看我帶來的書。令我費解的是，他看了書籍後，卻說自己沒有錢可
買，但我依然為他做了禱告。3個星期過後，我再次回到那富人的家，他一臉
狐疑地問我是否「正常」。我笑著告訴他，我的工作是探訪，並且與人分享鼓
勵的信息，但這次他還是把我打發走了。禱告幾個星期後，我決定第三次再試
著回到那富人的家，這次他從書架上拿了一本書給我看，書名叫《致富之道》
（How to Get Rich），他說如果我有這一類的書，他就會買，我這次離開他家
時，他依然沒有買任何書。

　　事情過後不久，我偶然得知他的太太在他們店裡服務顧客時，不慎跌倒傷
到了背部，她到附近醫院治療，但必需轉院至奈洛比市的大醫院治療，我去探
訪他們時，也為他們禱告。我把《健康的身體》（Healthy Body）這本書借給他
太太看，要她特別留心閱讀關於背部疼痛的那一章，並且告訴她看完時，可以
請她丈夫把書還給我。但後來因為她堅持要把這本書買下來，所以她丈夫只好
依著她。她從書中的建議得到很多幫助，後來也毋須轉診到奈洛比市，如今她
丈夫幾乎買下了復臨教會所有的書，並且還告訴我，只要有新書出版一定要第
一時間告知他，他一定要是第一個擁有書的人。現在這富人家中擺放著相當完
整的本會書籍，他們也非常喜愛閱讀。我祈禱在他們閱讀之時，他們的生命也
能更親近上帝上帝。我學到的功課是，有時即便情況看來不樂觀，上帝還要我
們堅持下去，願我們都能聽從上帝的話，完成祂要我們做的事。

主題：回應禱告

艾凡斯・奈安廸西　肯亞

FEB 2月
11日

加入談話

「興起，發光！因為你的光已經來到！耶和華的榮耀發現
照耀你。」以賽亞書60：1

我住在南斯拉夫的首都貝爾格勒市，在那裡我和妻子共同經營一家私人
公司。然而，每當暑期來臨時，我就會到鄰近的蒙特內哥羅共和國去從事文字
佈道的工作。我在美麗的亞得里亞海岸區進行探訪時，有過許許多多感動且激
勵人心的經歷。在這些經歷之中，有一個見證是很獨特的。

當我沿著其中一個市鎮的街道推廣書籍時，決定走進一間有著華麗花園
的旅館去，把書介紹給正在那裡享受休憩時光的遊客。其中一位男士開始翻閱
我的書，也叫妻子和孩子們來看。我介紹一些有關新世界秩序，和其他一些透
過《聖經》觀點，闡明關於現今社會及政治現象的書給他們看，《善惡之爭》
是其中一本。

他們告訴我，他們家一向對《聖經》真理頗有興趣，在家中也時常談論
這些話題。我們彼此聊得非常愉快，他們堅持日後還要繼續跟我見面，因為在
他們日常生活中，無論是商務職場還是社交的圈子裡，都沒有機會談論這些事
情，經過我的推薦後，他們買了一些書，道別前，我才得知那男士正是這座旅
館的主人。

在我下一回探訪時，我受到他們熱情的歡迎，並且介紹我認識旅館的一
些顧客和員工，他們加入了我們的談話，也向我購買書。這一次的探訪過程中
我得知這家人原來是來自貝爾格勒，他們非常願意進一步研讀《聖經》，因此
我邀請他們參加一些極具內容與深度的《聖經》講座。

我滿心期待，能親眼見證上帝上帝將如何帶領這一家人，我持續為他們
禱告，希望他們會真誠地尋找《聖經》真理。

主題：相遇

尼基卡·尼柯維克 塞爾維亞（在蒙特內哥羅工作）

團隊禱告的力量

「我又告訴你們，若是你們中間有兩個人在地上同心合意地求什麼事，我在天上的父必為他們成全。」馬太福音18：19

　　金先生是一位稅務會計，他是我擔任文字佈道工作時認識的一位好好先生。我曾介紹許多書給他，其中包括《喜樂的泉源》和《歷代願望》，令我印象深刻的是，幾乎所有的書他都讀完了。

　　某天，區會的文字佈道部副幹事前來指導並協助我，我們兩人介紹金先生認識一位在中部復臨教會牧養的的牧師。那次探訪成果非常好，金先生也同意跟牧師一起查經。

　　之後，當我有機會探訪金先生時，我邀請他和我一起去教會敬拜，但他表示恐怕要等到一月他才能去。但是接下來他說：「在這段期間，我會把預備奉獻的捐款寄給你的教會。」我懷疑那不過是他信口說說而已，但過了一段時間，牧師告訴我金先生很忠心地繳納奉獻。

　　到了一月時，我很高興得知金先生每一個安息天都開始參與聚會。在朋友們的壓力之下，他還能堅持這麼做是相當不容易的，但他依然積極地參加教會活動。

　　他最近買了《歷代之爭叢書》，也持續不斷地閱讀。處於這個無論是心靈，還是道德層面都混亂不清的世界中，要尋求真理是很困難的。然而，我明白當人們有機會透過讀經或文字佈道工作等途徑被關懷時，聖靈會如何在人心裡動工。

　　從文字佈道工作中我深深瞭解到禱告和團隊合作的重要性。若與他人一起禱告更能體驗聖靈的力量。當然，我們都會禱告，但當我們迫切為有需要的人禱告時，我們就能體會更大的力量，幫助更多的人，收獲更多的莊稼。

　　當牧師和我一起為金先生禱告時，我看到這力量的功效。我感謝這《聖經》章節恰好能說明上帝如何利用少數兩三個禱告的人動工。

主題：重生　申利澈　韓國

《聖經故事書》

「我在急難中求告耶和華，祂就應允我。」詩篇120：1

2011年5月時，我在印度哈里亞納邦的一個小鎮工作，跟往常一樣，我為一天的開始獻上禱告。在前往鎮上的路途中，我的車竟然被另一輛車尾隨，上頭還載了十幾個全副武裝的人，我非常緊張，完全不知道該如何是好。我在心裡不停地祈禱求告上帝，萬一我真的被攔下來，求祂賜給我勇氣和智慧。上帝的恩惠給了我信心，讓我能定下心來面對此事。結果不出我所料，我的車真的被攔下來了。

他們口氣粗暴地質問我一堆事，想要知道為什麼我身邊帶了這麼多的書，他們認為我一定是個售貨員，猜測我大概正在替人家工作。其中一個人注意到我有《聖經故事書》，問我是否正在利用這些書來傳教。

我向他們解釋說我是復臨信徒，我目前是一個文字佈道士，我們教會出版了許多有關健康、品格塑造，以及屬靈方面的書。我告訴他們我不是一般的推廣員，我隨手從一整套10冊的《聖經故事書》中讀一些給他們聽。聽完後，他們開始嘰嘰喳喳的彼此交談。我聽到其中一位說：「我們攔錯人了吧！他不是我們的目標。」一個半小時後，他們總算釋放了我，並且對造成的困擾向我道歉。我很高興得自由，為此感謝上帝。

這是我人生經歷中很重要的一刻，因為像這樣的事件不見得都能以喜劇收場。在生命中，我時常看到上帝大能的手在扶持我。我稍後站在車子旁邊禱告並獻上感恩：「上帝，感謝你，我再次體驗了禱告的力量。感謝聖靈一直在指引、鼓勵、保護我。謝謝你使我成為你的器皿來榮耀你的名，阿們。」

我在急難中求告你，你就應允我。

主題：保護

卡朗·巴哈蒂　印度

空中漫步

「天國又好像買賣人尋找好珠子，遇見一顆重價的珠子，就去變賣他一切所有的，買了這顆珠子。」馬太福音13：45—46

2008年，我們在巴西美納斯州的迪維諾波利斯市辦了一場提倡文字佈道的宣傳活動。某天，我們計劃探訪一位名叫羅姍的年輕女士。丹尼爾陪同我一起去探訪，他是來自德普拉塔復臨大學的學生。當丹尼爾打電話確認羅姍在家時，她說她正在回家的途中，幾分鐘後便可到達。

我們在她的房子外面與她碰頭，當她開門讓我們進去時，我們看到裡面有一位年紀大約50歲的婦人站在門邊，一動也不動。她盯著我們看，隨即掉下淚來。她兩手不停地顫抖，似乎看到鬼一樣。羅姍打破沉默說：「媽，到底發生什麼事？你的臉色看起來很蒼白。」

她的母親對我們說：「昨天我夢到你們2個人。上帝告訴我祂會派2個男士來，帶著一本叫做《善惡之爭》的書給我。」

她的母親告訴我們，她在《聖經》裡發現安息天的道理，向牧師詢問過。牧師說只有「復臨教會」這個教會在守安息天。跟羅姍和她的母親愉快地交談後，我安排了距離復臨教會最近的傳道人與他們查經。

當我們離開了他們的家時，我們感覺自己就像在空中漫步一樣。我們深深明白，肩負在我們身上的是上帝神聖的委託。我們親眼見證上帝是如何極力地拯救真心尋求祂的人。我們原本以為這一次的探訪就如同一般性的日常探訪，但上帝卻有更好的計劃要幫助祂的兒女，就像羅姍的母親一樣，有許多人正在尋找真理，但還未完全明白。

讓上帝來成為你的嚮導，注意祂所指示的方向，你永遠猜不透祂會如何引導你、去接觸那些還未認識祂，或曾聽過祂卻尚未預備好自己的人。

主題：相遇　法蘭綺絲卡・嘉克斯　巴西

遇見邪靈

「汙鬼叫那人抽了一陣瘋，大聲喊叫，就出來了。」
馬可福音1：26

那是個萬里無雲、天氣晴朗的日子，和往常一樣，妻子和我兩人挨家挨戶的推廣書籍。我們向一位男士介紹復臨教會的書，但我感受到他對書沒有多大興趣，實際上，他神情沮喪，看起來十分憂傷。

我忍不住關心地詢問他，生活上是否安好，為何看起來如此難過，我是否能幫得上忙。他回答說：「我的女兒病得很重，住院治療兩個星期了，還是毫無起色。她沒辦法和我們說話，也吃不下任何東西。」我問他們夫婦是否我能為他們的女兒禱告。他們同意了，因此我和妻子在他們的家裡與他們一同祈禱。他們也同意我們到醫院去為女孩代禱。

於是我到醫院去，站在那女孩的病床旁，為她的病況做了禱告。不料在禱告時，女孩突然尖聲叫道：「我絕不離開！即使你們趕我走，我還會再回來！請不要找我麻煩，不要來打擾我。」這時我們才知道這女孩病況如此嚴重，是因為被鬼附身。我和妻子更迫切地為她禱告，直到鬼離開她，她才能夠開口講話並且進食。這對夫妻滿心歡喜，因為他們的女兒終於痊癒，可以出院和他們團聚了。

事件過後，我邀請這家人查經，他們也同意了。最後，那先前被附身的女孩受洗加入復臨教會，她後來選擇到復臨教會的拉帕哈那大學就讀，成為忠心虔誠的信徒，積極傳揚福音信息。

為上帝奇妙的引導獻上讚美，感謝祂施行上帝蹟般的治療，也感謝天父利用文字佈道事工，使我們能不時地接觸人們，把福音傳給他們。

主題：回應禱告

派魯莫　斯里蘭卡

在小事上大蒙賜福

FEB 2月
16 日

> 「祂又設個比喻對他們說:『天國好像一粒芥菜種,有人拿去種在田裡。』」馬太福音13:31

　　1992年,多哥爆發了罷工的示威抗議活動,為期將近9個月,嚴重打擊了國家的經濟。街道不再安全了,人們相繼逃離我們的國家,輾轉到其他鄰近國家避難,許多房子和辦公室都空無一人。很少人在此時還能有能力買書,就連市區的許多書局也因動亂關閉了。幸好我在家裡還留有一些存貨,使我在這危難時刻依然可以從事文字佈道士的工作。

　　我在多哥和貝南的沿岸地方向海關人員和旅客推廣書,也徒步走到多哥海灘沿岸的許多村莊。在那幾個月中,上帝引導我到有人願意向我買書的區域,我手邊剩下來的書也越來越少,只剩一些小本的書籍,但在罷工結束之前,上帝供應我一家人的需要,使我能有足夠的收入養家。好像《聖經》所述,一粒芥菜種長成一棵樹,上帝上帝利用我手中僅有的來維持我們一家人的生活。

　　在2011年的一個安息天早上,我在教會看見了一張新面孔,她是一位女士,因她來教堂的時間尚早,所以我便走向前去歡迎並接待她。原來她是來自洛美本會的教友,剛搬到巴格達居住,每個安息天她都會帶著孩子來聚會,但丈夫卻拒絕和他們一起去。

　　我把一本《十誡》送給她,吩咐她送給丈夫,並且要告訴他:「耶穌此刻止提出邀請,歡迎你到教會來」。聖靈利用這本書刺透了那丈夫的硬心,結果在2011年的年底,他受洗加入教會。這姐妹把她的丈夫介紹給我認識,滿腔熱情地說:「看!他就是你那本小書收獲的果實。」我同意她的說法。

　　《十誡》是一本很好的書,它好像一粒芥菜種,因著聖靈的引導,其力量能產生驚人的果效。我向上帝禱告,在我們利用書籍、雜誌,甚至最小的單張來播下福音的種子時,願祂能不斷地眷顧、賜福全球的文字佈道工作。

主題:重生

寇克・卡佩提梅　多哥

55

神掌管一切

「謹守訓言的，必得好處；倚靠耶和華的，便為有福。」
箴言16：20

某日，當工作即將告一段落前，我到最後一戶人家探訪。我敲門後，屋裡的女主人站在門邊，透過窗口往外看，但接下來她並沒有開門迎接我，反而一直盯著我看。

通常在這種情況下我會低聲講話，這樣顧客至少會打開窗戶聽我說話。但那位婦人就僅僅只是盯著我看，然後便離開了，她的舉動使我不知所措。之後我繞到另一扇門前，這次另一個婦女則邀請我進屋，我認為也許這位婦人之前沒有聽到我先前講的話，因此我再次向她自我介紹，但她卻說當我在隔壁跟她表妹說話時，她已經聽到了。

美莉是一位高中老師，目前正在攻讀社會發展學博士，她的丈夫在斐濟擔任衛理公會的牧師。言談之中，我看得出她是很虔誠的人，她明瞭自己的身體是聖靈的殿，要細心照顧。她時常向上帝禱告，幫助她更懂得如何照顧身體，因此她對我的工作很感興趣。

我把《享受健康人生》這本書介紹給她，告訴她這本書肯定會對她目前對於健康抱持的許多疑問有所幫助。我翻閱書中提到有關長壽的秘訣給她看，也和她分享素食、健康的生活方式，以及對上帝的信仰如何使本會信徒更加長壽。她非常喜歡這本書，便詢問我書的價格。當我告訴她價錢時，她發現自己皮包裡的錢正好是那個數目，她認為這一筆錢注定是為了買這一本書而準備的。

我把《善惡之爭》給了她，但她非常不好意思，因為她沒有多餘的錢可以支付另一本。我告訴她這是特意為顧客準備的，因此完全免費。她答應我會好好閱讀這本書，並且感謝我的到訪，也讚美上帝能引導我與她相遇。我知道當她看完那本書時，必能為斐濟帶來好的影響力。我衷心希望未來能有機會再見美莉一面，若不能，我也能預見將來我倆必能在天國相遇。

主題：相遇

亞當‧威爾 紐西蘭

上帝開了我的眼界

「我們不像那許多人，為利混亂上帝的道；乃是由於誠實，由於上帝，在上帝面前憑著基督講道。」哥林多後書2：17

當我在城裡一家商店擔任助理時，有一天一位婦人來到店裡向我和同事介紹各種關於健康、家庭、教養子女，以及屬靈等主題的書，因為對這些書很有興趣，所以我當下就購買了一些。

往後的時光裡，我越讀這些書，就越渴望瞭解關於屬靈及靈性增長方面的事，我極力尋找那天在店裡向我推廣書籍的婦人，我要向她買更多的書，但我不知道要如何才能找到她。

一年半的光陰就這樣過去了，我仍然無法找到她。在這之後，我遇見另一位婦人，她向我介紹懷愛倫的著作，全套五冊的《歷代之爭叢書》和其他宗教書。對我來說，這是上帝給我的指示，我和這位婦人不斷保持聯絡，但是當她開口邀請我去教會時，我卻選擇拒絕了她，我也不再讀那些她介紹給我的書，接下來整整一年半時間，那些書都被塵封於書架上。

直到我的人生接二連三發生重大事件，生活裡也危機不斷時，我才回過頭來去翻看這些書：首先是我失去了親愛的家人，接下來我被迫搬到另一個城市，這時我才開始看放在書架上、塵封已久的《歷代之爭叢書》。就在這時候上帝打開了我的眼界。

有一天，我有個從事文字佈道的朋友邀請我參加佈道會，為了讓她高興我便答應了。但是在聽完佈道會的信息時，我便徹底明白一件事，我這3年來一直在躲避上帝，當牧師作呼召邀請人受洗時，我的好朋友——後來史與我成為主內的好姐妹，站在旁邊看我步入浸禮池接受了洗禮。

我深深感謝這些書籍，它們使我明白真理。受洗之後，我決定委身當文字佈道士，去幫助和我有類似遭遇的人。我目前正在克拉斯諾亞爾斯克文字佈道訓練中心學習，相信這個訓練能幫助我領導人歸向主。 ♫

主題：引導 艾蓮娜・卡帕契娃 俄國

菜鳥文字佈道士（上）

「我若展開清晨的翅膀，飛到海極居住，就是在那裡，你的手必引導我；你的右手也必扶持我。」詩篇139：9－10

　　經過多次禱告後，我決定放棄自己的事業，擔任全職文字佈道士。在我做此重大決定之前，我深入了解文字佈道工作，也仔細讀了《文字佈道指南》這本書。區會的一個代表也來拜訪我，並且用他自己豐富的經驗鼓勵我和妻子艾妮塔。

　　我被分派的工作地點離家將近35英里之遙。每逢我在工作之餘感到筋疲力盡或灰心時，因為距離家太遠的緣故，我通常也很少回家，當時那地方沒有任何文字佈道士先鋒，所以我必須靠自己從頭做起，挨家挨戶探訪是不容易的，但第一天上帝就幫助我推廣了兩套書，我為此感到很高興，無論如何這是好的開始。

　　之後，一個經驗豐富的文字佈道士被分派與我一同搭檔工作。但我被這安排嚇到了，像我這樣一個文字佈道工作領域的菜鳥，如何與一個經驗豐富的銷售高手相比呢？他懂得所有關於這領域的事，舉凡如何計劃、宣傳、推薦等。他知道我很緊張，就客氣的對我說：「我們一起工作吧！今天由我來負責介紹書。」我在一旁觀察他如何推廣書，我情不自禁對自己說：「要是我也能擁有像他一樣的推廣能力該多好啊？」後來逐漸地，上帝幫助我學會了溝通的技巧，這的確是一門所有人都該努力學習的知識，只要能掌握箇中原理，工作時就會更順利，且讓我分享自己剛出道時的一次經歷。

　　當我接到通知去作探訪時，我很興奮，有一位叫艾蜜莉的婦人想要知道更多關於《聖經故事叢書》和《床邊故事》（the Bedtime Story Set）這兩套書的信息。我開車在她的住宅區附近繞了兩圈，才找到她的家，院子的腳踏車表示這一家有小孩。默默地在心裡禱告完畢後，我把車停在房子前，緊緊握著手中的書袋，輕快地走向大門，我計劃採取所謂的**F-O-R-T**四步驟的方法。首先談及家庭（**F**amily），接下來再聊些有關職業（**O**ccupation）及工作的話題，然後再將話題帶到宗教方面（**R**eligion），最後以作見證（**T**estament）來切入話題。

　　不料當我敲門時，聽到門的後面有動物發出兇猛的聲音。我頓時腦中一片空白，全忘了什麼是FORT，只想到DOG（狗）！我該怎麼辦呢？

主題：介入　約翰・席維斯崔　美國

58

菜鳥文字佈道士（下）

「我若展開清晨的翅膀，飛到海極居住，就是在那裡，你
的手必引導我；你的右手也必扶持我。」詩篇139：9-10

敲門時，我聽到門後面有兇猛的狗企圖要攻擊我。門打開時，一隻大狗
跳起來衝到院子瘋狂地尋找我的身影。我做了有生以來最短的一次自我介紹。
那婦人連忙抓住我的手，拉我進入屋子，趕緊關上門。我不住地邊發抖邊問：
「那隻狗會咬人嗎？」婦人回答說：「會！牠兇得很，所以我才會把你拉進屋
子裡。」

在屋內時，我和艾蜜莉還有她的3個孩子交談著。之後，艾蜜莉帶我到另
一個房間，我把帶去的書放在地毯上，開始向他們介紹小孩子看的書。當他們
正聚精會神地聽我說明這些書的好處時，在一旁的艾蜜莉卻突然開始哭了起
來。我問她我是否講錯話了。她回答說：「沒有。」我又問：「有什麼我可以
幫得上忙嗎？我洗耳恭聽。」

艾蜜莉告訴我，就在前一晚，和她結婚13年的丈夫離開她和另一個婦人同
居，我試著鼓勵安慰她，在這困境中讓耶穌能夠幫助她。她說年輕時曾經是基
督徒，因此我問她是否願意和孩子跪下了一起禱告，到此刻我方才相信是上帝
要我來幫助她，使她度過這生命中的危機。

跪下時，我唱了一首短歌《我要服事你》，之後陪她一起做了禱告，我邀
請艾蜜莉禱告時，你若能真該聽聽她那動人的禱告詞。當她結束禱告時，她整
個人跳起來好像鞋裡有彈簧似的，雖然依舊眼中含淚，但是她展露微笑了，艾
蜜莉從此有了希望，因聖靈立即行了神蹟，改變了她。

艾蜜莉向我訂購了一些書，我也答應幫她查經，離開時，我問：「艾蜜
莉，我該怎麼做才不會被那隻狗咬？」她回答說：「你站在門後，當我開門
時，狗會衝進客廳找你，你便趁機馬上溜出去關上門。」

從此以後，我們每週一都會一起研究《聖經》，那一隻狗居然沒有一次看
見或察覺到我的存在！不久之後，艾蜜莉和孩子們就受洗加入了復臨教會，成
為信徒。我為這一切衷心讚美上帝！

主題：介入　約翰・席維斯崔　美國

永生難忘的相遇

「我又聽見從天上有聲音說：『我的民哪，你們要從那城出來，免得與她一同有罪，受她所受的災殃；』」
啟示錄18：4

當我一開始從事文字佈道工作時，我也喜歡幫助人研究「經上記著說」（It Is Written）電視台的《聖經》課程。我想要知道應該把時間用在哪一部份的事工上才是最好的。我相信文字佈道的工作不容易看到人們對上帝的愛作出立即的反應。與此同時，我也知道上帝正在呼召我，因此我決定信靠祂，選擇成為文字佈道士，而上帝也在接下來的服事過程中為我預備美好的經驗。

上帝指示我去探訪瓦倫緹娜，她是一位靈恩教會的領袖。她買了《歷代之爭叢書》和一些其他的書。我有好幾次探訪了這些信徒們，並且和他們討論這些難解的《聖經》章節。

這些人禱告祈求上帝幫助他們找到真教會，拜訪結束時，我力勸瓦倫緹娜接受所知道的真理。她和一位叫斯韋特蘭娜的年輕女士都同意了。過了大約一個月，兩人受洗成為復臨信徒。不久，斯韋特蘭娜的母親也受洗了。

之後，我再度拜訪這村莊，這次斯韋特蘭娜和我一起探訪她的一些朋友，他們買了《歷代之爭叢書》和其他的書。禱告後，我們邀請妮娜和她老邁的母親到教會作禮拜。第二天，我們在街上遇到妮娜，她臉上散發著光輝，就好像摩西見到上帝之後臉上發光，從山上下來一樣。妮娜說她已經看完了《安息天或星期天》（Sabbath or Sunday）一書，並且說她未來一定會在安息天上教會。她信守了自己的承諾，不久她和她母親受洗了。

當我們竭力救靈時，我們同時也會交到好朋友，或是未來一同為主工作的好夥伴。今天，瓦倫緹娜經常為文字佈道工作禱告，斯韋特蘭娜改行當全職的文字佈道士。最近我們聽說斯韋特蘭娜的女兒莉娜也開始上教會了。

我們要禱告求上帝幫助我們，透過我們的生活和服事彰顯祂的愛。上帝要我們離開巴比倫，因此祂給我們各人不同的恩賜，與祂合作去成就大事。

主題：重生

尼古萊‧舒慈克娃　烏克蘭

60

奇蹟般地受洗

「耶和華保護愚人；我落到卑微的地步，祂救了我。」

詩篇116：6

　　派提西出生於坦尚尼亞的一處小村莊，2003年他因為意外的緣故，導致身體傷殘而臥病在床。幸好有一些來自西班牙的醫師志工看診治他的病況後，幫他做了繞道手術，雖然自此以後他的身體狀況有些好轉，但是大部份時間他依然是臥病在床。

　　當一群文字佈道士在他的村莊附近舉辦佈道會時，有一組人探訪了他和他的妻子，他的妻子邀請他們進屋，彼此交談得很愉快。之後，舉行佈道會的主講牧師和長老們到派提西的家，按手為他禱告。他們也送了一些書給他，其中包括《善惡之爭》。因為他大部份時間都臥病在床，所以很快地他便讀遍了所有的書。當他得知上帝禁止崇拜偶像時，他把牆壁上所有的偶像都毀棄，他原來信奉的的宗教領袖想要阻止，但派提西為他們禱告。

　　在朋友的協助下，派提西開始到附近的復臨教會聚會。他對《聖經》的認識與日俱增，後來他就要求受洗。不幸的是他的病情仍然持續著時好時壞，他經常會莫名地昏倒不省人事。在一個十二月的安息天，同時也是他受浸的日子，他又再一次昏倒不省人事。當他醒過來時，朋友們把他帶到了浸禮池，可是同樣的事又發生了。他這一次的昏厥整整持續了3小時，之後他才醒過來。最後在9點鐘，當著眾人面前，也包括了許多來自鎮上市民的見證下，他終於受洗了。最有趣的是，自此之後整整一年時間，派提西沒有再發病過。這是一場上帝所賜、奇蹟般的浸禮！

　　派提西那神蹟似的浸禮要歸功於聖靈引導來自西班牙的醫生、佈道會主講人、勤奮的文字佈道士們、他慈愛的妻子、教會長老，以及朋友們的關心，當派提西落到卑微地步時，上帝拯救了他。

　　派提西每個安息天都忠心上教會，見證上帝對他是何等的善、何等的美。因他的榜樣和受洗，一些人也預備受洗把生命獻給主。上帝是何等的慈愛！

主題：神蹟　丹尼爾‧克孟賈　坦尚尼亞

FEB 2月
23日

大狗歡迎式

「我雖然行過死蔭的幽谷，也不遭害，因為你與我同在。」詩篇23：4

　　有一次我去探訪一戶人家，按照平日的慣例，我會在院子籬笆外面先高聲打招呼，以此確定是否有人在家，房門打開時，一位男士走出來到院子門口邀請我進入。突然間我看到院子的角落裡有一隻被鏈子鎖住的大狗，顯然我的出現激怒了牠，牠猛然奮力地向上跳著、又用力拉扯鏈拴，原本拴著牠的鏈子此時突然脫落，大狗就怒氣沖沖地往我這裡衝過來，我整個人僵在原地，此時看見那男主人倒抽了一口氣，立刻命令狗停下來，我心想這下子我一定會被狗攻擊了，我只好閉上眼睛做最壞的打算。

　　幾秒後，我發現沒有任何動靜，便小心翼翼地張開眼睛，只看見那隻狗站在我身邊，一邊嗅聞著我的褲腳一邊搖著尾巴。

　　這時那男士努力制服了他的狗，但不住地大口喘氣，他說他的狗有習慣會攻擊陌生人，當狗往我那邊衝過來時，他很肯定我一定會被牠咬傷。他說：「我真的很訝異，牠竟然沒有咬傷你！」他問我究竟從事哪一行工作。

　　我雖然受了驚嚇，但仍然定神回答他說：「我是上帝的使者，做上帝的工作。」他邀請我進屋時，我和他分享《彩圖聖經故事》中，先知以利亞的故事，他當下毫無猶豫地就付了現金買了這套書。

　　多年以後，我回到那個地區上教會。有一位男士微笑著和我打招呼，他說：「你還記得我嗎？」我好奇地看著他，但始終想不起來，只好微笑搖頭說：「對不起，我不記得」。他笑著說：「我就是那隻狗的主人，我跟你買了一套書。我要謝謝你，現在我是復臨信徒了，我目前是教會的長老之一，歡迎你來！」

　　我讚美上帝，因為大狗的特殊歡迎式讓我有機會引領了人來歸主！

主題：保護

班‧艾圖里　菲律賓

62

無聲使者

「那報佳音，傳平安，報好信，傳救恩的，對錫安說：
『你的上帝作王了！這人的腳登山何等佳美！』」

以賽亞書52：7

　　大約48年前，上帝呼召我作文字佈道士，那一年是1964年。在這之前我已婚、經營製做帽子的小本生意，這份工作供應了我們一家人近5年的生計。後來我買了一輛小巴士，時常在島上充作載客之用，上帝賜給我許多福分，但我對於這樣的生活並不滿意，我渴望生活能夠過得更有意義，因此我們把巴士賣了，另外買了汽車開始做文字佈道士的工作，我很熱衷這份新的工作，結果第一年我在南加勒比區的業績表現就躍升至前10名。

　　到了1980年代時，我5個孩子都上大學了。這時我的妻子茜拉兼職從事文字佈道士工作的日子也堂堂邁入了第22年，我們經常在一起工作，當了25年有證照的文字佈道士後，我被選為聖文森及格瑞那丁群島出版社的副主任。我雖然於67歲時退休，但我無法離開心愛的工作，我現年82歲了，但還是一位活躍的文字佈道士，只要上帝許可，我就會繼續做下去，這是教會最重要的諸多事工之一。因為我們也時時被提醒：「若是沒有文字佈道士的勞力，許多人就永不會聽到警告。」——懷愛倫著，《文字佈道指南》，第10頁，2002年版。

　　我工作的歷程中有許多見證故事，但我對以下這一則故事印象特別深刻。我曾經在聖文森及格瑞那丁群島的寇利圭市探訪威廉一家。在我幾次的拜訪與問安中，他們都向我買了一些書，但後來再去時，我很驚訝得知威廉先生已經去世了，我慰問威廉太太，並且為她禱告，後來她搬了家，我們有將近15年的時間失去聯絡。

　　最近，在一次特別的安息天聚會中，有一位婦人走向前來問我：「還記得我嗎？」但我當下對她沒有印象，直到她表明她是威廉太太時，我便立刻想起來。她告訴我，現在她和全家人都是復臨信徒了，這一切都要歸功於多年前她向我這個「無聲的使者」所購買的書。「藉著文字佈道士的工作，把無聲使者介紹到人的家中，就必在各方面加強福音的宣傳。」——懷愛倫著，《文字佈道指南》，第83頁，2002年版。

主題：引導　葛芬頓・帕瓊斯　聖文森及格瑞那丁群島

當神學教授成為文字佈道士

「你求告我，我就應允你，並將你所不知道、又大又難的事指示你。」耶利米書33：3

某天下午我離家外出去推廣書籍，我祈求上帝能幫助我克服在商業區工作時的壓力和恐懼感，並為我行神蹟。當天早上工作進行的速度有些緩慢，我拜訪的第三家是一個速食餐廳，我看了一眼，心卻猛然往下一沉，因為我看得出店裡面的人正忙於招呼客人，不會有什麼時間理會我，然而我還是做了個禱告，推開門走進店裡。

趁著店裡的客人逐漸散去的空檔，我走向站在收銀機旁邊的一位女士，她正好是這家店的經理。當我向她介紹書時，靜靜站在我身旁左側的男士卻突然發問：「那本書是《善惡之爭》嗎？」

我驚訝的回答：「是的，先生，這本書就是《善惡之爭》，你是怎麼知道這本書的呢？」

他回答我說：「我已經看過了這本書，我自己家裡也有一本，我是神學系的教授，很喜歡書中所寫的歷史和預言。」接下來他開始對經理介紹這本書的內容，也力勸她買來讀。

經理叫員工一起來看我展示的書，他們邊看邊熱切地問，經理買了《善惡之爭》，有一位員工買了《暴風雨中的平安》（Peace Above the Storm），另一位想買《上帝的解答》（God's Answers to Your Questions），但她手頭上沒有錢。此時那位神學教授卻開口說：「不要擔心，我來付錢！」他自己也買了《愛的教導》（He Taught Love）。更高興的是經理和她的員工還想報名參加查經班！這經歷使我學到了兩樣事情，第一、「本會的書報銷路愈廣，社會對於解釋《聖經》真理書籍的需求亦愈增。」──懷愛倫著，《文字佈道指南》，第71頁，2002年版。這一段話應證了此次經驗，要不是那位神學教授看過《善惡之爭》，他不會認出我手中所拿的書，那麼我可能就沒有機會銷售這些書了。第二、上帝要我們信靠祂，好讓祂可以帶領我們跟祂建立更深的關係，繼而去見證上帝的神蹟，然而若我們不先求告祂，這些事我們就無法經歷。

讓我們學習更加完全的信靠祂，尤其當我們遭遇到人手所不能的事時。

主題：相遇 無名氏 美國

被真理吸引

「在你一切所行的事上都要認定祂，祂必指引你的路。」

箴言3：6

　　索羅門・阿契姆彭是一位在奈及利亞任教的高中老師。他把《獸的印記》（the Mark of the Beast）和《哪一天是安息天？》（Which Day Is the Sabbath?）這2本書送給一位年輕的學生團契領袖，索羅門對這位學生熱心事奉的精神印象奇佳，他很想知道他對這些書有何想法。於是不久後索羅門問他：「那2本書你看了嗎？」學生回答說：「還沒有，老師，因為我正在預備期末考，所以就先把它們放在一邊了。」索羅門婉轉地回答：「如果你有時間，一定要試著讀看看。」

　　考試完畢後，這位學生看了這2本書，書中的信息深深地打動了他的心。他向教會領袖們請教有關安息天的問題，然而他們的答案無法令他滿意，因此他決定要更進一步了解那恪守安息天道理的教會，一位復臨教會的老師邀請他到附近12英里外的教會聚會，那教會的領袖給他一些懷愛倫的著作，這些書更強化了他對《聖經》真理的喜愛以及渴望服事上帝的心。

　　因此他申請進入位在西非的巴布科克大學神學系就讀，為了賺錢付第一學期的學費，他在學期開始之前先用6個月的時間當文字佈道士。但6個月後，接下來5年的求學過程中，他並沒有停止從事文字佈道的工作。為了付學費，他每年的暑假期間都是全天候的工作，在學期間他則是利用課餘時間去推廣書。

　　畢業後幾年，他接受呼召，成為本會出版社的主管。從此以後，上帝的靈與這位年輕人同在，使他長年為文字佈道事工服務，上帝指引了他當行的路。上帝對每個人都有神聖的計劃，在我們努力尋求上帝的旨意時，就能越清楚看出上帝的計劃。祈願本會的文字佈道事工能在各處高舉上帝的名。🙎

主題：引導

亞伯蘭・奧巴亞　象牙海岸

人人都可得

FEB 2月
27 日

「你看見辦事殷勤的人嗎？他必站在君王面前。」
箴言22：29

　　我在家中排行老大，有4個弟弟妹妹，在我就讀小學二年級時，我的家庭因故分崩離析，我們幾個小孩只好寄人籬下，轉由親戚來照顧，但後來我便無法繼續升學，因為我不識字，所以我的生活過得格外艱苦。

　　20歲時，我受洗成為復臨信徒，後來我認識了一位年青人，他對於我倆的未來許下很多美好的承諾，包括他將來也會跟我一樣成為復臨信徒，但這一切在我們結婚後就變了調，他強迫我成為回教徒，皈依他年幼時的宗教。

　　不久，我開始參與文字佈道的事工。丈夫非常厭惡我的工作，他嘲笑我說：「一個不識字的婦人怎麼可能推廣書？」令他吃驚的是，第一天我就把手邊所有的書和雜誌都賣光了。

　　我的養父母鼓勵我自學，所以當大家在教會裡唱詩歌時，我就邊看歌詞邊學習認字，若有人起來朗讀經文時，我也如法泡製，就這樣按部就班地，我漸漸地在無人教導的情況下學習認字。

　　如今我的4個孩子中，已經有2位以榮譽生的身分完成了大學學業，不久後其他2位也會讀完大學。我們家的經濟與從前相較已經大有好轉，最近新屋子也剛剛建好，這種種福氣都是上帝的恩典，祂引導我的人生，使我成為成功的文字佈道士，上帝的恩典使一位文盲的婦人不僅學會讀寫，還能成功地推廣祂的書籍。

　　我每天都有許多有趣的探訪經歷。我到公立學校，甚至到政府所設立的回教寄宿學校推廣書籍。我遇到許多優秀及忠心的老師，把有關健康、教育、德育、靈育的書介紹給他們，我很高興能夠成為上帝的兒女，也非常喜歡當文字佈道士。

　　當我知道上帝多麼重視文字佈道工作時，我就立志要委身於文字佈道事工來照亮世界，懷愛倫師母的話是我人生的座右銘：「改變人心的方法，就存在於與人接觸、相處的過程裡。」——懷愛倫著，《文字佈道指南》，原文第56頁。我為她這番話而感謝神。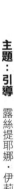

主題：引導
露絲提耶娜‧伊莉亞絲
印尼

被擄的得釋放

FEB 2月
28日

> 「主耶和華的靈在我身上；……叫我傳好信息給謙卑的人，差遣我醫治好傷心的人，報告被擄的得釋放，被囚的出監牢。」以賽亞書61：1

　　某天當我正在推廣書報時，上帝帶領我、為我開了一扇門，我有機會結識一位海軍上將，他與菸癮奮戰了將近26年的時間，在受訓時，他也曾經嘗試各種方法戒菸，但都徒勞無功。我鼓勵他嘗試《自然療法》（Healthy by Nature）第一篇裡所建議的「5日戒菸」療程，我也建議他去閱讀書中所講的健康飲食原則，特別是如何去克服戒菸後生活中所遭受的空虛感，這本書可以幫助他持續戒菸。

　　開始時，他對於遵照《自然療法》這本書中的健康原則沒有多大的興趣。然而，我沒有灰心，我默默地禱告，祈求上帝能使用這本書來幫助許多像這位官員一樣的人，我替他禱告，希望他能成功戒除菸癮，使他能親身見證上帝的力量，將榮耀歸給上帝。

　　幾星期後，我再一次探訪他，我很高興得知他正在努力進行五日的戒菸療程，為了更進一步關心他的情形，幾星期後我再度前去探望，這一次他熱切地向我打招呼，臉上流露燦爛的微笑，他說：「我不只戒掉了菸癮，連喝酒的習慣也戒掉了。」他變得活力十足，也漸漸回復年輕時的體力。他現今徹底認識了這些年來魔鬼是如何利用這些令他成癮的事物來捆綁他，也知道是上帝將他從這一切的捆綁中釋放出來。

　　這位海軍上將的故事是許多我親眼見證上帝大愛的經歷之一，耶穌使祂的兒女從被禁錮的慾望牢籠中得釋放，並且靠聖靈的力量得勝，避免我們沉淪。身為文字佈道士，懷愛倫師母下列的勉言大大添加了我們的力量：「凡為上帝服務的人，必須在救靈的工作上顯出勇氣和決心來。……我們當以施恩寶座作為我們時常的倚靠。」──懷愛倫著，《文字佈道指南》，第97頁，2002年版。

主題：相遇 巴莫・恩古・喀麥隆

Encountering
God's Grace

藉著各式屬靈書刊，真理的亮光照遍邊僻地區那些沒機會聽到福音信息的人，
這是一種最蒙福的佈道工作，文字佈道士可以作主的助手，為真理的進展開闢門路。

3月

March

遇見神恩

365則來自全球各地
因神翻轉生命的故事

到總統府去

「這天國的福音要傳遍天下。」馬太福音24：14

懷愛倫師母曾寫道：「推廣書報的工作，若能行之得當，便是最高尚的傳道事業。」——懷愛倫著，《文字佈道指南》，第10頁，2002年版。2010至2011年，我在暑假期間首次接觸文字佈道工作，我對懷愛倫師母以上的這番話深信不疑。我到玻利維亞的首都拉巴斯去推廣書籍，這裡是政府機構和重要企業的中心，沒想到對我而言，推廣書籍竟會成為建立信心的獨特經歷，上帝大大地使用我，要我把福音從貧民區開始，一路傳揚開來，甚至傳到總統府去。

某天，我參加了一場某博物館展覽的開幕式，現場有許多高官都應邀出席了這場重要的開幕禮，我因此得見許多重要人物，而其中有一人是玻利維亞的副總統。我們簡單的談論，認識彼此背景之後，我簡單地向他介紹「家庭健康教育服務中心」（the Home Health Education Services），特別強調它的宗旨是在服務社會大眾。

我非常希望可以有機會拜探他，進一步說明我的工作，他答應後，叫我在一張紙上寫下我的姓名、電話，還有我探訪的目的，另外字條的署名要附註：「來自蘇克雷的歷史朋友」。第二天我便親自到副總統的辦公室，把紙條送過去，他的秘書看見時非常訝異，一星期之內我就接到他的來電，通知我與副總統會面的日期與時間。

3月1日當天成為一個值得紀念的日子，當天上午11點我和馬斯牧師及另外兩位教會領袖，一起到總統府去見副總統。這一次會晤的時間雖然短促卻是非常必要，尤其當國家正面臨許多困難時，我們帶給他希望的信息，復臨教會的書籍現在是他個人藏書中很重要的一部分，其中包括了《依然有希望》（There Is still Hope），他一再承諾我們，他一定會好好閱讀。

會晤結束前，我們一起為他禱告，我非常希望能再與他見面，但我更盼望將來能與他，甚至包括其他曾經向我買過書的客戶，我們所有人都能一同在天家相會。副總統一再提及，他認為我們的工作非常特別，因為文字佈道士的工作，正是要將福音傳遍世界——即使他們是居高位的政府要員，甚或皇室家族成員，也同樣需要福音。

黑暗中的曙光

「在黑暗中行走的百姓看見了大光；住在死蔭之地的人有
光照耀他們。」以賽亞書9：2

　　我們此刻身處於人類歷史的最終期，這媒體幾乎每天在報導人世間各樣的
悲劇、天災、暴力事件、饑荒、與道德敗壞的新聞。在亂世中，上帝高舉了一
群人成為文字佈道士，透過文字工作彰顯祂的榮耀，照耀世上的人。

　　將近2年多的時間，蒂珍妮拉都到一所位於巴西的福音派教會作禮拜，但
她始終覺得生命缺少內在的平安。既然教會的教導無法滿足她心靈的需求，她
決定暫時不上教會。某天，在搜尋電台頻道時，剛好轉到了復臨教會的「新時
代」電台，這一天開啟了她生命嶄新的一頁，她成為節目的忠實聽眾，也感受
到內心的平安。

　　有一天，一位名叫卡洛斯‧弗南度的文字佈道士探訪了蒂珍妮拉，她非常
喜歡他帶來的書籍，因她對這些書有興趣，所以她便訂購了一些。當卡洛斯把
書送到她家時，他聽到她的收音機正在播放一首旋律十分耳熟的福音歌曲，於
是他們聊起音樂，她鼓起勇敢表明她是電台教會忠心的聽眾，但她不清楚這教
會在那裡。

　　卡洛斯告訴她，他是復臨信徒——就是負責這電台節目的復臨信徒。他邀
請她一同參加附近復臨教會的聚會，卡洛斯還協助她查經，回答她許多疑問，
完成第四課時，蒂珍妮拉決定接受耶穌為她的個人救主，2011年時她受洗了，
救贖的平安臨到她的家。

　　如今上帝繼續藉著文字佈道事工遍行奇事，許多人生活在道德和屬靈的黑
暗處，但上帝期待你我能將福音永遠的亮光傳遍天下。讓我們把福音的種子宣
揚出去吧！無論是透過書籍、雜誌、或是單張，「我們不知道這含有現代真理
的小冊發出去，將有何等的結果。」——懷愛倫著，《文字佈道指南》，第9
頁，2002年版。

主題：重生　維泰莫‧維埃拉　巴西

堅持到底的果效

「凡事包容，凡是相信，凡是盼望，凡是忍耐。」
哥林多前書13：7

　　文字佈道士應敞開心門、傾聽聖靈的聲音，並完全相信主耶穌，因他們所做的事工無法事先做好精準的規劃，也不能按步就班的安排或預備，當我到任何人家中去推廣書報時，若沒有耐心和主的引導，結果就可能截然不同。

　　某天，我輕按公寓的門鈴後，應門的是一位老婦人，我向她說明探訪的目的，並且向她推廣《善惡之爭》。我對她說：「世界上有好幾百萬的人在看這本書，若你願意嘗試一讀，你絕對不會後悔的。」但她告訴我她根本沒有錢可以買書。

　　「先別擔心這個，」我告訴她，「我可以把書留下借給你看」。當我們正聊著此事時，她的女兒對我說：「拿去吧！這兒有10,000盧布，我來付書錢，你沒必要把書留下來。」但我回答她：「我的工作不僅僅是為了賺錢，我非常希望你母親能看這本書。」但她們仍然很堅持，沒有付錢就不能把書收下，向她們母女倆告別後，我繼續從頂樓開始，挨家挨戶探訪其他人家。但我始終覺得那老婦人是想看那本書的，因此我又再度折返，按了一次門鈴。「把書收下，讀一讀吧！」我主動把書給她，「真的不用，我不需要，」她堅持不肯收下。「我真的好希望妳能讀一讀這本書，」無論我說什麼、如何勸她，似乎都無效，我只好黯淡離開。不料當我走到公寓一樓時，突然聽到老婦人的聲音住我，她說：「對不起，請妳等一下，不要走開，我要買那本書，請妳回來。」她手中拿著錢，很開心地買下了《善惡之爭》。

　　對我來說，這些書無論是以販賣、贈送、出借或其他方式交到別人手裡，我都能體會、也不會忘記堅持和關懷別人的重要性。當你在翻閱手中這本晨鐘課時，試想一下，有多少人的人生會因為書而改變，再想一想：有多少書如今正在等待著，透過您的手去傳給人。 🌏

主題：引導

莉蒂亞·瑞雅波娃　白俄羅斯

您就是那位天使

「上帝要擦去他們一切的眼淚。」啟示錄21：4

我在梅里達從事文字佈道工作期間，某一天我正在向一位站在自家門前的婦人介紹手邊的書籍，突然間我們聽到從屋內傳來刺耳的慘叫聲，那婦人立刻奔回屋內，要知道發生了什麼事，我跟隨她到門口，往內一看，卻見到她手中抱著幼小的兒子，他不小心跌倒了，鼻子還不斷地在流血，母子倆驚惶失措地不斷流眼淚。

我以鎮定的口吻安慰她，跟她講話，使她能夠冷靜下來。我問她：「我能不能為你的兒子禱告？」她說：「當然可以。」於是我誠懇地為孩子的平安獻上禱告，禱告完畢時，她問我是否屬於某個教派，我告訴她：「沒錯！我是復臨信徒。」乍聽之下，她又掉下眼淚，然而這一回卻是喜樂的淚水，她告訴我：「昨晚我拼命祈求上帝能差派一位天使來幫我，如今我知道了，你就是祂派來的那一位天使！」

我們花了一些時間談論她曾經遭遇過的困難。我建議她敞開心房接受上帝為良友。我向她保證上帝必定會傾聽她的難處，並賜她力量。我邀請她參加查經，問她是否願意更認識上帝的話時，她同意了，我很樂意幫她查經。

在那之後，我離開了梅里達，到另一個城市坎昆擔任當地出版社的副經理，但在我離開前，我仍然持續鼓勵她查經，並且接受浸禮、接受耶穌為她個人的救主。3年後，當我再次回到梅里達復臨教會講道時，我再度遇見她，這次我非常高興又驚訝，她和3個孩子已經是復臨信徒了，她們的臉上也不再有淚水了！

她明白上帝對任何不完美的子女，都有著極深的慈愛與憐憫，正如她對那天不慎跌倒、鼻子流血的兒子一樣疼惜。〈啟示錄〉21章4節的信息使她歡喜，她期待將來有一天，上帝會「擦去一切的眼淚；不再有死亡，也不再有悲哀、哭號、疼痛。」我為文字佈道工作而感謝上帝，因著這樣的服事，使我們可以直接接觸並、幫助這世上每一個角落的人。

主題：重生　拉撒羅‧卡拉維奧　墨西哥

隨時準備

「務要傳道，無論得時不得時，總要專心，並用百般的忍耐、各樣的教訓責備人，警戒人，勸勉人。」提摩太後書4：2

某天，我和我的工作夥伴——大衛·艾德蒙斯出發前往臥龍崗市。我們預約了一次拜訪，雙方約在雪梨南部塔杜天主教學校的圖書館見面。我們提早了約10分鐘到達目的地，當時館員正忙著在圖書館後方做導覽，我和大衛於是被安排在旁邊一隅靜靜等待。

不久後，大約20個孩子成群結隊地走了進來，站在我們身旁，等待預定的導覽時間。陪同這些孩子的是一名叫做唐娜的幼教老師，她對我們的談話充滿好奇，很想知道我們是誰，於是她便和我們交談聊了一會兒。之後，為了要詢問一些事，她把小孩留下來吩咐他們要守規矩，接下來，這些調皮好奇的孩子們便把注意力轉向我們，他們七嘴八舌地問我們一堆問題，我們便花時間陪著他們。

不久，唐娜回來叫孩子去上下一堂導覽課，我們和唐娜又談了一會兒。這時，距我們約定拜訪的時間已經過了15分鐘，我們注意到那接待我們的館員並不在館內。看來一時之間她忘了與我們的會面時間，但後來我們很快就見到她，向她介紹書之後，我們成功地推廣了約澳幣250元價值的書。

幾天後，大衛去協助一個查經小組，這是由他的一個朋友安排的，你可以想像大衛是如何的吃驚，因為推開門走進來參加查經小組的，不是別人，正是唐娜。那晚的查經很順利，且唐娜想要學習更多有關《聖經》的知識。

懷愛倫的話：「千萬的人仍可繼續從事查考救恩的奧秘。當基督的生平和祂使命的特徵受到注意時，就必有亮光更鮮明的發射出來，照耀那發掘真理的每一分努力。」——懷愛倫著，《天路》，第105頁，1985年。

這便是為何我們一定要隨時把握每個來到我們面前的機會，努力傳福音，因你永遠無法預知上帝要你在未來的路途上遇見誰。

主題：引導

尚·黑普瓦絲

澳洲

從牛舍工人變成文字佈道士

「這是好的，在上帝我們救主面前可蒙悅納。祂願意萬人
得救，明白真理。」提摩太前書2：3-4

當摩茂伊的雙親去世時，他們沒有留下分文遺產給他。他自己很喜歡讀
《聖經》，所以他便存了一些錢買了一本小本的《聖經》，但他的姐夫告訴
他，他對《聖經》也有濃厚的興趣，所以他把自己那本《聖經》借給他，他的
姐夫借了以後，過了2年才歸還。

此時，摩茂伊在一位浸信會牧師的農舍工作。他在牛棚裡睡覺，到了晚
上，他會點燃一根蠟燭，就著燭光讀《聖經》。某天他的表哥看見他在讀《聖
經》，突然想起他有一本《有記號的聖經》（The Marked Bible），於是表哥就
把書帶來給摩茂伊看。這本書是他參加復臨教會佈道會時的贈書，故事是講一
位水手在人生經歷中不斷尋求、找著上帝的過程。摩茂伊的教育程度並不高，
所以讀起來書來很吃力。閱讀時，他發現安息天和其他有趣的《聖經》真理。
他想進一步了解浸信會的教導，也想知道為什麼他們的信徒是在一週的第一
天，也就是星期天作禮拜，而《聖經》的教導卻吩咐是第七天要安息。他問了
浸信會牧師，得到的答案是「猶太人在星期六守安息天，星期六不是基督徒的
安息天。」他勸摩茂伊讀《新約聖經》就夠了，因為《舊約聖經》所教導的僅
適用於猶太人。

當摩茂伊打開《新約聖經》時，發現上面同樣也記載著第七天是安息天，
他發現耶穌和祂的門徒守安息天，紀念上帝的創造，他居住的村子裡，有一位
復臨信徒，那位朋友和復臨教會的牧師幫助摩茂伊查經，預備他受洗，今天摩
茂伊已經是復臨教會的一員。

摩茂伊很想找機會服事耶穌，他選擇參加了文字佈道訓練課程，上帝同時
是窮人和富人的天父，上帝尋找凡願意跟從祂、接受祂呼召的人，祂將摩茂伊
從牛棚裡的工作帶出來，成為文字佈道事工的成員，而他也欣然回應了祂的呼
召。

主題：重生　摩茂伊　緬甸

與約伯同經歷主恩

「這樣,耶和華後來賜福給約伯比先前更多。」
約伯記42：12

我來自一個家中有13個孩子的大家庭,在家中我排行第三。1980年,我受洗加入復臨教會,當時的我對自己的信仰卻存有很大的疑慮,因我無法靠自己讀《聖經》,我很擔心自己的屬靈成長問題。某天,有一些文字佈道士來探訪我,他們嘗試說服我加入他們的行列,和他們一起去推廣書,但這我連想都不敢想,因我根本就已經忘記如何認字了。然而,他們的挑戰深深地打動了我,我買了一本《聖經》,再一次開始學習怎樣從字母來認字。不久之後,我便重新可以開始讀《聖經》,能重拾閱讀能力連我自己都感到驚訝。

在2002年,我拜訪了復臨出版社的主管,想要徵詢他的意見。我沒有足夠的錢可以推廣書,但內心有感動想服事上帝。牧師慈祥地說:「索菲尼,上帝不是只使用懂得讀寫或富有的人,上帝也需要你。」他的一席話感動了我,也開啟了我在文字佈道方面的服事。

那一年我加入了文字佈道事工的行列。訝異的是每當一個人選擇服事上帝時,撒但就會千方百計地使那人灰心,我也不例外。魔鬼會利用試探和挑戰阻止我去作傳福音。

撒但對我所能做出的最大打擊發生在2004年,有一段時間我離開家,到附近的市鎮工作,我的妻子和孩子則留在村莊裡,沒想到恐怖的疫病卻在此時突然襲擊我的家人,他們一個個接連倒下,身患重病而死亡,我為此極度痛苦,對約伯的遭遇及試煉感同身受。雖然撒但不斷以悲傷和痛苦打擊我,但上帝是信實的,祂從不離棄我,我親眼見證了祂的公義和慈愛。上帝保守我平安,使我在不斷探訪眾人時,達成推廣書的目標。我已把自己的房屋建立在基督的磐石上,2006年,在上帝的祝福下,我娶了一位既愛上帝又支持我工作的妻子,如今我們又有了2個孩子,我們也要如此帶領他們跟從主。

文字佈道是上帝的工作,是祂幫助我們成功。我可以公開地為《讚美詩》中的歌詞所表達的「父上帝啊,你何等偉大!」做生命的見證。

主題：引導

索菲尼·基摩尤

盧安達

席拉菲瑪和她的教會

「你們豈不說『到收割的時候還有四個月』嗎？我告訴你們，舉目向田觀看，莊稼已經熟了，可以收割了。」

約翰福音4：35

　　席拉菲瑪非常擅長與人互動，朋友們經常喜歡到她家聚集，有的向她哭訴生活中的不如意，有的則與她分享喜樂。然而，若干年前她內心卻飽受困擾，當時東正教的教會在她居住的城市設立了聖殿，她經常去作禮拜，可是她對人生的疑問也因此變多了。上帝是誰？祂是怎樣的一位上帝？祂對我的期望是什麼？當她看到《聖經》課程的宣傳時，她決定要參加。但是當課程一結束時，她卻茫然若失，她無法想像接下來的每個夜裡，她該如何度過沒有人與她一起查經和聆聽福音詩歌的時光。她發現到某些《聖經》章節的含義可以幫助她解決了平日的難題，她要如何將這些與人分享呢？

　　在聚會中，席拉菲瑪和一群文字佈道士成為朋友，這些婦女邀請她到附近市鎮上的復臨教會。接下來的2年時間，她不斷持續地坐火車往返復臨教會，把在這教會中聆聽的講道、新認識的朋友、還有他們的信仰經歷告訴她丈夫。後來她受洗了，再過2年她的丈夫也與她一同加入了主的羊圈。

　　某天，她的丈夫說：「我們這樣子不斷來回，到另一個市鎮聚會還要多久呢？我們為什麼不乾脆在這裡建立一個復臨教會呢？」她思考著該如何尋找想認識上帝的人。她得到的答案是分發本會的刊物，她請擔任文字佈道士的朋友們前來幫忙。這些婦女們用一年的時間，挨家挨戶推廣有關家庭生活和健康的福音書籍。他們把有興趣的名單交給席拉菲瑪，她便前往探訪，與他們分享福音。不久，在席拉菲瑪的公寓裡，第一次的崇拜聚會開始了，其中有5位復臨信徒。她繼續分發刊物，也設立了流動圖書館，把書放在街道的桌上，讓民眾可以自由借閱及歸還。

　　在2007年，第一所復臨教會在當地成立，最初成員有27人。復臨信徒們不斷持續地記錄每一個教會活動的發展，以此提醒自己絕不要忘了述說上帝的引導。如今，他們有一座美麗且正式的教堂可以聚會，聚會人數也穩定增長，莊稼已經熟了，席拉菲瑪和她的朋友們如今仍然繼續在她居住的市鎮裡傳福音。

主題：重生

瓦西里・摩迦　俄羅斯

遇見神恩

「因靠耶和華而得的喜樂是你們的力量。」尼希米記8：10

2008年，韓國復臨教會的聯會出版社請我翻譯晨鐘課《恩典的神蹟》，將其英文版翻譯成韓文版，書中記錄的是來自全球365則文字佈道士的個人見證，描述上帝恩典與能力的故事。

當我翻譯這部感人佳作時，我能感受到聖靈正在對我發出呼召，要我從事文字佈道的工作。在上帝的祝福帶領下，我當了38年的傳道人師母，但我期望在上帝的服事工作上更有效率。因此，在2009年3月，我正式成為一名文字佈道士。如今我在工作上親身體會到上帝的恩典。文字佈道是傳福音最好的方法之一。

當我還在接受文字佈道培訓時，我遇到一位銀行分行的經理。他曾經拜訪過復臨教會其中的一個機構，那件事在當時給他留下一個很壞的印象。當天晚上，我為探訪過的人禱告，特別是那位經理。上帝垂聽了我的禱告，使我可以扭轉他對復臨教會的看法，讓他看見復臨教會美善的地方。後來，他捐了一筆鉅款給那機構，和其他文字佈道事工。最重要的是他接受了復臨教會的信息，並且受洗加入了復臨教會。

另一次我有幸得識一位公司主管，他在大學時期曾因涉入學生運動被監禁，那時他閱讀了《時兆》月刊。現在他決心要協助韓國出版社，他積極地把《時兆》月刊分送給周遭的朋友和其他商場上結識的人。他還贊助訂閱了100份雜誌。他和他的一位好朋友兩人共同買了許多出版社的書籍，也協助分發，上帝感動他們的心，使他們成了熱心的復臨信徒。

我以翻譯《恩典的神蹟》為榮，也為此讚美上帝。這是文字佈道部門的第一本晨鐘課，它引導我成為文字佈道士，得以從事這寶貴的服事工作。感謝上帝讓我在擔任文字佈道士期間所經歷的恩惠。但願每一位讀者都可以從這第二本晨鐘課《遇見神恩》得著滿滿的福氣和鼓勵。

主題：引導　姜烷華　韓國

「她會活下去！」

「我的恩典夠你用的，因為我的能力是在人的軟弱上顯得完全。」哥林多後書12：9

2007年，我因為作腹部手術緊急被送到急診室，不料手術前施打的麻醉藥卻無法產生效果，被推進手術房時的我仍在清醒狀態，我因此非常恐慌。我可以感覺得出解剖刀劃過身體帶來的刺痛，我身體的抽動增加了手術的難度。一位外科醫生見狀以懷疑的口氣問：「艾斯特，你聽得見我說話嗎？」我回答：「我聽得到。」隨後我聽到有人問醫生：「這下我們該怎麼辦？」，我才驚覺事態的嚴重性。醫生叫他們動作要快，否則我的生命會有危險。他說：「別緊張，我們等一下一定能止住血。」但我感到機會十分渺茫，在那漫長幽暗時刻作生死的掙扎時，我大聲禱告：「上帝，請再給我一次機會。」

醫生們也努力為這場手術奮鬥著，甚至祈求我的上帝也幫助他們。幾小時後，我聽到主治外科醫生鬆了一口氣說：「她度過難關了，她一定會活下去！」我默禱感謝上帝。在那一張孤獨的病床上我懇求上帝的醫治，並加添力量予我，好讓我在做文字佈道士的工作時，能發揮好的影響力。

等我康復後，我返回文字佈道的工作崗位。上帝引導我探訪一所位於列夫谷的學校，該校的校長、輔導員、導師們，買了價值上千先令的書籍，許多其他基督教教派的信徒也向我買了很多書籍。

我知道在文字佈道的事工上，我的成功之路是從手術房開始的，因我請求上帝再給我一次機會。它燃起了我的希望，把目標訂得更高了，也讓我得以專注於工作上，對好事者和反對者的聲音不予理會。我每天禱告、殷勤工作、服從上帝的引導。上帝的恩典使我在一年內推廣了價值225萬先令（美金29,000元）的書籍，上帝的恩典夠我用的。我渴望聽到主的聲音說：「好，你這又良善又忠心的僕人……可以進來享受你主人的快樂。」（馬太福音25：23）

主題：介入

艾斯特・萬布拉 東非

從火中抽出來的一根柴

MAR 3月
11日

> 「撒但哪，耶和華責備你！……這不是從火中抽出來的一根柴嗎？」撒迦利亞書3：2

年輕時，我被新人民軍（New People's Army, NPA）徵召，為了加入反政府軍的陣營我受了許多訓練，但對於我的組織為何會反政府的原因卻所知甚少。他們說政府對民眾不公平，對人民總是苛以重稅以圖利官員。

當我觀察周邊的國民時，發現他們的確生活在貧困中，這種景況確實很容易使人聯想到勢力強大的政客對人民的剝削。因此我成了新人民軍的一員，負責看管軍隊武器。我們經常和政府軍對抗，雙方都有死傷。有一天，一位牧師跟我談起《聖經》，他告訴我信耶穌的好處。因為他的感召，我成為基督徒，也改變了我對生命的看法，我決定離開新人民軍，不再與他們為伍。

後來有人問我將來是否想成為一名牧師，我的回答是：「靠我一人之力是無法償付高額學費的，但如果有人能幫助我，我自然非常願意。」不料後來真的有團體願意出面贊助我的教育費。畢業後，我當了神召會的牧師。我喜愛信徒們，也非常喜歡研究《聖經》，但我生命中似乎仍舊缺少了什麼。

有一天，當我在讀經時，一位名叫厄尼斯特的文字佈道士來拜訪我，問我是否明白安息日的道理。我們一起讀〈創世記〉2章1－3節；這章節提到上帝賜福第七日，定為聖日，就安息了。在那一瞬間我明白自己所缺的究竟是什麼了。我長久以來的問題得到解答，也找到了真理。在厄尼斯特的協助下，我決心要懂得更多，不久後我受洗成為復臨信徒。

這個決定自然使我失去了原本在神召會的工作。日後的我要如何養家呢？上帝對我有一個計劃。厄尼斯特鼓勵我當文字佈道士。在接受訓練後，我立刻開始投身文字佈道的工作。

我就像今天的存心節所形容的，是從「火中抽出來的一根柴」，成為一名上帝的精兵，要遠遠勝過當一名手段極端、內心盲從的新人民軍。能作為一名文字佈道士，來服事我在天上的君使我感到無比快樂。

主題：重生

安東尼奧．阿圭德 菲律賓

三個實用教訓

「只等真理的聖靈來了，祂要引導你們明白一切的真理。」約翰福音16：13

1970年，在千里達西班牙港的家附近，我開始了文字佈道的工作生涯，這一做就是15年。這15年間我有過上百次經歷；但在這其中我想特別提出的經驗有3次，每一次經驗中都深藏著極為實用的教訓。

第一個經歷是，有一次，我到西班牙港市區的公寓探訪。這裡離我成長的家只需步行10分鐘。一位華裔婦人邀請我到她家，我向她推廣了《聖經與你》（Your Bible and You）。幾年後，我聽說她成為非常熱心的復臨信徒。正如一位牧師所說，復臨教會的書籍就像藥品一樣，會按著時間逐漸釋放藥效，而要見到療效是需要耐心等候的。文字佈道士結束拜訪離開後，就是這些書籍開始發揮作用之時，聖靈會引導讀者。我欣然發現很久之前所推廣的書，在上帝的引導下依然可以有活力及影響力。

第二次則是我在另一棟公寓探訪了一位年長的婦人，她態度看來很友善，卻十分抑鬱。我向她推廣《時兆月刊》後為她禱告。之後，我拜訪當地復臨教會，才得知她已經是復臨信徒了。毫無疑問，教友及牧師對她的關懷，以及復臨教會媒體的影響力多少都幫助她。但書報經常是一點星星之火，發出的亮光得以促進了其他好的影響力。在引領人跟隨耶穌方面，書報是極其重要的。

最後一次是某天，我來到一個半破損的柵欄門前。我對著距離約50英尺外站在走廊前的婦人打招呼。我向她說明來意後，她請我到屋子裡面坐。走了大約20英尺時，一隻兇猛的大型杜賓犬從房屋側邊直接向我衝過來。杜賓犬一向是勇猛盡職的看門狗，這隻狗的表現果然名不虛傳！那婦人發現狗沒有被綁住，嚇得不知如何是好，我決定動也不動，勇敢地站著，相信上帝會保護我。幸好那婦人及時制止了她的狗，我隨她進屋後，她買了不少的書。上帝的看顧是不可思議的，即使遇到危險，祂會為彰顯自己的榮耀，適時的扭轉情況，並使用危險的處境成就大事。

主題：相遇　弗蘭克・威廉斯　千里達和托貝哥

天國的選民

「他是我所揀選的器皿⋯⋯要在外邦人⋯⋯面前宣揚我的名。」使徒行傳9：15

有一個家住在尚比亞北部市鎮的男士，他幾乎天天都過著與酒相伴的生活，從沒有一天不上酒吧。每次他人一到，並且開始喝酒時，大家就會計算他所喝光的酒瓶。他們非常清楚幾瓶後他就會醉得不醒人事。到那時，他們就會趕緊離開，因為爛醉如泥的他會失控打人，且不論對方是誰。鎮上的居民都知道他的壞名聲，特別是一起光顧這家酒吧的人。

某天，聖靈引導一位文字佈道士探訪這個人，他買了一本《歷代願望》。但接下來他的生活中卻發生了十分不尋常、令人嘆為觀止的事。他將那本書一頁一頁地、徹頭徹尾的看完了。因為認識了那書裡所描述的耶穌，他不再夜夜上酒吧。但故事還未結束。這人想要到教會，所以他便尋找最近的復臨教會，找到後，他隔週便開始在安息天上教會。

那天，他獨自一個人坐在教堂裡的長椅上，但大部份的教友都因為認識他而不敢靠近他。但隔週，安息天聚會時，曾向他推廣書的那位文字佈道士認出了他，於是便和他坐在一起。漸漸地人們也開始和他做朋友，最後，他受洗成為復臨信徒。但接下來的福氣還不只這些而已，他的家人也跟他一樣成了復臨信徒。

上帝愛世人——甚至是被人視為無可救藥的酒鬼。上帝要所有接受祂救恩的人，都能在天家與祂相聚。讓我們利用機會為人傳福音，甚至是那些被旁人認為已墜入深淵的罪人。有些時候，一本小書就能成為絕佳的途徑，成為將福音傳給人最好的工具。

主題：重生

摩西・班達　尚比亞

從我們開始

「天國好像一粒芥菜種，有人拿去種在田裡。這原是百種裡最小的，等到長起來，卻比各樣的菜都大，且成了樹，天上的飛鳥來宿在它的枝上。」馬太福音13：31－32

　　過去10年中，我在吉爾吉斯擔任文字佈道士。我的丈夫是牧師，我的2個女兒——莉雅娜和戴安娜，也都是文字佈道士。有一天，我到一家名為「精粹」的藥酒廠拜訪，在這裡我遇到了塔媞安娜，她是這家公司的會計師。當我把書介紹完畢後，她買了《歷代願望》和一些給孩子看的童書。這些書令塔媞安娜和她的孩子非常喜歡，也激發了他們對上帝和《聖經》學習的興趣。

　　不久之後，當我再次造訪藥酒廠時，塔媞安娜很高興見到我。她要買更多的書。這一次她買了《善惡之爭》和《聖經地圖》（the Biblical Atlas）。因她從這些新書中得到很多啟發和鼓勵，所以她要向所有的員工介紹。計算員工薪水時，她寫了字條提醒自己要記得為員工介紹那些好書。發薪水的日子到來，她便和員工分享那些書，並且鼓勵他們購買。

　　因此塔媞安娜安排我見其他的員工。她也做了一些特別的努力，就是幫助員工拿到折扣價，使他們手上可以有多餘的錢買書。塔媞安娜的兒子帶《聖經地圖》去學校，她很高興知道孩子的老師也很喜歡這本書。

　　我們禱告塔媞安娜會把心獻給耶穌，看來這個願望用不了多久就會實現。關於上帝之愛的好消息就是這樣一一被傳開的，我們把書推廣到一個家庭，上帝的話就會透過這個家庭的成員，繼而傳給鄰舍、同事、學生，以及其他的人。每位文字佈道士都要記得，我們是與那位偉大的教師同工，一起致力於這份佈道事工，是耶穌在引導我們傳福音，讓我們持守信心，一起為這份事工往前邁進。

主題：相遇　華倫泰‧戴維基娜　吉爾吉斯

憑著信心向前行

「因我們行事為人是憑著信心，不是憑著眼見。」
哥林多後書5：7

　　耶穌曾強調操練信心的必要性。我們若光憑自己眼界所及而活，不免會產生懼怕、灰心、屬靈低落的情形。但是當一個人的眼光有堅強的信心引領，我們的工作就能更有效力。我在文字佈道工作和傳道的經歷中，見證了一路信靠耶穌的重要性。

　　幾年前，我被派到奧圖坡做文字佈道士，另外也負責一所教會，同時還需要協助大約65公里外的一間佈道所。這地區有貝努埃州最早成立、也最古老的政府機關，私人公司機構則很少見。當我接到通知要去這裡時，恐懼籠罩著我。若依我個人的觀察，在這地方傳福音絕不是一件容易的事。我幾乎要拒絕這請求，但那時我記起經上所說：「因我們行事為人是憑著信心，不是憑著眼見。」我便下定決心毅然前往。

　　工作甫一展開，我就先到當地幾所政府設立的公立學校拜訪。像往常一樣，我填了學校的訪客單，指明要見校長，但他當時不在，我便想到若能見副校長，這次拜訪也不算徒勞無功。他們問我：「我們學校有3位副校長，請問您想見哪一位？」我表明來意後，他們帶我去見負責教務方面的副校長。

　　在前往她辦公室的途中，我默默地禱告。她非常熱切、客氣地歡迎我，就好像在等候我一樣。自我介紹後，我便向她推廣書籍。之後我對她的反應卻感到訝異，因她問道：「是不是有人跟妳說過，我正渴望得到這些書？」我回答說：「是上帝的靈引導我來見你。」她一時之間啞口無言，她訂了約奈及利亞幣好幾千元的書。她也介紹我認識其他學校職員們，他們當中也有許多人訂了書。我大部份所推廣的書都歸功於她一直在向許多人作介紹。

　　上帝的賜福帶來了復臨教會的復興與改革。在過去2年中，有45個人接受主受洗了。是的，因著這一切，我體會到上帝的方法是憑著信心，不是憑著眼見。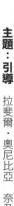

主題：引導

拉斐爾・奧尼比亞　奈及利亞

總要堅持

「惟有詳細察看那全備、使人自由之律法的，並且時常如此……就在他所行的事上必然得福。」雅各書1：25

在第一年從事文字佈道工作的暑假期間，我感到十分害怕。我對這份工作毫無經驗，還得離開家到一個大都市去，另外我也很擔心自己會失敗。到了12月底我才推廣了幾本雜誌，隔年一月也沒好轉，最後的一個月的成效和之前相比也沒多大分別。我每天都至少做了15到20次的拜訪和介紹。我禱告、讀經、講道等，但能推廣出去的書依然非常有限。我賺的錢甚至連負擔自己的伙食和租金都不夠，更別提因大量的存貨所造成的損失了。

我向上帝抱怨，不明白自己究竟哪裡做錯了。和我同期的朋友們都得到了獎學金，或至少得了一半的獎學金。

最後推廣的日子只剩下2天時，我請求上帝幫助我，至少推廣一本書。我以第一天推廣書的熱誠安排了將近20場的介紹。

在第3場的探訪時，有一位態度謙和又體貼的男士前來歡迎我。當我把《零壓力》（No Stress）介紹給他時，他認為這本書正是他的公司所需要的，因為他的員工時常處在壓力下，這多少會對公司的運作造成影響。他要求我在下午4點為他運送200本書，他把公司的地址告訴我，並且再三囑咐他會在公司等我。我為他禱告後便離開了。

我立刻回到「家庭健康教育服務中心」辦公室，但沒有人肯相信我的故事！我在3個月內推廣出去的書算起來還不到10本，怎麼可能會在一天之內接到200本的訂單！然而，他們還是把書交給我。我帶了主管和兩位助理一起坐計程車去。當我們到達時，警衛搬著書帶我們到經理室。他客氣地歡迎我們，並且對我信守承諾表示感謝與恭喜。他開了一張2,400元的支票。這數目足以讓我支付一切所需——學費、債務，還包括回校需要的車票錢，付完以上費用後還能剩下400元。

這一切結果值得我去堅持到最後一刻。記住在你所行的一切工作上，凡事要堅持，尤其是文字佈道工作。

主題：回應禱告　奎爾伯托‧馬馬尼　玻利維亞

與文字相遇

「耶和華的律法全備，能甦醒人心。」詩篇19：7

某天，珍娜抵達她在加州馬德拉開的店時，發現店門的郵箱裡，有人塞進了一本名叫《自由律》（Law of Liberty）的雜誌。這本雜誌講述的是有關「十誠」的道理，透過這雜誌的信息，她對安息天的道理有了認識也越發相信，之後她又訂了另一本叫《記念日》（A Day to Remember）的雜誌。看完其中所述的信息後，她更深信不疑安息天才是正確的敬拜天，因此她訂了10本雜誌分送給家人。

然而，珍娜不知道上帝對她的旨意究竟為何，她向上帝禱告，假如她遵循主的話守安息天的話，願主能指示並引導她。某日，當她走在大賣場的停車場時，一個年輕男士走向她，發給她一張亮光協會（GLOW）的宣傳單，上面的標題正是《記念日》。她非常興奮，她問那人是否可以讓她看完亮光協會所有的宣傳單，然後將這些單張放在她的髮廊送給人。

雖然她覺得上帝在引導她，也應允了她的禱告，但她祈求上帝再次向她顯示。第二天她就得到了答案。當她進到一間商店時，她看到和前一天收到同樣的傳單放在一個垃圾桶上。接著，珍娜按照傳單上的信息，打電話報名參加「奇妙真理事工」的一系列《聖經》函授課程，她在一星期內讀完整個系列共14課。她覺得跟牧師談論安息日的時機到了，在那之後她便決定要離開原本的教會。

接下來連續3個月的時間，珍娜沒有到任何教會去。她每星期都打電話到亮光協會辦公室，她和辦公室的秘書成了好朋友，這位朋友還幫她報名查經。幾天後，當她在讀「預言之靈」的書時，她覺得其中有2本書看來很面熟。她很驚訝地發現在她的書架上也有2本同樣的書。過去當復臨牧師的哥哥，在她18歲時就送了《喜樂的泉源》和《歷代願望》給她，過了28年，她終於翻開了這2本書的扉頁，開始閱讀。

在最近的聖誕節前夕珍娜受洗成為復臨信徒。她說，對她影響最大的，便是這一路以來，上帝如何利用印滿文字的書報和單張引導她的人生。

主題：引導
莉莎・曼薩納雷斯 美國

86

來就耶穌

「你們必曉得真理，真理必叫你們得以自由。」

約翰福音8：32

　　當我還未成為復臨信徒時，我是一名虔誠的聖公會成員。在讀中學時，我就已感受到上帝的呼召。但是當時我既年輕又恐懼，高中畢業後，我選擇到愛德華神學院讀了4年的大學。後來我還獲得了獎學金，我便到卡亭頓大學讀研究所。

　　很不幸地，不久後我的國家發生了內戰，我逃亡到幾內亞，住在穆斯林的社區。在這段期間，無法繼續就學的我，常常讀《聖經》和歷史，研讀中我發現第六日是上帝創造的安息天。此後在星期六工作常使我有負疚感。這樣的感受讓我很困擾，因此在1994年我停止在安息天工作。

　　隔了一年後，某天清晨6時30分，我在房間預備去工作時，我聽到有人在外面唱著聖詩《來就耶穌》。在穆斯林的社區聽到這首歌是不可思議的。我開始小聲地跟著唱。穿好衣服後我走出門，在外面見到2位唱歌的人。他們邀請我明天清晨一起唱，我接受了，他們隨即也邀請我參加晚上的靈修，那天晚上他們邀我來，並且向小組作自我介紹。我告訴他們我是來自賴比瑞亞的聖公會成員，他們告訴我他們是復臨信徒。他們邀請我下一個安息天和他們一起敬拜，而我也欣然接受了。

　　當我明白復臨信息的真理時，我便接受了這教會的信息。現在我在安息天上教會，而上帝也大大地賜福予我。今天我在賴比瑞亞蒙羅維亞的復臨醫院當院牧，和妻子育有4女2男，共6個孩子。我另外同時也是文字佈道士兼任賴比瑞亞的文字佈道幹事。我們的團隊正為耶穌發熱心，把希望帶給每一個家庭，這是前所未有的。身為復臨信徒使我感到高興，因真理使你我得自由！🔄

主題：重生

亨廷頓・吉爾平　賴比瑞亞

給予最好的：書和食物

「你就以耶和華為樂。……又以你祖雅各的產業養育你。這是耶和華親口說的。」以賽亞書58：14

能夠每天出去工作、為主的大家庭努力尋找選民，最令我感到興奮，就像美麗的花在陽光的照耀下閃閃發光、迎風搖曳。我喜歡想像自己的每一次拜訪，或許上帝已經為我預備了一個人，而我的探訪會使那個人的心因接受福音而歡喜雀躍。

某天，我認識了一位在新教教會裡服事的女執事，我和她分享《善惡之爭》這本書。見了幾次面後，我又向她介紹《家庭教育叢書》（the Family and Education Set）。後來她告訴我，在她和丈夫尚未結婚前，她的丈夫曾經完成「今日信仰系列」（the Faith for Today Series）的函授課程，並且說《聖經》上所說的安息日，其實是現在的星期六。

我要如何幫助這婦人呢？帶著祈禱的心，我的妻子預備了幾道健康素菜跟這對夫妻分享，漸漸地我們成為好朋友。

有一天，她告訴我她的牧師召集了忠清南道省北部地區所有的牧師開會。我詢問那牧師，我是否可以在這個場合介紹美味可口的素食餐。他的回答是：「那當然沒問題，感謝主！」他說他會將復臨教會的健康信息介紹給其他的牧師，並且告訴他們復臨教會不是異端，而是以《聖經》為基礎的真教會。他說，他會告訴他們如果他們要有真正的屬靈成長，他們必須看《善惡之爭》和《家庭教育叢書》。

正如所預期的，這些牧師們很喜歡素食餐的主食。負責的牧師將復臨教會的書展示給大家看。他宣告他自己已經看過這些以《聖經》為根據的書籍。他越看越受感動。他說：「這些不是普通的書籍。」之後，他還說假如他的教會要以此為藉口將他免職，那麼這些人在考慮可能將他免職之前，要先應他的要求，仔細看過復臨教會的書籍之後再說。

我的生命被這份神聖的工作、復臨教會信息之美，以及教會書報的品質大大地提升，上帝是如此地賜福予我。

主題：相遇

亨根瑟　韓國

祂傾聽、看見、關懷

「造耳朵的，難道自己不聽見嗎？造眼睛的，難道自己不看見嗎？」詩篇94：9

　　我的顧客當中，有一位老太太與我是相識多年的好友，她中風後無法講話、吞嚥、行走。這位多年的朋友曾向我購買過許多書籍。當我看到她那衰弱的情況時，我簡直難以相信。我們立刻為她禱告，相信上帝的醫治能力。我們相信因上帝的恩典和慈愛，將來有一天她一定會康復，所以我們持續地為她禱告。儘管她的狀況並不好，她依然選擇保持樂觀。我們感謝上帝，因她的聽覺至少還是正常的，而她始終面帶笑容，沒有被絕望擊倒。

　　但她為什麼會中風呢？實情是因為她親眼目睹了一個陌生人，用利刃和砍刀猛烈地攻擊她年少的兒子，她無力反擊去救兒子，只能無助地望著他們不斷尖叫，直到她整個人昏了過去。她醒來時，人已經在醫院急診室裡，變成了中風的病患。

　　在後來復健的時期中，她過去從我手上買的書給她帶來了安慰。她特別喜歡《鼓勵小冊》（the Little Book of Encouragement）、《美好感覺》（Feelinq Good）、《禱告帶來無與倫比的力量》（the Incredible Power of Prayer）這幾本書。她知道如果要康復就必須全心信靠上帝，她持續禱告從不間斷。

　　日復一日，她的身體漸漸地康復，最後終於恢復了健康。但很不幸地，她因長時間患病的緣故，失去了原本教職的工作。然而，這位好姐妹並沒有因此而灰心，她持續閱讀、研究復臨教會的書，好讓她可以往前走。當她身體狀況恢復時，她甚至回到學校讀書，拿了碩士學位。

　　她證實了復臨教會的書能給她勇氣，使她專心信靠上帝，把所學的都實踐在生活中。當人專心倚靠上帝時，祂大能的雙手能為你我所做的著實令人無法置信。創造我們的主能傾聽我們的哀哭，看見我們的掙扎，也樂意回應我們的禱告。

主題：回應禱告

瑪麗・尼雅莫西 肯亞

MAR 3月
21日

向父親的朋友們傳道

「你的朋友和父親的朋友，你都不可離棄。」箴言27：10

青少年時期，我就曾夢想著有一天要成為文字佈道士。雖然母親對我的志向並不贊成也很生氣，父親卻很鼓勵我追尋這光榮的事業。雖然年輕，但我已下定決心，要事奉上帝，去傳揚耶穌即將復臨的真理。

父親在家鄉的朋友們對他的轉變很不以為然，因為他不再跟他們一同喝酒作樂了。他們認為父親是被懷愛倫的書籍給「教壞」了，使他變得和從前判若兩人。

這些事情看在我眼裡，更使我立下目標，要幫助像我父親的朋友們這樣的人。從事文字佈道工作讓我得以存了一些錢，我買了兩本書送給一直對我父親很不和善的兩個朋友，我期待他們可以因為這樣不再時時侮辱我的父親。

其中一位拿到《喜樂的泉源》後，他把書帶回家，不料他的妻子卻因此大為光火，因為知道丈夫是經由一個年輕女生之手獲得了這本書。他妻子的憤怒變成極深的恨意，甚至計劃要害我。為了保護自己，我只好搬到另一個市鎮去住。可是過了一段時間後，我回村莊拜訪家人，我很吃驚地發現那位婦人如今居然成為復臨教會的女執事！她向我坦承，看了我給她丈夫的書之後，她完全改變了。如今我們是好朋友，在往天國的路途上彼此做伴！

我父親的另外那位朋友，在我探訪他時則正在病中。我把《健康之源》送給他讀了之後，他了解到每天要喝足夠的水，並且要儘量使用自然療法，不久後他就康復了，於是他向我要求購買更多懷愛倫的書籍，今天他也成了復臨信徒。

我讚美上帝，祂給我機會藉著書報傳福音給父親的朋友們。現在他們知道《聖經》的道理和應許，盼望將來與耶穌同在。

主題：重生
帕里維亞・莫克卡里沙　盧安達

意想不到的收穫

「他要像一棵樹栽在溪水旁，按時候結果子。」詩篇1：3

MAR 3月
22 日

1983年，我開始在墨西哥的瓦哈卡州當文字佈道士。某天我和我的同事一起到一所幼兒園做探訪，但園長不讓我們進去。然而，她准許我們在校門口向她介紹書籍。當她知道書的內容和品質時，便訂了《母親與小孩》（the Mother and the Child）。另外在訂單上她也注意到《聖經故事》的優惠價，她便跟丈夫說：「這些一定是好書，內容肯定不錯。」她丈夫的回答卻令她倍感驚訝，他說：「我知道，那些書是我的教會出版的。」她不禁問道：「什麼教會？我是在迪斯可舞廳認識你的。」她的丈夫回答說：「當我還小時，我們家曾經是復臨信徒。」我們立刻邀請他們來復臨教會，園長也接受了。

在某個安息天，安息日學節目進行時，這一對引人注目的夫妻走進了教堂，但講道結束時，便匆匆離開。幸好他們下一個安息天又來了，這一次我有機會和他們打招呼。接下來，我們便時常到他們的家拜訪，並且開始查經。幾個月後，他們對信仰的興趣逐漸增加，最終他們決定跟從耶穌，受洗加入了復臨教會。

當我的工作被調動至另一區時，我和他們失去了聯絡，聽說他們搬去馬薩特蘭了。幾年後，某天一位牧師告訴我他與他們見過面，而他們也問候我。牧師還說園長的丈夫現在也是文字佈道士。

與他們初見面相隔了整整12年了，當我在墨西哥市出席文字佈道會議時，我看到一張熟悉的面孔。沒錯，他就是園長的丈夫！他認不出我是誰，園長出現時，她也一樣認不出我。但當我表明身分後，我們都因上帝的慈愛而一同歡呼！他不僅加入了文字佈道事奉行列，也是墨西哥東北部區出版社的主管。兩年後，我再次在林達維斯塔大學與他相遇，他那時正在進修神學4年課程。這是何等的喜樂！上帝賜福予文字佈道工作，使其能按時結出美好的果子。讓我們殷勤工作，因上帝的話能改變生命。

主題：重生

班傑明・岡薩雷斯　墨西哥

上帝知道我們的需要

「你們所需用的，你們的父早已知道了。」馬太福音6：8

某天清晨，我起個一大早後便開始個人的早靈修，隨後便很快樂地出門工作，計劃探訪一位過去跟我買了許多健康書籍的常客。在還沒開始介紹帶來的書籍之前，有一位神父走進了辦公室，我的客戶主動跟神父打了招呼，並介紹他給我認識。他說：「這婦人推廣的好書幫助了我們很多。過去我經常生病，但自從看了她介紹的書籍後，我的健康大大地改善了。其他的人也同樣受惠。」

接下來，我的客戶便告訴神父或許這些書籍也能幫助他。神父好奇地問道：「這些都是什麼樣的書？」我公事包裡正好帶了不少的書，便拿出來一一介紹給他看，這時連我的客戶都開口幫忙我推廣這些書。當神父開始翻閱《善惡之爭》時，我默默地禱告。之後，他又拿起另一本，直到他翻閱了幾乎每一本書。接下來，他吩咐我的客戶去召集修女們過來。

當修女們走進辦公室時，我禱告了好幾回。不久，神父問起價錢。當我告訴他後，神父反問修女們她們想要買多少本書。修女們問我是否還有其他的書籍，我告訴她們我的辦公室還有其他的書籍，當天神父買下了所有的書！當我準備離開時，修女們告訴我，有必要時，她們會聯絡我。當我騎著腳踏車離開時，我感謝上帝的引導，祂垂聽我的禱告。

一星期後，修女們打電話問我說：「請問你何時可以再來探訪？」我告訴她們我已經在去的路上了。我到了那邊以後，她們向我買了更多的書。我也得知神父吩咐她們要看《善惡之爭》。

唯有上帝知道這件事未來會如何發展，神父和我成了好朋友，修女們也持續和我保持聯絡。我對於在還未開口祈求上帝之前，祂就已經知道我們的需要和他人的需要，內心著實感到驚嘆。

主題：回應禱告

莎達・帕羅　坦尚尼亞

施比受更為有福（上）

MAR 3月
24日

「你們要給人，就必有給你們的，並且用十足的升斗，連搖帶按，上尖下流地倒在你們懷裡；因為你們用什麼量器量給人，也必用什麼量器量給你們。」路加福音6：38

　　我傳福音的方法是盡可能大量購買書籍，並且將書分送給人。我最喜愛的書包括：《歷代願望》、《善惡之爭》、《喜樂的泉源》。當牧師宣佈《善惡之爭》是年度佈道書時，我便買了一些放在公事包裡。

　　某天我任職的公司要舉辦成立十週年的慶祝活動。聖靈感動了我，我希望把《善惡之爭》送給每一位同仁。我的公司規模並不大，只要再購買一些書就足夠了。我告訴公司裡的每一個同仁：「週年慶時我的禮物會是一本書」。

　　聖誕節時，我將《歷代願望》送給每個同事，一人一本。之後，上帝提醒我復活節也即將來臨，這是個好時機可以將《歷代願望》送給在同一棟辦公大樓裡其他辦公室的人員。這棟大樓一共有四層：一樓是餐廳，二三樓則是政府辦事處，四樓是我公司的辦公室。

　　在我的辦公室還留有一些《歷代願望》。在復活節之前的星期五，上帝感動我要開始行動，把書送給其他人，但我因公事處理而耽擱了。接近傍晚時，我做了禱告，帶了4本《歷代願望》到了3樓。我告訴他們要把「論到耶穌生平最好的書」作為復活節禮物，送給那些員工們。我又告訴他們，認識上帝的真理是何等重要，因為可以知道上帝對我們的期望，同時我們也可以尋求上帝的幫助。既然婦女們願意收下此書，我也把《善惡之爭》送給她們。

　　把書當禮物贈送是一件容易的事，比推廣來得輕鬆。所得的喜樂和滿足是其他的東西所無法比較的。我已經體會到這美好的應許：「你們要給人，就必有給你們的。」

主題：相遇

娜塔莉亞‧喬碧基拿　哈薩克

施比受更為有福（中）

「你們要給人，就必有給你們的，並且用十足的升斗，連搖帶按，上尖下流地倒在你們懷裡；因為你們用什麼量器量給人，也必用什麼量器量給你們。」路加福音6：38

　　將懷愛倫師母的書籍作為禮物分送給人，這當中所得的喜樂和滿足是無可比擬的。某次復活節，上帝的靈感動我，要我把《歷代願望》分送出去，給與我公司在同一棟辦公大樓上班的所有員工們。當在星期五我把書送出去後，我請教會的每一位教友為我禱告。我計劃在星期一時，繼續到每一間辦公室去分送《歷代願望》。

　　在我的辦公室，有一位男同事非常反對我贈送書籍。我每一次送書都令他發怒，所以我求告上帝是否能安排暫時將他送到別處。當我隔週一上班時，得知他為一位生病的司機代班，因車子出了狀況，他必須把車開到修車廠修理。我知道是上帝刻意製造機會把他隔開，我立刻帶著《歷代願望》到二樓政府辦事處。

　　進到第一間辦公室時，我打了招呼說：「早安，復活節快樂，請收下這份禮物，除了《聖經》之外，這是介紹耶穌生平最好的一本書。」所有的女性員工都收下了書。走到下一間辦公室時，有3位婦女不想收下我送的書，但上帝最後感動其中一位把書收下了。我也贈送了一本給警衛，以及坐在大廳裡面的司機們每人一本。其中一位告訴我說：「我想更進一步認識你口中說的這位耶穌。」接下來，我走到餐廳去，把書贈送給4位在裡面工作的廚師。

　　當我走進政府辦事處和那些高階政務官的辦公室時，我能感覺到上帝特別的帶領。我把《歷代願望》和《善惡之爭》送給其中一位公務員。我很訝異得知，對耶穌的故事他一直有著很濃厚的興趣，並且十分樂意把書收下了。幾星期後，當我們在走廊碰面時，他又再度感謝我，並說這些書非常好看。

　　當我探訪另一個政務官時，我很驚訝得知他個人早已擁有了一本《聖經》，他也表示樂意看我送的書，我還要繼續拜訪第4位政務官。

主題：相遇

娜塔莉亞‧喬碧基拿　哈薩克

施比受更為有福（下）

MAR 3月
26日

「你們要給人，就必有給你們的，並且用十足的升斗，連搖帶按，上尖下流地倒在你們懷裡；因為你們用什麼量器量給人，也必用什麼量器量給你們。」路加福音6：38

　　我以《歷代願望》和《善惡之爭》作為禮物，分送給許多與我公司在同一棟大樓上班的高階政務官。但是我還有一位政務官想見，他是政府辦事處裡最重要的官員，我其實有點害怕跟他講話。至今我已經去拜訪過他3次了，但每一次他的秘書要不是說：「他現在很忙沒空見你。」就是說：「他現在人不在辦公室。」

　　但上帝的靈繼續感動我吩咐我去。我問上帝：「上帝啊，為何我非得去見他呢？他可能會把我趕出去，或者更糟，他也可能因為我的關係讓我的公司受到處罰，但上帝啊，假如你要我去，我就如此行，但請求你讓聖靈感動他的心，將書收下來。」

　　上帝的回應似乎在說：「去吧！他會收下來。」我對這回應感到疑惑。我於是第4次去拜訪他，之前的那位秘書這次不在辦公室，改由另一位婦人坐在她的位子上。她吩咐我可以進去拜訪那政務官。當我進到他辦公室時，我對他說：「既然復活節到了，你是否願意接受這本將耶穌生平介紹得最詳盡的一本書，和另一本有關世界末日的書當作禮物呢？」他對我微笑著，把書收下了，也為此感謝我。我懷著既驚又喜、被上帝賜福的心，離開了他的辦公室。接下來，我刻意迴避，不再去見大樓裡的其他人了，因為某些人之前表現出的態度，使我必須小心，但我覺得上帝會同意我的做法。

　　在復活節星期天，我把《歷代願望》送給幾位鄰舍，以及我家附近大部份商店的工作人員。我把《善惡之爭》和《歷代願望》送給其他5個人，也送一些書給兒子的班導師和教導生活習慣組的老師。

　　我總是會在自己的辦公室裡放置一些懷愛倫師母的著作。我不是什麼有錢人，但是每當我買下她的書，並分送給其他人時，我就會得到經濟上的賜福。我冰箱裡的食物經常是滿的，我的工作也加了薪。我體會到上帝美好的應許：「你們要給人，就必有給你們的，並且用十足升斗，連搖帶按，上尖下流地倒在你們懷裡。」你也可以相信祂的應許。

主題：相遇　娜塔莉亞・喬碧基拿　哈薩克

一粒種子的莊稼

MAR 3月 27日

「你要寫上；因這些話是可信的，是真實的。」啟示錄21：5

　　因為感到生命中有所欠缺，我開始到各教會去尋找真理。十分湊巧地，我和同樣在尋找真理的6人小組交了朋友，也遇到了一位年僅21歲，卻對《聖經》認識頗多的年輕人。這是我生平頭一回聽到有關聖所、上帝的印記、獸的印記等話題。這些討論非常吸引我更進一步了解《聖經》，我便開始到復臨教會參加聚會，3個月後，我受洗了。

　　加入復臨教會後，得知有文字佈道的事奉，我便報名申請擔任文字佈道士。我最初探訪的地方其中有一處是一棟辦公大樓，在那裡我發現有一組婦女每天都會在午餐時間一起禱告。有機會時，我便向她們做自我介紹，在聚會結束時也為她們做了禱告。她們很高興能有我這樣的人加入她們的陣容，因她們對於研讀〈啟示錄〉十分有興趣，但其中實在有諸多地方令她們倍感挑戰。當中有兩位女士向我買了《研讀本聖經》，其他婦女也買了別的書。

　　她們研究得愈深入，就看見愈多亮光。其中一位女士艾斯特買了2本《研讀本聖經》，一本給自己用，另一本則送給牧師。經過了3個星期的研經課程，她們認識了「安息天」、「聖所」和其他的道理，有了這些新的亮光時，艾斯特又另外買了5本《十誡的兩度刪改》（Ten Commandments Twice Removed）當成禮物送給5位擔任神職工作的友人。他們都同意要遵守第七日的安息天為聖日，其中有一位牧師甚至已經開始遵守安息天，不再於星期天做禮拜了，其他的牧師則正在努力改變中。

　　他們問我是否可以在安息天時，到他們的教會去分享信息。他們的目的是希望能邀請附近民眾來到教堂，讓他們有機會能親耳聽見世界末日時的信息，我們正在努力做好籌備工作，以利將來有一天這些人可以由復臨教會的牧師們來牧養。在這之前，我們計劃在整個社區分發數量足夠且內容合適的刊物。我們對聖靈的運作方法而讚美上帝。

　　上帝話語中的真理使會眾的人數大為增加，因「這些話是可信的，是真實的。」

主題：相遇

佐拉・托比　南非

與耶穌同工

「祂又對他們說：『你們往普天下去，傳福音給萬民聽。』」馬可福音16：15

　　某天，我注意到一位正在屋外洗車的男士，便朝他那裡走去。不料他一開口就問：「你的公事包裡裝了些什麼東西？」我問他是否可以進屋子裡面向他介紹，他很友善地邀請我進屋。

　　羅密歐隨即向我介紹了他的妻子瑪露，和3個孩子弗蘭、卡爾、傑辛。接著他告訴我，瑪露之前曾不斷禱告，希望上帝會派人來跟他們分享《聖經》真理。離開前，他們跟我買了《聖經故事叢書》，但條件是要持續幫助他們查經。我欣然接受他們的要求，並且安排了來自馬尼拉復臨教會的艾斯特女士來幫他們查經。

　　時光飛逝，23年後，我在宿霧市出席健康研討會議時，有一位男士熱切地跟我打招呼：「你好，傑弘弟兄，你還認得我嗎？」當他自我介紹他就是羅密歐時，我腦海中靈光一閃，突然想起來他是我早期當文字佈道士時認識的人，他隨後也把他自己重生的經歷告訴了我。

　　每當我想起這些刊物和平日一個極其普通的相遇，卻能使人得著永生，我便為這樣的奇蹟感動不已。能觸動人心、改變許多失喪的生命，令我做為一個文字佈道士感到無比光榮。當上帝幫助文字佈道士傳福音時，許多人的心就能改變而得著拯救。

　　「耶穌給門徒的使命，信徒們要執行到世界的末時。福音要傳開，凡接受耶穌的人要去搶救生靈。教會是為這目的而設立的。凡立志要從事這神聖工作的必與耶穌同工。」——懷愛倫著，《給父母、教師與學生的勉言》，原文第466頁。跟耶穌同工是我們的榮幸！

主題：重生　傑弘・約格立　菲律賓

恩典的神蹟

「耶和華啊，你的慈愛上及諸天；你的信實達到穹蒼。」
詩篇36：5

妮蒂在10月初抵達伊塔普阿參加文字佈道活動，但她個人的生活目前是一團糟，她必須時常服用抗憂鬱症的藥物，她的丈夫不久前拋棄了家庭，也離開了復臨教會。年幼時的不幸經歷和現在遭遇的婚姻問題使她感到十分無助和無力。

妮蒂和文字佈道士們住在一起；她相信上帝會在她的生命中行神蹟，使她身體恢復健康。接受文字佈道的訓練後，她開始工作了，隨著時間漸漸過去，她的生活也慢慢有了好轉，她體會到聖靈在引導她的工作，也能感受到上帝垂聽了她的禱告，以及祂有多麼愛她。

每個週末回家時，她都有新的見證分享。首先，她不再依賴那些抗憂鬱的藥物了，在工作方面她的表現簡直是超越百分之百的成績，每回到她手上的書籍都能推廣到一本都不剩，妮蒂相信文字佈道的事奉是她最好的良藥。

當妮蒂在幫助別人時，她發現她的目光焦點便轉移到耶穌身上，而不是停留在自己的問題上了。不久，她的態度轉成信心和信靠耶穌，大家在工作上可以看到她的喜樂。妮蒂的丈夫因她的改變而感到好奇，也重新回到她身邊。

妮蒂的第二個見證是她的丈夫不但與她破鏡重圓，也再一次回到教會裡來。她的丈夫過去原本十分排斥文字佈道工作，但現在他卻考慮也要當文字佈道士。

今天妮蒂覺得上帝選擇她把希望帶給人。透過文字佈道的事奉，妮蒂找到了生命的意義。她發現最好的藥物不是用人手所調配或服用的，而是介紹人認識耶穌。

「救援計劃」在戈亞斯省的福爾摩沙市建立了一間教會，如今當地有20位教友和30位慕道友，這一切都要歸功於文字佈道團隊和恩典的神蹟。

主題：神蹟

荷西·弗蘭卡 巴西

一次銷售，四筆交易

「在道理上受教的，當把一切需用的供給施教的人。」

加拉太書6：6

　　在我接二連三走訪了幾個家庭後，業績仍然沒有起色，我便決定收工回去。在返家途中我遇到了一位名叫安娜的少女，當我們同行時，她問我為什麼會出現在她的社區。我向她介紹自己，告訴她我的工作性質，並詢問她是否可以讓我到她家去，介紹我帶的書籍。

　　當我們到達她家的前院時，我們遇到幾位年輕的媽媽，他們兩三人正在一起站著聊天。安娜邀我進屋，當我正向她介紹帶來的書籍時，站在外頭的其中一位媽媽也走進屋來加入我們，她坐在安娜的旁邊，問我書的價錢，她看來似乎很有購買的意願，她表示上星期時便打算要為家裡的孩子們買一些書。

　　不久，其他的媽媽也先後加入了我們的行列。當這次訪談結束時，4位年輕媽媽都向我訂購了書籍，她們買的書籍有《暴風雨中的平安》（Peace Above the Storm）和《兒童圖書》（Ting Tots Library），甚至直接付現買了《喜樂的泉源》和《黎明前的黑暗》（Darkness Before Dawn）。

　　接下來的星期五我親自送了兩套《兒童圖書》及附贈的CD到她們那兒，其中一位買了《喜樂的泉源》和《黎明前的黑暗》的年輕媽媽是長老教會的信徒，我堅信這些書籍會感動她和其他人的生命。

　　懷愛倫師母曾寫道：「每一種神聖託付的才幹都必須適當應用。上帝的管家要認真的讀經，使他們能傳揚真理，引人到耶穌那裡。要以身作則教導人藉著耶穌的恩典他們能遵守上帝的律法和得耶穌公義的衣袍。」——懷愛倫著，《今日與神同在》，原文第200頁。

主題：相遇

蘇珊・娜莎　萬那杜

99

破土重生

「那時,聾子必聽見這書上的話;瞎子的眼必從迷矇黑暗中得以看見。」以賽亞書29:18

生命中的打擊接二連三地發生在娜塔莎的身上,她的丈夫拋棄家庭,小女兒因大腦皮質病變導致腦水腫住院。在走投無路之下她決定找算命師改運。每週五她都到算命師那兒去,希望能預知未來可能發生的事,這樣她就能未雨綢繆。

同一年不久後,大女兒莉娜遇到嚴重車禍,頭上因此劃開了一道6英寸的傷口,也縫了好幾針。另外因她的下巴也有撕裂傷,所以要用金屬絲固定,莉娜還要忍受警方的調查,經常到醫院複診檢查,接下來還有好幾個月的復健期。娜塔莎在混亂中尋求答案:「為什麼?為什麼這些事偏偏發生在我身上?接下來我還要面對多少苦難呢?」

當算命解不了她對生命的疑惑時,她嘗試到東正教的教會尋找解答,但問題卻不減反增。直到她開始閱讀母親送給她的《新約聖經》,她才開始看見灰暗人生裡出現一道曙光。

某天有一位名叫魯蜜拉的文字佈道士來到娜塔莎的辦公室,向她介紹《聖經》和《歷代之爭叢書》,她便買了一些書來看,其中的內容令她眼界大開。從閱讀這些書的過程中,她得知上帝的律法和安息天的道理,也從而認清了生命的意義。

當娜塔莎在阿穆爾探訪了史瓦巴尼復臨教會時,她認識了一個屬靈的家庭。他們幫助她建立信心,用禱告支持鼓勵她,一個月後,她受洗了。

娜塔莎不再是透過算命師、有超能力的人、或是東正教的教會找到人生答案,而是藉由《聖經》和相關屬靈書籍的閱讀,引導她到上帝那裡去。唯有上帝能解決她生命的問題。藉由文字佈道士,將書送到有需要的人手中,並且讓他們在面臨人生關鍵時讀到這些書,這事是何等的重要!

主題:**重生**
娜塔莉亞‧拉提希瓦 俄羅斯

4月
April

遇見神恩

365則來自全球各地
因神翻轉生命的故事

兩次被逐

「後來心理說：『……只因這寡婦煩擾我，我就給她伸冤吧，免得她常來纏磨我！』」路加福音18：4－5

　　某天，我在海關辦公室推廣書報，順利完成了3筆交易後，主管發現了我，便把我逐出辦公室，雖然我尚未向購買的顧客們收書錢，我仍然不發一語地離開了。我為這件事與所遇到的困境禱告，3天後我折返原地，這次不但順利收齊了款項，還成功達成了另外3筆的銷售。不料這時，主管又再度把我趕出去。

　　此時我很徬徨，不知道該怎麼辦。我應不應該再回到那裡去探訪其他人呢？上帝的旨意究竟要我怎麼做呢？在禱告的過程中，我隱隱覺得，上帝要我去那裡或許有祂的目的，我便決定回去再試一次，即便只是再推廣3本書也值得。我穿上最好、最正式的衣服後，便回到同樣的辦公大樓開始推廣書。當那一位主管在辦公室聽見我的聲音時，便通知警衛來把我帶到他的辦公室去。一看到警衛朝我走過來，我心裡非常害怕，他對我說他要帶我過去見那位主管，我慌慌不安，但見了他之後我卻非常驚訝，因為他見我的目的是為了要向我買書！在一次無意的機會下，他看了我之前賣給他同事的書，所以現在想要自己向我購買。於是我把手邊的書賣給他，他還向我訂購了更多書，稍後我也親自將書送到他辦公室。從此以後，我獲得了他的許可，可以向其他員工們推廣書，他們買了很多書籍，上帝的聖工也因此得以發展。

　　當初那位將我趕出辦公室的人，現在成了我的常客和支持者。不久，他重生受洗，也當了復臨教會的長老。我對上帝能夠奇蹟似地改變一位批評者成為支持者而讚美祂。早期的基督徒遭受大數的掃羅之逼迫，但當他領受了真理的亮光後，便成為偉大的佈道家保羅。我感謝上帝引導我3次折返回到那辦公室，上帝的名是應當稱頌的！

主題：神蹟 弗洛里‧莫穆隆巴 剛果民主共和國

忠心的後續訪問

「我未曾把你的公義藏在心裡；我已陳明你的信實和你的
教恩。」詩篇40：10

　　當安明在日本沖繩做文字佈道士的時候，他認識了一位在當地醫院工作的護士。安明向她介紹了很多基督教的書籍刊物，她便訂了日文版的《時兆月刊》。安明依照他的工作習慣，接下來的10年裡，每一年他都會不間斷地關懷新的顧客，並對他們持續做探訪。每一次探訪過後，這位護士都會續訂那一份雜誌。訂購雜誌的其中一個最大的好處就是後續的探訪可以不間斷的進行，好跟對方建立起友誼和信任。

　　經過了10年，安明發現他的護士客戶已經離職，不再為同一所醫院服務了。10年後的某一天，安明在教會經營的托兒所再一次見到那護士。她來探望她的孫子，安明立刻走到她的面前，雖然已經多年未見，她仍然認得安明。

　　儘管已經多年彼此沒有聯絡，他們見面後卻將一度中斷的友誼恢復了。他們談得很愉快，那位女士也渴望續訂她過去喜愛閱讀、如今非常想念的雜誌！當托兒所舉辦活動時，他們經常碰面。不久，她提出要求，想見見當地復臨教會的牧師，不久後她開始到復臨教會去赴會並且參加查經班，後來她申請受洗加入教會。

　　安明的例子顯示，持續不間斷的關懷和禱告的重要性。他的忠心有了代價，同時也驗證了文字對人心潛移默化的效力。

主題：重生

竹山安明　日本

APR 4月
03日

這既良善又忠心的僕人

「主人說：『好，你這又良善又忠心的僕人，……可以進
來享受你主人的快樂。』」馬太福音25：21

剛開始傳道時，朱利安曾面臨許多挑戰。儘管他對文字佈道非常有興
趣，但在作決定前，他請求上帝能賜給他一個徵兆，好使他確認這是上帝希望
他成為文字佈道士的呼召。正如同上帝曾經差派天使，引導牧羊人在伯利恒尋
找耶穌，朱利安相信上帝會給他明確的徵兆，確定他成為文字佈道士是來自上
帝的旨意。之後他禱告，能有一人出現在他家門前，來向他買書，他要以此作
為上帝給他的徵兆。

不久，有一位婦人在朱利安住的街區，挨家挨戶地走著，像是在尋找什
麼。當她來到朱利安的屋子時，她問道：「請問這裡有人在推廣書籍嗎？」接
下來，她向朱利安買了《善惡之爭》，那一刻朱利安心知肚明，這正是來自上
帝的呼召，祂向他顯明了上帝要他去作的事。

幾年下來，朱利安熱心殷勤的工作態度在當地獲得讚譽，他以《美滿生
活系列》（the Step Fast Lifestyle Series）書籍成功地打入健康中心、銀行，以及
政府辦公處，在許多地方做展示及介紹，他也曾多次被邀請，以「健康及家庭
生活」為題發表演講。上帝藉由他隨和性格及對工作的熱情，使他能迅速融入
人群、與人為友，並且帶領他們加入復臨教會。

朱利安認為是上帝協助他在工作上得以發展，另外他也遵循以下方法：

- 每天清晨花時間禱告，祈求上帝的引導、保護，得客戶的喜愛。
- 在推廣書籍前，先確認自己已經看過、並看懂所有的書後才去介紹。
- 設立具清楚目標的年度計劃，並從大到小——以季、月、週、日、小時
  來作規劃。
- 在尚未達成工作目標前，絕不離開工作區域。
- 每一筆的交易達成後，皆附贈一本屬靈書籍給顧客。

朱利安幫助許多大學生獲得學費上的補助，也協助了許多文字佈道士取
得證照，他是南加勒比地區服務年資最長的文字佈道士。但願朱利安和全球許
多忠心的文字佈道士都能在不久的將來，聽到主耶穌說：「好，你這又良善又
忠心的僕人！」

主題：引導　茱蒂絲・史密斯　加勒比地區

記得冠冕

「我的上帝差遣使者，封住獅子的口，叫獅子不傷我。」
但以理書6：22

有一位年青人離鄉背景、到大都會達卡市去工作。他的父親是一個貧窮的農夫，無法養活6個子女，所以他把長子送到城市去，在那兒謀職好貼補家用。他在市區中到處徘徊、尋找工作，但是卻一無所獲。某天，他從一位外國人手中拿到《要如何得拯救》（What You Ought to Do to Have Salvation）的傳單。他仔細地看了一遍後，當天便與那外國人聯絡。

了解這年青人目前的情況之後，這外國人給他一份工作。他的職責是把宣傳單發給村莊裡的每一戶家庭。在信奉回教的國家傳基督教的道理是要冒生命危險的，這外國人把工人分成四人一組，派他們到不同區域，在分發的地區他們必須自己找住處落腳並展開工作。

有一天，正當他們在分發傳單時，村莊的居民們開始談論村莊裡出現的基督徒，聲稱這些人正在嘗試「讓穆斯林改信基督教」。不久，一道命令從清真寺的擴音器傳來，叫村民把這些基督徒抓住，並將他們悉數捆綁起來。

有些暴民立刻拿了木棍和繩子，把工作人員抓起來，毫不留情地將他們帶到清真寺外面毆打。穆斯林教眾決定在中午的禱告後，把他們活埋，於是這些人便開始挖坑，工作人員無法逃脫，只能默默地在心中禱告。他們非常害怕，但在恐懼中他們仍然信靠上帝。當穆斯林的宗教領袖透過擴音器，大喊著要將他們處決時，好幾百位村民趕來圍觀，要看這些人行刑。然而正當危急之時，政府官員不知從何處得知這消息，他們及時趕來搭救這些人，把他們全部安全地送回達卡市。

我正是他們這個小組當中的一員，在這次事件過後，我非常認真地研讀《聖經》，後來也受洗成為復臨信徒。從那時迄今，我已將自己的人生擺上，致力於文字佈道的工作，並且禱告上帝會在未來的日子繼續使用我。

正如舊約中的但以理，我們也許會面對死亡，但上帝能施行拯救，賜我們生命，好讓我們的人生成為見證。上帝已賜下了永生的應許。耶穌說：「我就賜給你那生命的冠冕。」（啟示錄2：10）

主題：保護 普拉迪普‧巴拉吉 孟加拉

主動支援

> 「正談論相問的時候，耶穌親自就近他們，和他們同行；
> 只是他們的眼睛迷糊了，不認識祂。」路加福音24：15－16

某天清晨，我來到位於坎帕拉市的一棟大樓。有時文字佈道士不太願意走進大樓辦公室裡去推廣書籍，尤其是在沒有任何推薦人而我們又不認識任何人的情況下。這一天我覺得自己的公事包異常沉重，甚至想掉頭離去，但我感覺到有一隻看不見的手在我背後，推著我向前走。我加速步伐，輕快地往前走。我鼓起信心，通過大樓警衛，直接走了進去。我一路走到電梯前，在樓層按鈕前按了第3樓，我依然不知道自己要往那裡去，但那看不見的手仍然繼續推著我向前走。

我發現3樓是一間大銀行的辦公室，因我沒有任何的介紹人，所以我就去見了櫃檯接待人員。剛好有幾位男士坐在附近，簡單地自我介紹後，我開始把公事包的書展示給接待員看。令我驚訝的是，此時一旁坐著的其中一位男士起身靠過來，他開始向其他的人介紹我的書，他很熱心地說：「我對這些書很熟悉，它們在世界各處很暢銷，也很受歡迎！」接下來，這陌生人說明閱讀這些書的重要性，所以這時許多在一旁看到這些書的人都願意付錢購買。整段介紹的時間，我沒說過一句話，只誠懇地默默禱告，他繼續分享，直到把書都成功地推廣一空才停止。

信不信由你！每個接待員和在場所有的人都買了一些書，他們甚至叫我下一次多帶一些過來。我很高興上帝能差遣一位陌生人代替我推廣，我甚至猜想他會不會是天使。如懷愛倫師母曾說過的話：「天庭的使者也要伴隨你們，並預備道路。」——懷愛倫著，《文字佈道指南》，第23頁。

那一天我感謝上帝那隻看不見的手，在我背後不斷推著我向前走。我相信那是另一個天使，《聖經》說天使因罪人悔改信主而歡呼。我知道天使很樂意隨時隨地，不管是在街上或是大樓，都來到我們身邊支持我們，我為那一日天使如此幫助我，也協助全球的文字佈道和傳道工作而獻上感謝。

主題：介入
維妮弗瑞德‧凱圖　烏干達

感到滿意的客戶

「謹守訓言的,必得好處;倚靠耶和華的,便為有福。」

箴言16：20

這一則見證是我的客戶所提供,內容如下:

「不久前我第一次遇見克林特,他輕敲我家大門,問我他是否可以分享一些可以改變我生命的書。我感到一絲驚訝,但出於好奇我決定邀請他到屋子裡面坐。當我們分享彼此對生活的看法以及對世界目前令人擔憂的危機和景況後,克林特問我是否對他帶來的書有興趣,我立刻注意到一套醫學書,當他說明這些書的出處及編纂的目的後,我決定買下來。

購買的交易完成後,克林特突然問我是否願意讓他為我禱告,我有些驚訝,但我們還是一起禱告了,接下來我們開始談論屬靈方面的事,我告訴克林特我的信仰背景,以及我對宗教是如何成為主流教會的工具抱持不以為然的態度。

克林特與我分享他教會的價值觀,他邀請我參加他教會即將在民眾會堂舉辦的『聖經預言講座』。他也送給我一本免費的《善惡之爭》,並且說這一本書會幫助我理解世界宗教的演變。他說這一本書說明歷代以來的善惡之爭,許多人的生命都因它所傳的信息被改變,我有些質疑但還是把書收下來了。

長話短說,我參加了聖經預言講座,讀了《善惡之爭》,開始到克林特所說的教會赴會。5年後,我受洗加入復臨教會了。對別人提及我時,別忘了強調我是一位對於克林特及他事工的服務高度滿意的客戶。」

以上這一則由我的客戶所提供的見證,和成千上萬之人的見證都很相似。他們都是讀了《善惡之爭》之後說:「這是上帝啟示的一本書。」如懷愛倫師母自己所寫:「《善惡之爭》這本書,我重視它勝過金銀……當我草寫《善惡之爭》原稿之時,我常常覺得有上帝的天使在旁邊。我所寫述的情景,有很多次在夜間的異象中又向我顯現,因此在我的腦中這些景象都是很鮮明活潑的。」——懷愛倫著,《文字佈道指南》,第106頁,2002年。

主題：重生 克林特‧霍林斯沃思 澳洲

排除萬難

「耶和華豈有難成的事嗎？」創世記18：14

基輔市接連下了好幾天的大雨，這樣的天氣迫使文字佈道士原本計劃在羅西河舉行的佈道會必須延期。

下一波來到基輔市的文字佈道士原訂於7月1日到達，但天氣預報大雨會持續下到7月4日。不過既然整個暑假的節目我們都已經事先規劃好了，所以我們實在不想取消這一次的佈道會。我們期待著認識許多人、推廣我們的書籍、分發傳單、向人們宣講福音的信息。我們祈求上帝能夠賜福佈道會的計劃，並且扭轉惡劣的天氣。

當天清晨出發時，天空烏雲密布、天色昏暗。不久後，天空開始下起毛毛細雨。雖然我們繼續禱告，但雨勢卻似乎變得更大了。我們期望憑著信心「踏入約旦河的水」。當營長亞徹斯拉弟兄再次祈求上帝賜福佈道會之後，我們便開始紮營。我們陸續把所有的東西搬到帳篷，這時雨勢已漸漸緩了下來，等到我們紮完最後一頂帳篷時，和煦的陽光出現，照耀在我們身上。哈利路亞！讚美上帝！

第二天是陽光明媚的日子。我們整天讚美上帝，因祂增強我們的信心。雖然有時雨還會下，但都只在夜晚時分。接下來的日子我們深切感受到上帝的同在與賜福。

我們一行共8個人，其中還包括兩位學生。每一天大部份的成員都會到村莊去，只有少數留下來負責看守營地、煮飯、及禱告。第一天留在營地的人每小時禱告一次，那一天我們共進行了40次的書報介紹，有9個人買了13本書。第二天留在營地的人每半小時禱告一次，上帝的賜福就更多。買書的人數是前一天的雙倍，推廣出去的書更是爆增了三倍之多。

我們繼續用同樣的方法工作了幾天。在最後一天，我們決定每15分鐘禱告一次。儘管文字佈道士只有半天的工作時間，他們所推廣的書籍量和過去全天工作的時間沒有兩樣。那天買書的人數也是最多的一次，總共有52人，他們帶著喜樂的心情回到營地，的確，在耶和華沒有難成的事！

主題：神蹟

賈琳娜·芮尼科瓦 烏克蘭

冬佳的選擇

APR 4月
08日

「馬利亞已經選擇那上好的福分，是不能奪去的。」

路加福音10：42

　　我大約是在9年前受洗的，在那之後我一直在尋找服事上帝的方法。有一位受尊敬的牧師鼓勵我說：「如果你能選擇當一名文字佈道士，上帝會讓你的日子過得更充實而有意義，儘管這工作並不容易！」如今從事文字佈道事工9年之後，我深切體會到這句話的真理和智慧。我學到了做出人生重大的抉擇與改變會帶來挑戰，然而我也知道為耶穌服事是最美好的工作。

　　某天，當我按了一棟公寓的門鈴時，一位年約40歲的婦人開門熱情地歡迎我。當我開始在介紹書時，她叫她的女兒冬佳出來一起看看這些書，因她知道她的女兒對屬靈的書很有興趣，冬佳看了之後，她決定買下其中5本書。

　　3個月後，當我再度拜訪這戶人家時，我發現冬佳已經把所買的書都看完了。她高興之餘買了更多的書，我們也深入討論許多關於屬靈的事，包括安息天的道理。她說：「你所說的一切聽來很有道理。」我送給她更多的書，使我們可以進一步的研究。

　　幾星期後，冬佳拜訪了復臨教會，因為有這美好的經歷，所以她和她最好的朋友——克勞迪雅分享。克勞迪雅也非常喜歡我們的教導和團契。牧師開始和這兩位好朋友查經，她們也把所學的與家人分享。可惜的是，家人對她們倆在信仰上的抉擇有了成見。不久，我便發現自己不再受這兩家人歡迎了。

　　冬佳和克勞迪雅兩人被趕出家門，她們一同到了捷克後，再前往英國，在那裡兩人找到了工作便住了下來。2年後，冬佳回家度假，此時兩年前所播種的屬靈種子終於有了結果，冬佳選擇接受耶穌並且受洗了。

　　如今冬佳在耶穌裡是一位新造的、快樂的人，她對於作了對的選擇心存感恩。

主題：相遇　安德魯・摩斯克　捷克共和國

惟有上帝叫他生長

「我栽種了，亞波羅澆灌了，惟有上帝叫他生長。可見栽種的，算不得什麼，澆灌的，也算不得什麼；只在那叫他生長的上帝。」哥林多前書3:6—7

　　跟往常一樣，我在基什尼奧夫市區中央擺了一個小攤子來展示我的書籍。到了下午，一對年輕夫妻來到我展示桌前。我向他們介紹說：「這些是由家庭健康教育服務中心所提供的書籍，是有關於健康生活的，我叫莎夏。」

　　那年青人說：「我叫雷納特，這是我的妻子黛安娜。我們在附近隨意逛逛，後來看見你的攤子便決定過來看一看這些書。」我繼續向他們介紹我所展示的書，他們表示非常喜歡，但沒有足夠的錢購買。當我在介紹《歷代之爭叢書》時，他們說他們讀過《聖經》，也曾拜訪過不同的基督教教派，他們買了《善惡之爭》，承諾有錢時再來買其他的書。

　　第二天，我和另一組的文字佈道士被召集到摩爾多瓦北部，預計要待上10天的時間。當我離開那地時，雷納特和黛安娜來找我，雖然沒有找到我，但他們認識了和我推廣相同書籍的狄瑪。他跟他們談論耶穌、《聖經》、餘民教會，他告訴他們當地復臨教會牧師的地址。當我回來時，雷納特和黛安娜告訴我他們已經見過牧師了，而牧師正巧和他們住在同一棟大樓裡，就在他們的樓下兩層樓。

　　一星期後，雷納特和黛安娜帶著他們的父母來到我的展示桌，我們談得很愉快。他們告訴我這次他們是如何遇到復臨教會的另一個弟兄，這一位弟兄邀請他們到基什尼奧夫市上教會，我對發生在他們身上的事感謝上帝。最後，他們開始查經決定受洗。

　　我栽種了，其他的人澆灌了了。我們禱告上帝會引導這一對年輕的夫妻認識耶穌。上帝藉著聖靈應允我們的禱告，而聖靈透過我們手中的書籍使一切發芽生長。

主題：重生

亞歷山大·契夫奇柯　摩爾多瓦

大有榮耀的上帝

「他們要歌頌耶和華的作為，因耶和華大有榮耀。」
詩篇138：5

　　某星期一，我和羅德利開車往市區去。我們利用暑假期間開佈道會，我是領隊，而羅德利則是第一次擔任學生文字佈道士。沿途之中，聽我的同伴對我訴說上帝是如何為他的家庭行神蹟，如何帶領他和妻子及兒女們，傾聽他描述這一切令我十分動容。聽完後我反問他：「你對於第一次當文字佈道士有何期待？」

　　我永遠不會忘記他的回答，他說：「回顧上帝過去曾為我家人所做的，我很想再看看上帝在別人身上會施行什麼樣的作為。」羅德利不知道未來會有何事等待他去體驗，但他堅信為上帝工作的重要性。

　　我們來到阿根廷的諾丁傑，那是一個沒有復臨信徒的市鎮。上帝選召了羅德利和他的家人，還有聖提亞哥作為祂的代言人。他們一行文字佈道士開始挨家挨戶拜訪，日子一天天過去，雖有敵人在他們面前百般阻擾，但上帝每一天都賜下聖靈的力量，使他們能分享希望的信息。

　　2個月後，聖提亞哥和羅德利聚集了超過35個人，一起研究《聖經》。在此同時，他們仍然推廣著書和雜誌，不久，他們開始跟一些人固定在他們的家中查經。

　　暑假結束時，文字佈道士要離開這城市了，但這一個小組持續在每一個安息天查經及敬拜上帝。4個月後，這個城市的復臨教會有17人受洗把生命交托給上帝。

　　上帝的大榮耀是超過我們所想像的！因著上帝無窮的慈愛，祂讓我們看到出於信心的神蹟，上帝對我們的計劃高過我們所思所想，我們對自己所做的工要有信心，正如懷愛倫師母所說：「凡毫無保留獻身作主工作的人，必得力量成就大事。」——懷愛倫著，《教會證言》第七卷，原文第30頁。

主題：神蹟　米格爾‧雷耶斯　阿根廷

上帝改變他們的計劃

「無論是希臘人、化外人、聰明人、愚拙人,我都欠他們的債,所以情願盡我的力量,將福音也傳給你們在羅馬的人。」羅馬書1:14—15

　　6位文字佈道士和他們的領隊艾米·那蒙威計劃在離開里朗威市24英里的地方,舉辦一場銷售宣傳活動。他們的計劃是在白天的時候推廣書及刊物,晚上的時間則用來在兩個地點主持一系列的佈道會。

　　出發前兩天,艾米得知其中一個聚會地點必須有所更動。待找到了新的地點後,他們準時在青甘佳和凡津巴兩個村莊開始聚會。

　　銷售宣傳活動和晚上聚會持續進行時,不料後來其中一場聚會因凡津巴村莊的葬禮而改變了。村長的親戚過世,他要求聚會必須暫停兩天。當鄰近村莊的村長聽聞聚會必須停止兩天的消息後,他邀請文字佈道士在那兩天的空檔期到他的村莊去舉行聚會,小組成員答應了他的請求。2天之後,村長要求小組成員繼續在他的村莊舉行聚會,他們也允諾了這項要求,但並不中斷在畢津巴已舉行的聚會。像這樣,在晚間時分他們總共在三個地點進行聚會。

　　上帝不但改變了文字佈道隊的計劃,而且還擴張了他們的疆界。聚會接近尾聲時,在第三個地點有26位村民受洗加入教會,其中還包括村長自己。他原本是使徒教會的牧師,他的改變影響了一些信徒也加入復臨教會。

　　不久,有信徒在這個村莊作「時兆之聲聖經函授課程」的招生。有一名叫拿特里的年輕人開始學習這《聖經》課程,即使當初他沒有出席過任何一次的晚上聚會,但他忠心地研究《聖經》課程,最後他也受洗了。過不了多久,一所嶄新的復臨教會子堂在拿特里的糧倉成立了,這都要歸功於文字佈道士的事工。

　　這群文字佈道士們都無法預料,上帝竟然會利用一場悲哀的葬禮,將《聖經》真理,同時藉由口傳和文字兩種不同的途徑來拯救更多的人。

主題:介入

葛威爾·納卡沃里　馬拉威

銘記於心

「看哪,有報好信傳平安之人的腳登山。」

那鴻書1:15

在9月某個星期五的下午,因再過幾個小時就到了安息天,所以我想暫時停止文字佈道的工作。然而,我卻突然有種直覺,認為不該在這時候停止工作,便決定把握時間再去探訪一些商店,這當中有一家是糕餅店。

當女店員知道我要推廣書時,她搖頭說:「我什麼都不需要,請到別處去吧!」我禮貌地回答她說:「我的書籍與眾不同,你看完後不一定非買不可。」這一番話使她消除疑慮,便一本接一本看。還未看完時,有一位顧客上門。這時她說:「謝謝,我看了,但我沒有要買。」但她還未全部看完時,我不想離開。因此我回答說:「請再等一會兒,妳先招待顧客吧!我並不趕時間,我可以等。」

當顧客離開時,她看了其他的書,有好幾次她拿著《喜樂的泉源》仔細閱讀。我詳細地把書的內容介紹給她,她似乎很喜歡這本書的書名。我們談到耶穌、祂的使命、《聖經》、耶穌捨命救人,她專注聆聽之餘也問了我許多問題。好幾次我們的交談都因有顧客上門而打斷,但每一次她都說:「若你還有時間的話,請你再待一會兒。」每一次我都在一旁等候,然後再繼續我們之前被中斷的話題。

漸漸地我贏得了她的信任,她開始告訴我她人生當中一些辛酸的經歷。然而,她相信雖然她經常反抗上帝的旨意,但上帝始終沒有離棄她。我告訴她上帝的品格、祂對每一個人的大愛、祂對每一個相信祂的人的旨意。受到鼓勵後,她決定把生命交給上帝。接下來,她說了讓我永遠銘記在心的一句話。她說:「我相信今天是上帝差遣你來,謝謝你分享的信息和給我的鼓勵。還有,當我說我什麼都不要時,謝謝你沒有立刻就放棄我。」

我對上帝一路引導、領我們去遇見那些願意傾聽耶穌和福音的人而感謝祂。讓我們一起來體驗這奇遇吧!上帝能透過我們成就的大事是數之不盡的。

主題:相遇　尼可萊・古汝吉　塞爾維亞(在蒙特內哥羅工作)

上帝的信實

「我靠著那加給我力量的，凡事都能做。」腓立比書4：13

　　蘿珊・里奧斯決定利用暑假期間從事文字佈道的工作，某一天，副主管和她結伴探訪時，發覺蘿珊非常擔心又害怕。她擔心自己經驗不足，也害怕因此賺不到學費去讀物理治療的課程。

　　想到種種事情，她就不禁擔心害怕而掉下淚來。副主管很快速地又為她複習了一遍推廣書的步驟。之後，他們把一切交託上帝，前往一所醫學中心的辦公室做拜訪。

　　工作一整天下來，最後到了傍晚的探訪。聽完介紹後，老闆買了一套書。蘿珊很高興能把書推廣出去，但她感到驚訝的是，在這之後副主管問她：「你是為了什麼而高興呢？是因為我們成功把書給賣出去了，還是因著這一切事情你相信上帝永遠是信實的？」

　　有一些人喜愛引用今天的經文，說耶穌會幫助我們度過難關。然而，在第11節使徒保羅提到，無論在什麼景況都可以知足，甚至在不如意的景況。保羅已經學會了知足，或飽足，或飢餓；或有餘，或缺乏（見第12節）因為他全心去信靠上帝的信實。然後，保羅說：「我靠著那加給我力量的，凡事都能做。」這是他喜樂的秘訣。

　　我的看法是喜樂乃來自於跟耶穌學習的經驗，因此當我們面對困難時，喜樂也不會消失。當困難不能解決時，我們不會絕望，因主會賜予我們力量、平安、希望、信心。與耶穌同行使一切事情皆改觀，藉著禱告、默想《聖經》、信靠上帝的應許，保羅得到力量克服困難。

　　像使徒保羅一樣，蘿珊學會了無論處於什麼景況都能喜樂。她讀物理治療課程的夢想也實現了。上帝永遠是信實的，祂在我們面臨挑戰時增強我們的信心，在勝利時為我們歡喜，有了耶穌我們能面對任何的景況！

主題：引導

布萊恩・瑞恩斯　巴西

信靠神

「如經上所記：『報福音、傳喜信的人，他們的腳蹤何等佳美！』」羅馬書10：15

當我就讀公立大學時，即便課業繁重，我仍然試著利用一些空檔時間做文字佈道的工作。上帝賜給我許多激動人心的經歷，去年3月，我和另一位文字佈道士被分派到離家很遠的地方去進行我們人生首次的文字佈道之旅。我們坐了10小時的公車來到靠近海灘的一座城市，那裡有許多觀光客，但復臨教會在那裡的教友卻寥寥可數。

第一天清晨我們起了個大早，欣賞著陳列在我們眼前美麗的海景。早晨靈修時，我們禱告上帝在那天能使用我們。吃了簡單的早餐後，我們已預備好，要拜訪人，與他們分享上帝愛的信息，但海灘上只有少數的人在，而且他們忙著作運動。一小時後，仍然只有少數的人在。接下來烏雲籠罩著我們，強風開始呼嘯，浪也越來越大，大雨傾盆而下，下了整整一天。

這一天快結束前，我們終於見了一個人，跟他分享、討論《聖經》道理約一小時，他也向我們買了一本書。我們讚美上帝，因為我們有了第一位客戶！接下來幾天，我們有機會遇到許多人，告訴他們上帝的愛。我們帶來的書也全部銷售一空，我們體會到上帝的愛、保護、與供應。離開那城市時，我們都告訴自己日後有機會還要再來。我們以全新的眼光來理解以前不明白的經文：「報福音、傳喜信的人，他們的腳蹤何等佳美！」這話我們現今明白了，世上真的有許多人需要聽到福音。

回顧上帝所賜的福氣，我必須說，在越南當文字佈道士是我生命中做過最美好的事情其中之一，我也學到了挑戰愈大成果愈甜的道理。我們請大家為越南現今約8千萬人口的聖工代禱，超過一半的人從未聽過復臨信息。讓我們信靠上帝，忠於祂的呼召，專心事奉祂。

主題：引導　樂寶彥　越南

全知的上帝

「我們曉得萬事都互相效力，叫愛上帝的人得益處，就是按祂旨意被召的人。」羅馬書8：28

2005年5月23日那一天，我照平日的慣例，在清晨禱告讀經之後，便殷勤地分享福音。我開車載著同事，付了過路費準備要開上高速公路，突然間我們聽到後方傳來一聲巨響，我立刻感到頭暈眼花、脖子痠痛。一位經驗不足的駕駛從後方追撞我的車，我的車子因而嚴重受損，我和同事立刻被送到醫院。

感謝上帝，醫生們說我不出3個星期就可以完全康復了，但我不明白為什麼這樣的事情會發生。當天我們出門是為了要去傳福音，而不是進醫院，但我相信我會明白上帝為我安排的計劃。

第二天早上，一位外表看來很有涵養的男士在巡病房，他關心地詢問每位病人的情況，他是醫院的執行長。當他看到我在讀經時，他問我：「你上教會嗎？」我回答說：「是的，我是復臨教會的信徒。」他告訴我他之前主修神學，是一位熱心的長老教會信徒。我們談論到有關安息日的議題，我把《善惡之爭》送給他當禮物，並且鼓勵他報名參加「時兆之聲聖經函授課程」。我還邀請他參加馬可‧芬利舉辦的衛星佈道會。

令我感到驚訝的是，他後來真的去參加了佈道會，最後也決定受洗。上帝的帶領是多麼的美好而奇妙啊！受洗當天他滿臉笑容地走到我面前，那一刻我才明白，當天那場車禍是上帝為我的服事在進行奇妙的安排。但更奇妙的是，雖然我的薪水不高也沒有私房錢，但在車禍之前，我允諾為教會的建堂事宜準備捐款，而我的保險理賠金居然剛好就是我預備捐獻的數目！

上帝真的是無所不知的神，祂指引、帶領我們。祂為我每日的文字佈道事奉預備和管理，上帝啊，我讚美你！

主題：保護

李忠熙　韓國

尋訪古道

APR 4月
16 日

> 「你們當站在路上察看，訪問古道，哪是善道，便行在
> 其間；這樣，你們心裡必得安息。」
> 耶利米書6：16

我生長於一個信仰天主教的家庭。在十分保護我的父親及慈愛的母親照顧之下，我有著非常珍貴的童年時期，我對此也很珍惜。然而在我青少年時期，我交上了壞朋友，在那之後我人生的各種問題便接踵而至，甚至一直延續到我50歲。

從2006年開始，我對自己承諾要遵從上帝的旨意。我開始在下班後或週末時翻閱家中那本老舊的《聖經》。我對真理的探索之心引導我讀了許多屬靈的書，包括我的妻子在1988年時向文字佈道士買的《歷代願望》和《善惡之爭》。那時我對《善惡之爭》這本書非常抗拒，我幾乎要把它丟掉，若不是書中引述的許多《聖經》章節，它早就被我丟進火爐了。

幾年後，當我嘗試重新再讀這本書時，那負面的感覺朝我襲來，正如1988年時一樣，那情緒一直圍繞著我。魔鬼百般阻擾我，不讓我讀這本書。然而，聖靈在另一頭卻一直在引導我注意這本書。剛開始讀時，我覺得這本書既難懂又令人心生抗拒，但讀到後來就漸漸清楚明白了。

之後，我一再重讀《善惡之爭》，它使我明白《聖經》，引我注意〈耶利米書〉6章16至19節中的話：「訪問古道」，使我進一步發現安息天的真理，後來這一切逐漸帶領我深信復臨教會的道理。無人向我講道和帶領我歸主，幾乎4年的時間我的家就是教會，在安息天我們讀經、唱詩、禱告，在星期日恢復平日進行的工作。這一切最大的成就是上帝帶領我、我的妻子，以及4個孩子在2011年10月受洗，那一天是個被榮耀充滿的日子。

到了60歲我才找到「古道」，這不是件容易的事，甚至至今仍有許多人反對我加入他們口中所謂的「異端教派」。然而，我繼續為家裡尚未信主的成員禱告，因為在我多年來過著任性放蕩的生活時，他們並沒有離棄我，我也非常感謝文字佈道士在多年前向我的妻子推廣那2本書。讚美上帝，祂是「古道」的上帝，也是指引「善道」的上帝。

主題：**重生**

辛內‧納德‧卡欽　奈及利亞

一再送出的禮物

「我立了志向,不在基督的名被稱過的地方傳福音,免得建造在別人的根基上。」羅馬書15:20

2年前,一個衛理公會的家庭從一位名叫瑪娜莎的文字佈道士那裡,買了一本附有查經資料的《聖經》,他們轉而將這本書送給他們的克雷教士。某個星期日,克雷教士在他們家一起享用午餐後,他們便把那本《聖經》拿出來送給他,他們萬萬沒有料到這份送給他和他家人的禮物,從此將大大影響他所牧養的信徒。

2012年,克雷教士花了很多時間深入研究這一本《聖經》後面的查經資料。他研究管家的題目,並且和家人討論如何將他所發現的《聖經》真理加以應用在實際生活中。他請求家人支持他,因他要把這些真理教導信徒,他一開始就對信徒說,聖靈感動了他,要他吩咐他們不該再喝卡瓦(傳統飲料),因它會損害身體,而我們的身體是聖靈的殿。

他也告訴他們,聖靈啟示他告訴他們,某些食物,例如貝類、豬肉,和不含鱗片的某些魚等等,對身體是有害處的。之後在某星期日講道時,他再次大聲疾呼,聖靈感動他來宣告,星期六才是《聖經》上所說的安息天,就是復臨信徒所持守的日子。

當我和瑪娜莎前往探訪克雷教士時,他說:「我終其一生都在從事傳道的工作,我研究《聖經》研究了一輩子,但這卻是我第一次發現如何與上帝建立特別的關係,以及作主的管家是什麼意思。我為此興奮不已,等不及要跟我的信徒們分享。」

衛理公會的基督徒從這位教士身上學習真理,他也被邀請到其他的衛理公會聚會中分享他所學的。我們讚美上帝,因祂藉由書報及刊物,將帶給世人希望的信息傳出去。

主題：引導

佩妮‧弗拉斐濟

118

我一定要讀那些書！

「雨雪從天而降……滋潤地土……我口所出的話也必如此，決不徒然返回。」以賽亞書55：10－11

　　我在切圖馬爾市從事文字佈道工作。有一次我探訪了伊斯特班，他是一位當地新教教會的教友。我們彼此聊得非常愉快，之後他訂購了《尋寶叢書》（Living Treasure Collection）。當我再次拜訪他並向他收書籍的尾款時，我詢問他對這一套書的看法，他回答說：「喔，我還沒有開始讀，但我的妻子已經在看了，我也計劃要開始閱讀了。

　　幾天後，我們又碰面了，我關心地再次問他是否已經開始看他買的那些書，他激動地告訴我，某天傍晚他和妻子在露台上休息時，他問他的妻子：「親愛的，我注意到你最近無論早晚，身邊總是放著這套新書。我們的朋友荷西問我是否已經看完了。我想知道一些內容，好讓我下一次與他見面時有話題可聊。你可以和我分享一些目前所讀到的內容嗎？」

　　伊斯特班說他的妻子正在看《使徒行述》，是此叢書中的其中一本。興奮之餘，她很詳細的說明這本書主要是講述上帝對祂在這世上的教會和基督徒生活的計劃。伊斯特班說：「當我專注聆聽她描述時，奇怪的事發生了。我開始不住地冒汗，手也顫抖著，感覺全身無力。」他相信這是上帝在藉著他的妻子向他說話。他突然跟妻子說：「等一下，請安靜一會兒，我正在嘗試聆聽其他的聲音。」他強烈感覺到上帝的同在。接下來，他告訴他的妻子：「親愛的，我相信你所講的。但我一定要自己去讀。假如光是聽你講，我就能有這樣的感受，那麼我自己讀這些書一定會更好。」

　　伊斯特班和他的妻子已把整套叢書看完了，現在我正在協助他們查經，我禱告他們能得救恩，上帝口中所出的話決不會徒然收回。

主題：重生

荷西・賈西亞　墨西哥

去天國的護照

> 「我又要叫你和女人彼此為仇；你的後裔和女人的後裔也
> 彼此為仇。女人的後裔要傷你的頭；你要傷他的腳跟。」
> 創世記3：15

我之前是文字佈道士，後來成為領袖並負責訓練其他的文字佈道士，幫助他們能勝任這工作。身兼文字佈道士和團隊的領袖，我總是祈求上帝賜我力量傳福音。

某天，我帶著一位名叫雷拿度的年青人去探訪一位婦人，主要是推廣健康書籍、《善惡之爭》、《耶穌生平》。我在介紹健康書籍時她很注意聽，而到了介紹《善惡之爭》時她整個人眼睛更是頓時一亮。她說：「不好意思，我要買這本書，因為我找這本書找了很久了！」

這時她的女兒來到房間對她說：「媽，你不該買那本書，它對你沒有任何好處。」接下來，女兒用更強硬的語氣說：「媽，你不可以買那本書，我不要你買，我絕對不要你買。」

當下我和雷拿度見識了善惡之爭在我們倆眼前真實上演。這婦人是否能勝過惡勢力的阻撓，鼓起勇氣買這本書呢？最後她以既堅定又心平氣和的口氣對她的女兒說：「這是我長久以來夢寐以求的一本書，我確信它對我有益處。」

但她的女兒卻毫不示弱地說：「媽，我來是叫你不要買這本書！你千萬不可以買它！」那婦人開始掉下眼淚。我們默默地求上帝幫助她，使她的決定不受到動搖。當你為上帝工作時，你會見證天國的力量，但同時也會看到敵人的逼迫，這確實是一場善惡之爭。當我們了解到事態的重要性時，我們誠懇地為這婦人禱告。雖然臉上還掛著淚水，她卻對我們說：「我一直都在尋找這一本書，我一定要買下它！」最後她終於買了這本書。

善惡之爭正在我們周遭真實的上演著，但是救贖依然是懸而未決。那天我們覺得那婦人不只是在一張購書單上簽名，而是在一本往天國的護照上署名。

主題：相遇

路易士·畢索托　美國

在巴哈馬的暑期活動

「凡你手所當做的事要盡力去做；因為在你所必去的陰間
　　沒有工作，沒有謀算，沒有知識，也沒有智慧。」

傳道書9：10

　　巴哈馬中學的學生證實了文字佈道的事奉不僅可以改變人的生命，還能增強在基督裡的信仰，因為他們經歷了一個不同於以往的暑假。不像一般的學生把暑假耗在看電視、打電動遊戲、講電話聊天、旅遊等事情上，有18位學生在暑假選擇當了文字佈道士，為其他人的生命帶來轉變。

　　靠著屬靈方面的強化和預備，並接受理論與實務兩方面的技能培訓之後，他們藉著書報向人傳講耶穌的信息。無論在書籍的推廣或禱告，上帝都大大賜福予他們。他們殷勤地工作，也學習到許多寶貴的功課：

一、如果要磨練你的銷售技巧，努力不懈是必要條件。

二、當祈求來自屬天的引導，讓上帝來使用你的才幹和能力，這和銷售的
　　果效是成正比的。

三、務要記住信靠上帝的慈愛，因祂是信實的。

　　12歲的拿但業發表了他的見解說：「我們到第一家探訪時並沒有成功銷售出任何一本書，但不久後我們就成功的推廣了許多書。上帝引導我們所到之處，無論在何地，我們都盡力而為。」拿但業15歲的姐姐珊緹補充說：「沒錯！上帝多次使雨停，好讓我們傳福音。」

　　11歲的丹尼爾則說：「有一位婦人一開始時表示對書刊沒有興趣，但我還是為她禱告了。之後，她在上帝的感動下買了整套雜誌！我看到聖靈在做工。」

　　珊緹給其他少年人的特別信息是：「我奉勸少年人嘗試文字佈道工作，不但可以傳福音，而且也可以賺取生活所需。我喜愛這暑假文字佈道的工作，將來每年暑假我還會繼續做。」

　　當你一心一意做文字佈道工作時，生命就有意義！

主題：相遇　艾爾‧鮑威爾　巴哈馬

APR 4月
21日

從煤炭工人成為文字佈道達人

「然而，我今日成了何等人，是蒙上帝的恩才成的，並且祂所賜我的恩不是徒然的。我比眾使徒格外勞苦；這原不是我，乃是上帝的恩與我同在。」哥林多前書15：10

　　雖然我的名字全名是貝德芙，但是大部分的人都喜歡叫我貝絲。我是一位很成功的農夫和商人，但其中一個比較成功的業務是生產木炭。但後來上帝呼召我當文字佈道士，從此我的生命就改變了。

　　有一個安息天我到離家很遠的復臨教會去，參加為文字佈道士特別安排的安息天敬拜。我清楚記得那天下午，當牧者對參加人員發出了文字佈道事奉的呼召時，座中有10個人起立，表示願意獻身投入主的工作。牧師看著我說：「我知道你應該是訪客，雖然我們之間並不熟識，但是我知道上帝要你當文字佈道士。」

　　從此我不再延誤上帝的呼召。當我回家後，為了能實現文字佈道的事奉，我開始努力將所有的木炭存貨全部賣掉。但我卻發現，存貨中有40袋的木炭被偷了。我隨即抓到小偷，並且報了警。但接下來，更糟糕的是，在法庭上那人竟然反過來指控我偷了他的木炭。這案件因此拖了一段時間，還好最後是我贏得了這場官司。那人最終求我能夠原諒他，身為基督徒我也答應了。幸好撒但的技倆沒能成功，他企圖讓我放棄成為文字佈道士，但我堅決開始投入文字佈道的工作。

　　去年在上帝的領導下，我在當地的銷售業績是名列前矛的，其中一次的推廣是在當地的師範學院，院長為學校和自己買了許多書，也鼓勵其他教職員購買。當我們讓天使來掌控時，文字佈道工作的果效真是令人興奮不已。

　　我不曾上過一天學，甚至連學齡前的教育也沒有，但現在我能看懂我所推廣的書。在上帝的幫助下我可以輕易地把書推廣出去，目前我正在學習英文，好讓我在工作上更能勝任。自從我當了文字佈道士後，上帝對我始終眷顧。祂的天使振奮我，引導我走正路。

主題：引導

貝德芙・威爾弗雷德　坦尚尼亞

122

公民義務

> 「但聖靈降臨在你們身上，你們就必得著能力，並要在耶
> 路撒冷……直到地極，作我的見證。」使徒行傳1：8

上帝讓我得著受高等教育的機會，以及一份專業的文憑。但當我聽到救恩的福音後，我便受洗加入復臨教會，並把工作辭掉改行當文字佈道士。

當我前往一個城市拜訪時，我都會為該地的市長和公務員禱告，因我相信如果市長成為信徒的話，許多市政問題都會迎刃而解，像這樣的事便發生在沃金斯克市。

我嘗試拜訪市長，但他的秘書向我直言這事不太可能。當我離開辦公室禱告時，我有了一個想法。我折返告訴秘書，我有一些書想要介紹給市長，這些書可以幫助人建立更好的家庭關係、教養孩子，並照顧其身體健康，秘書對這些議題有著濃厚興趣，便預約我和市長見面的日子。

見面前一小時我突然很緊張，但聖靈引導我去翻閱《先祖與先知》中，耶利米先知的經驗。耶利米先知勇敢地面對國王，因他深信世上一切都是出於上帝的應許。不久，我到了市長的辦公室介紹我的書。他看了之後問：「這些書是由誰出版和推動的？」我告訴他這些書的印製是來自教會。我們談了將近一個小時，當我要離開時，他問：「你來拜訪我的目的是什麼？」我給他看《善惡之爭》，並且告訴他：「我希望你買下這本書。」他回答説：「我是無神論者，這是一本宗教書。」我告訴他説：「如果你看了這本書，你就會明白《聖經》裡記載的預言過去都一一應驗了，現在也仍在實現中，你一定會改變對無神論的看法。」他後來果真把書買了下來，並囑咐我不必找錢。

這個經驗鼓舞我要向社會上肩負重要職位的人推廣書。因為耶穌也同樣為他們而犧牲，他們需要靈糧，求上帝賜給你智慧如何向他們介紹宗教書。

主題：相遇

帕維爾·古羅夫 俄羅斯

往前行

「所以我告訴你們，不要為生命憂慮吃什麼，喝什麼……
生命不勝於飲食嗎？」馬太福音6：25

1979年學期結束時，兩位學生文字佈道士接受挑戰去莫哥提鎮傳福音，他們是穆姆和守添。莫哥提位於緬甸北方，離首都大約450英里。他們要去那地方為基督作見證，福音在那地還尚未傳開。當他們正要動身時，他們的老師告訴他們，他有一位親戚住在往莫哥提途中的玻陶沙昆村。他寫了一封介紹信交給他們說：「假如你們需要人幫忙，他可以支援你們。」

次日他們動身前往緬甸的第二大城市——曼德勒去，並在當地的復臨教會過夜。第二天早上，他們發現身上的錢只夠乘車到玻陶沙昆去，而無法到達莫哥提，但他們仍然決定兩人必須繼續往前行，而非折返。他們一大早就出發搭上公車，11點時到達了玻陶沙昆。中午時分他們又累又餓，但身上沒有半毛錢，他們試著前去找他們老師所說的那位親戚，一位村民把那人經營的餐廳所在位置指給他們看。他們走進了餐廳後，就將信件交給餐廳老闆看。他看了信之後便問：「你們吃過早餐了嗎？」他們回答說：「還沒有！」因此餐廳老闆便為他們預備了早餐。當他們用飯時，餐廳老闆問起他們公事包裡帶來的書籍，他看了書之後買了許多本。

餐廳老闆告訴他們可以坐計程車到莫哥提，但車子可能正在修理中。當他們吃完早餐打聽計程車的事時，得知車子剛修理完畢可以開了。一上車司機就問他們要去那裡，他們回答：「我們要去莫哥提推廣宗教書籍。」他問他們：「你們是基督徒嗎？」他們回答：「我們是。」

因他們在莫哥提沒有落腳的地方，司機表示願意把他們帶到他的老闆家住，那人和他們一樣也是基督徒，當他們下車要付車資時，司機卻分文不收，說道：「不用客氣！」，他們高興讚美上帝，暑假的工作使他們的獎學金有了著落，更重要的是——莫哥提村民家裡終於有了關於上帝的書籍。

主題：神蹟　孟孟泰　緬甸

不一樣的歌

APR 4月
24日

> 「愛我的，我也愛他；懇切尋求我的，必尋得見。」
> 箴言8：17

我從小在一個母親貪愛杯中物的家庭裡長大，她對於酒之外的任何事情都不在乎。某一天，我想要到一個能使我得到平安的地方，就跑到附近的復臨教會。但家人不允許8歲的我去教堂，所以他們逼我離家，把我趕出門。

離家後不久，我去了古帖雷斯市，和其他流落街頭的孩子終日廝混，要不了多久我就開始吸毒、酗酒。到了青少年時期，一位靈恩派的牧師邀請我上教會，雖然我喜歡上教堂，但我自認為吸毒的人根本不配當基督徒，而我也不可能擺脫得了毒癮。

我對自己的現況及未來感到絕望，有一天我走到了一間破房子裡，預備上吊結束自己的生命。此時突然間我聽到一陣歌聲傳來，於是我走到附近的教堂，問他們是否也聽見了我所聽到的歌聲。但他們完全沒有聽到，還認為我是個瘋子。離開那裡時，我聽到有聲音對我說：「孩子，我是你的上帝，此時我已除去你不道德的行為，並且赦免你一切的罪。我要你去傳福音。」

次日清晨我和靈恩派的朋友們道別，告訴他們上帝呼召我並對我有特別的計劃。幾天後，我去了一個大城市，開始傳講耶穌醫治和拯救的信息。最後我終於成了靈恩派的牧師，但過了一段時間，我得知安息天的道理，也求上帝幫助我更加明白它，然而為了工作問題，我沒有跟我的領袖們提起這件事。

我到處旅行，辦了很多場的巡迴佈道，但當我回到老家時，我發現上帝垂聽了我的禱告，我的兄弟們在守安息天。不久，復臨教會舉辦了一場佈道會，我和兄弟們一起受洗了。3年前，我當了文字佈道士。我最大的願望是得耶穌為我們預備的永生。我期待與讀者相見，希望我的見證能造福人。🎵

主題：重生

畢馬婁‧洛佩茲　墨西哥

與天使同行

> 「你們要小心,不可輕看這小子裡的一個;我告訴你們,他們的使者在天上,常見我天父的面。」馬太福音18:10

我聽到消息說,菲律賓復臨大學的科技學院正在招收工讀生,所以我便申請報名,努力抓住機會半工半讀。這對家境清寒的我而言是一個很好的機會,讀小學四年級時,我母親去世了,父親努力工作維持家計但也僅能糊口。

我帶著感恩的心入學了,在學校我遇到了文字佈道士安東尼奧,我專心聆聽他對我敘述,上帝如何多次幫助他解決我們認為不可能做到的事,當安東尼奧詢問我去做文字佈道士的意願時,我感謝上帝願意給我機會讓我試一試。

我預備去班加市政府大樓推廣書,這時身上大約有50比索(約美金1元)。我上了公車,司機的妻子是售票員,到班加市的單程車票票價是15比索。在班加市時,一位老人向我討5比索坐車去科羅納達爾市,我知道他的車票是15比索,所以我給了他20比索,只留下自己回程的車資,令我驚訝的是那老人把15比索還給我,只拿了他所求的5比索。好像上帝因我同情老人而獎賞我。

我成功地在市政府大樓推廣書,當我預備回家時,剛好坐上的公車是早上來時搭的同一班車,售票員是同一位婦人,她記得我早上坐過她的車,她問我:「你的同伴們呢?早上有7個人,你們都穿白色的制服。」

這是同一天當中我第二次感到驚訝。沒錯,我是穿了白襯衫配黑長褲,但我是獨自一人旅行。我告訴她:「沒有其他人和我一起旅行。」她以懷疑的眼神看著我,我曾聽過別人在傳福音時遇到這種經歷,我確定是上帝差遣了天使與我同行。「天使將伴隨著你,並為你預備道路。」──懷愛倫著,《文字佈道指南》,第16頁。直至今天我依然全心信靠主,也仍然是忠心全職的文字佈道士。

主題:保護
賀娜妮‧莫墨 菲律賓

126

醫好傷心的人

「主耶和華的靈在我身上；……差遣我醫好傷心的人。」
以賽亞書61：1

　　某天我到千里達南部的聖費爾南多鎮拜訪，我站在一間屋子的大門外向裡面的人打招呼，好讓他們知道我的到來。之後，我聽到屋內傳來微弱的聲音說：「請進，請進。」回應的那個聲音聽起來像是因痛苦而呻吟著。進門後，我高聲說自己是「家庭健康教育服務中心」的代表，是前來拜訪的。不料當我靠近臥房時，我發現出聲回應我的老婦人──莫里太太，整個人正因疼痛而呻吟著。過去我曾經當過護理人員，依我的經驗，我立刻察覺到那是因為莫里太太是糖尿病患者的緣故，膿從她的腳趾上的傷口滲出來。我立刻上前安慰她，並且為她禱告、清潔她的腳趾。

　　醫藥佈道工作與文字佈道工作是可以相輔相成的。這時我為莫里太太所做的事比大力推廣書更為重要。道別前，我再次為她禱告，求上帝消除她的疼痛和醫治她的腳趾。她向我道謝說：「上帝今日為我差遣了天使。」

　　次日，我再度前去探望她時，她說昨天我離開15分鐘後，疼痛就消除了，雖然還曾有些間歇性的疼痛。我繼續去探望她，當我們成為朋友時，她有時會提起她那一天到晚酒醉吵鬧的丈夫，鄰居稱他為「村裡的酒鬼」。我跟她一起為她的丈夫禱告，當我問她是否要查經時，她同意了。於是每個星期日傍晚，我會和一位弟兄前來拜訪她，在她的走廊上跟她查經，她的丈夫始終沒有加入查經，但後來我們得知他其實坐在廚房聽我們查經。

　　最後，莫里先生變得沉默寡言，不再喧鬧醉酒，也把酒戒了。鄰居們都訝異他的轉變，想知道究竟是什麼改變了他。當莫里太太要求受洗時，令我們感到驚訝的是，雖然她的丈夫從頭到尾沒有一次和我們坐在一起查經，但是他所知道的卻和妻子一樣多，也決定要受洗。受洗當天，他帶了一條毛巾和換洗的衣服跟妻子一起受洗，將醫藥佈道與文字佈道相結合其實就是仿傚耶穌的傳道方法。🙂

主題：相遇

派翠夏・朱巴　千里達

APR 4月
27 日

在神沒有難成的事！

「主耶和華啊，你曾用大能和伸出來的膀臂創造天地，在你沒有難成的事。」耶利米書32：17

　　我的父親是伊斯蘭教的宗教領袖，所以我從小生長在回教的家庭裡。當我選擇成為基督徒時，家人與我斷絕關係。當我結婚時，父母親甚至拒絕收下親家的聘禮，因我已經遭到家人的排擠。但《聖經》告訴我在上帝沒有難成的事，我相信上帝有祂偉大的計劃，祂會幫助我們度過生活的難關。

　　當了文字佈道士之後，我在生命中經歷了許多神蹟。過去因個性內向害羞，不敢在公開場合講話，但今天我可以跟任何人甚至在眾人面前開口講話。

　　某天，我到軍營去推廣書，軍人看到我便問我的公事包裡裝了什麼東西。當我介紹完我的書時，他們卻要我免費把那些書送給他們。我客氣地向他們說明書的成本和我拜訪各地必須支出的交通費，希望他們多少能付一些錢，我也解釋這些書對他們個人生活的好處，其中一位軍人說：「假如你真是上帝的僕人，為何不馬上行個神蹟給我們看？」這話引起了我們之間熱烈的討論。之後，我把《善惡之爭》送給了那位軍人。過了3天，我回到軍營和同一位軍人見面時，他告訴我所有的軍人都要買一本《善惡之爭》。

　　上帝甚至帶領我到清真寺推廣書，有位教宗教領袖向我買書，還有另一群人在一座清真寺看了書之後，為了避免困擾要求我到安全地點方便他們的朋友幫他們買書。另外更有一次，是一些穆斯林的領袖向我買了書，他們的見證成為我的鼓勵，他們告訴我說：「你們是良善的人，你們的書對我們幫助很大！」有一些人甚至說：「我們會付錢買下這些書，但首先我們希望你們能為我們禱告。」當我把這些事轉告牧師和出版社主管時，他們樂意前往為穆斯林領袖禱告。沒錯！在上帝確實沒有難成的事，因上帝的恩典使我大蒙賜福。

主題：引導

菲里·辛巴　坦尚尼亞

傳播福音的種子（上）

「耶和華說：我知道我向你們所懷的意念……不是降災禍
的意念，要叫你們末後有指望。」耶利米書29：11

　　大約20世紀中葉時，慕沙出生在奈及利亞，一個信奉伊斯蘭教的家庭中。
他的誕生帶給家人歡樂，因為根據猶羅巴族人的傳統，族人相信男性可以傳宗
接代，而女性則因為與其他民族通婚而失去了本族的身分。

　　慕沙的父親要他成為伊斯蘭教的學者，同時也要他接受西方教育。因此，
慕沙週末上伊斯蘭學校的課程，週日則到基督教小學去學習。不久後，他就可
以用熟記的《可蘭經》一天禱告5次，身為穆斯林他忠心遵守了禱告的規定。

　　慕沙在學業上的優異成績讓他得以進入了迦納大學攻讀農業系。他在這裡
認識了許多派系的基督教教會，後來他成為基督徒。某天，一位同樣主修農業
系，名叫達古的同學探訪了他，他是復臨信徒，樂於與他分享安息日的道理。
慕沙最初的反應是認為在哪一天守安息日並不重要。他的新朋友沒有和他爭
論，反而送給他兩本書，一本是解釋安息天的歷史，另一本是說明守星期日的
由來。達古吩咐慕沙以客觀的立場看這兩本書，看完之後，慕沙堅信第七日是
聖日。

　　慕沙立刻參加了復臨教會的校園學生團契，開始守安息天，達古仍然繼續
幫慕沙查經，在1977年慕沙受洗了。他看了《善惡之爭》之後，深深地覺得一
個人最重要的工作是分享書中的信息。但他要如何去作呢？這追尋答案的過程
卻是個奧秘。

主題：重生　翁瑙拉波・阿吉巴德　象牙海岸

傳播福音的種子（下）

「耶和華說：我知道我向你們所懷的意念……不是降災禍的意念，要叫你們末後有指望。」耶利米書29：11

看了《善惡之爭》之後，慕沙很想與別人分享，卻不知道如何做。這時，因他農業學士學位的要求，他必須寫一篇「化學混合物的比例如何影響稻米的生長」的論文。可惜的是，他的論文指導老師卻把稻秧弄死了，慕沙必須在暑假重做整個實驗，但他已沒有錢進行這實驗計劃。當他正為此苦惱時，他的朋友達古向他建議：「你可以像我一樣當一個半工的文字佈道士，那你就會有錢進行這實驗計劃了。」

慕沙認為這主意不錯，便由達古來訓練他。對慕沙來說文字佈道工作的確是傳福音既有趣又有效的方法。當他的課業接近尾聲時，他思考著：「我受了訓練從事農務，這種工作是任何信仰的人都可以做的，但只有上帝的餘民才能透過書報刊物去傳揚三天使的信息。既然只有少數的人當文字佈道士，我必須委身當文字佈道士，傳上帝的真理。」在他完成大學學業之後，慕沙就開始從事做全職的文字佈道工作。

慕沙的親戚對他的選擇感到不安。他們無法理解一個大學畢業生竟然選擇去賣書。很遺憾地，為了這個決定慕沙和親人間的關係漸行漸遠，但他不曾改變自己的初衷。這些年來，他做過文字佈道士、培訓員、聯會出版社主管、文字佈道神學院主任。他也當過復臨教會區會和聯會的行政主管。今天他是復臨教會在非洲中西分會的行政秘書。他的親人看見他所言所行的，他們所得的結論是——上帝與他同在！

我對慕沙很熟，因為我正是他本人。上帝永遠良善，永遠信實。上帝對你我的生命都有祂的計劃，祂要賜予我們希望和未來。🎧

主題：引導　奧瑠拉波・阿吉巴德　象牙海岸

海邊的相遇

APR 4月
30日

「此後，我看見另有一位……天使……從天降下……他大聲喊著說：巴比倫大城傾倒了！傾倒了！我又聽見從天上有聲音說：我的民哪，你們要從那城出來。」

啟示錄18：1-2，4

　　透過激勵人心的文字作品，我們大受鼓勵要利用每一個機會傳揚三天使的信息。羅馬尼亞的學生文字佈道士們，每年夏天都會在黑海的渡假村推廣書籍，成效非常良好，我們如此服事已經超過10年。除了分發書報及刊物，我們也會在從事佈道時加入健康的信息。

　　某天，我遇到一個來到這裡度假的家庭，他們很感激復臨教會的醫藥佈道團隊為他們量血壓和檢查體脂肪，他們買了一本保健的書和一本《善惡之爭》。我們得知這家人的一家之主正是一間規模很大的新教教會的行政主管，我們彼此聊得很愉快，牧師的妻子對《聖經》有高度的興趣，她問了許多問題，我們也鼓勵他們夫妻閱讀《善惡之爭》。

　　5年後，我們在提米什瓦拉舉辦了文字佈道宣傳活動，我們安息天時在教會作見證，鼓勵信徒來參與文字佈道。散會時，我站在門口歡送信徒，有一位臉龐掛著微笑的婦人走到我面前來，我立刻在腦海中努力回想，試著記起她是誰。她對我說：「安息天快樂！還記得我嗎？」

　　然後我想起來了，她是我在海灘遇到的人。我回答：「你是依比夫人嗎？我真是不敢相信。」

　　她回答：「沒錯，現在我與你同是主內的姐妹了，我一年前受洗成為復臨信徒。《善惡之爭》幫助我更加明白安息天的道理。起初我有一些疑問，但上帝帶領我進教會。」她要求我為她的丈夫和孩子們禱告，使他們也願意遵守《聖經》道理。

　　看到上帝大有能力的話感動、改變、領導人順從祂的旨意，有什麼喜樂能比這更大呢？真正的喜樂在於上帝的兒女回應了祂的呼召，在信仰中彼此聯合。

主題：重生　米哈伊·戈蘭　羅馬尼亞

Encountering God's Grace

藉著各式屬靈書刊，真理的亮光照遍邊疆地區那些沒機會聽到福音信息的人，
這是一種最蒙福的佈道工作，文字佈道士可以作主的助手，為真理的進展開闢門路。

5月 May

遇見神恩

365則來自全球各地
因神翻轉生命的故事

天使的服役

「天使豈不都是服役的靈、奉差遣為那將要承受救恩的人效力嗎？」希伯來書1：14

我以興奮的心情開始一天嶄新的文字佈道工作，但到了中午時，我卻連一本書都沒能推廣出去。既然沒錢吃午餐，我只好繼續工作等待上帝的供應。到了下午4點鐘依然沒有人理會我。我又倦又渴，於是就坐在長凳上思考到底發生了什麼事，也想知道晚上我該如何回到9英里外的家。

默想上帝的應許之後，我決定繼續工作直等到上帝幫忙我推廣一本書。大約6點鐘時，一位男士聽到敲門聲後應門。當我在自我介紹時，他卻完全不願意聽，我認為這是我唯一的希望，所以我就堅持講下去。他消失了，但回來時手中卻拿了一支槍，他對空鳴槍叫我閉嘴，我拔腿就跑。

我坐在公園決定今天到此為止，我該收工了。當我拖著沉重的步伐，緩緩地開始步行我那回程近9英里的路上時，我心中懷疑今天我在做這一切時，上帝究竟都到哪裡去了。

當我靠近薩卡巴市時，我看到一位婦人在裁縫店工作。我心中有莫名的感動，要走進她的店裡，去作今天最後一次的推廣。她很親切地聽我介紹健康和屬靈的書，她毫無猶豫地把全部的書都買了，離開裁縫店時，我滿心快樂，因為我總算有錢可以坐車回家。我深深感謝上帝的賜福，並且決定隔天回到原地感謝那婦人，到家後我睡得很安穩。次日，當我回去找那間裁縫店時卻找不到它，我問起那家店時，大家都說根本沒有這家店的存在，當地也沒人認識那婦人。

我當下領悟到，一定是天使接待了我，還買了我的書。我感謝上帝當天對此事的眷顧，使我經歷了神蹟，鼓勵我繼續當文字佈道士。

奮戰不懈，持續努力，上帝會幫助我們得勝，因為這是祂的工作。毫無疑問的，天使每天都在我們的身旁。

主題：介入　費德里科‧埃斯卡羅　玻利維亞

班尼的禱告

「你們作兒女的，要在主裡聽從父母，這是理所當然的。」以弗所書6：1

雖然芮妮和東尼在復臨教會的家庭長大，但他們已經很久沒有上教會了。透過介紹我跟他見了面，並且持續探訪他們將近一年。某星期二，我和小兒子班尼去拜訪他們，之前我們曾送過《彩圖聖經故事》和《聖經故事》給他們，現在他們正等待第二份訂單的第一部分書籍。

班尼拿著聖經動畫DVD交給他們時，我告訴他們：「你們的小孩子們一定會很喜愛這些影片的！」

在愉快的聊天中，我們分享了復臨教會的出版品如何幫助及帶領許多家庭因認識上帝而得福氣。我們再次鼓勵他們凡事將上帝居於首位。道別之前，我提議並邀請班尼為他們禱告。大家低著頭，班尼禱告說：「親愛的上帝，幫助這些孩子們趕快長高長大，並且聽從父母的話，絕不吵架和打架！」

禱告後，我看到上帝的靈在感動他們。芮妮問我：「他是怎麼知道要這樣禱告呢？我們的孩子們的確不太聽話，經常互相吵架和打架。」在我們親自遞送書籍和經常性的探訪之下，芮妮和東尼漸漸又開始上教會，也更靠近上帝。

我們讚美上帝，因為在我們的工作上，祂多次讓小孩子去提醒人們回轉歸向主，這使我想起「預言之靈」書籍中的一段話：「上帝的靈，必降在一般兒童的身上，使他們宣揚真理的事工上，作一番年長的工作者，所無法從事的工作……在世界歷史最後的幾幕出現之時，許多兒童與青年為真理所作的見證，必使許多人驚訝不已。……在不久的將來，許多的兒童必被上帝的靈所充滿，去做那時教會中年齡較長者，所不易成就的，向世人宣揚真理的工作。」——懷愛倫著，《復臨信徒的家庭》，第518頁。

小班尼的禱告真是適時又合宜。🔔

主題：回應禱告

喬．保拉　澳洲

我該如何找尋著這教會

MAY 5月
03日

「願頌讚歸與我們主耶穌基督的父上帝！祂在基督裡曾賜給我們天上各樣屬靈的福氣。」以弗所書1：3

　　某天，歐嘉在東俄羅斯的馬利諾夫卡收到一份禮物，那是她兒子將《善惡之爭》當成禮物送給她。反覆把書看了幾次後，她明白了許多真理，也知道自己的生命從此改變了。透過閱讀此書，她認識了復臨教會，知道他們是遵守十誡，也傳講耶穌復臨的道理。

　　歐嘉對這嶄新的生命感到興奮不已，但她不知道該到那裡去，才能找到復臨教會，在她認識的人當中，也沒有人見過復臨信徒。她決定登報：「我在尋找復臨教會，請回應！」接著，某天宗教局打電話告訴她，在這一區內沒有復臨教會，但距離馬利諾夫卡25英里（約40公里）外的瑞奇辛斯克有一所復臨教會。

　　歐嘉為這消息感到雀躍不已，次日便動身前往。她按地址一路找去，卻看不到任何教堂，人們告訴她很久以前教堂就遷移了，沒人知道它搬到何處。這消息真是令她欲哭無淚，她心想：「難道我就再沒有機會找到這教堂，學習更多的真理嗎？」

　　十分幸運地，在瑞奇辛斯克一位復臨信徒看到了歐嘉刊登的報紙廣告。他打電話問歐嘉尋找教會的目的。她回答說：「我看了《善惡之爭》，我想要好好的認識這個教會。」下一個安息日，歐嘉帶著正確的地址回到瑞奇辛斯克和復臨信徒們一起敬拜。她和她家人們的生活就此改變了，因歐嘉開始跟每個人分享耶穌和她的復臨信息。

　　歐嘉是第一位受洗的人，接下來她的女兒斯維拉納、姐妹莉蒂、鄰居納德達、孫女卡亞、姪女瑪莎也跟著她加入主的大家庭，安息天有7個大人和3個小孩在歐嘉的家裡聚會，歐嘉的孫女卡亞在暑假當了文字佈道士，當人們看了《善惡之爭》，上帝就有機會改變他們的生命。

主題：引導

拉瑞莎‧卡拉維　俄羅斯

「你的朋友在那裡？」

「因我所屬所事奉的上帝，祂的使者昨夜站在我旁邊。」
使徒行傳27：23

又是另一天的文字佈道工作。2010年暑假的安排即將告一段落，時間過得很快，但這一天到了中午時分我還沒有賣出一本書。雖然有些累，但我決定繼續工作。當我敲門時，剛開始並沒有人出來應門，我再次敲門時，有一位和藹的男士來開門。我開口說：「先生，午安。我是來拜訪你的。」

他回答說：「請進。」他把我當朋友看待，這是好事。他邀請我坐扶手椅，我向他請安詢問他的情況。他解釋他剛才在休息，因他的腿有問題，在未康復之前有許多事都不能做。

我向他保證說：「不用擔心，不久你就會好起來，要慢慢來，不要給自己太多的壓力。」他鎮靜地回答：「沒錯，你講得有道理。」他起身拿了餅乾和巧克力牛奶招待我，這正是當下我想要的。他好像對我的來訪感到很高興，我發現他不喜歡獨自一個人在家，因此臨走前我答應他一定會再來看他。道別之前，我將一本《希望的兆頭》（Signs of Hope）送給他。

幾天後，我去拜訪他。他歡迎我並且問道：「你的朋友呢？」我告訴他我的朋友當天沒有跟我來。然後，我記得我的朋友在前一次的拜訪時也沒有和我在一起。他的問題令我感到驚訝不解，他到底看見誰站在我身旁和我在一起了？我沒有勇氣問他這件事。他再次邀請我到屋子裡面，我們聊了一會兒。

要離開時，我告訴他我無法再來拜訪他了。之前我留給他的一本書是幫助他更認識上帝，他表示感謝並且說他已經開始閱讀了。他說：「你和你的『朋友』又真誠又謙卑，我可以從你們的臉上看出來。」我為他的康復禱告後便道別了。

我相信那老人確信他所看到的「朋友」，應該是我的天使。現在我有信心每逢從事文字佈道工作時，一路上都有天使會護送我。這樣的相遇使我們體會到這工作是上帝所讚許的，還有天使同在的保證。

主題：相遇

伊維特·康朵瑞 南美洲

天國的伙伴

「若有聽見我聲音就開門的,我要進到他那裡去。」
啟示錄3:20

從1994年起,我就在戈馬復臨教會聚會。而我從1997年來迄今就一直擔任文字佈道士。信奉浸信會的丈夫起初不希望看到我拿著沉重的書到處走。但多次禱告之後,他明白了文字佈道的工作,認為它很崇高。我跟他分享一些書,例如《真正的安息天》(the True Sabbath)和《喜樂的泉源》。當復臨電台開始在戈馬運作時,他和我一起聽宗教節目,但他特別喜歡聽新聞和政治。

復臨電台的一位主持人在節目中提供美金1,000元做獎金,給任何能夠透過《聖經》經文來證明,說星期日才是真正的安息天。我的丈夫請他的牧師們翻閱並尋找,但他們辦不到。當聽眾被邀請在接下來的節目中針對挑戰做回應時,也沒有其他的牧師可以做到這一點。聽完節目後,我的丈夫才決定守真正的安息天,他在2012年受洗歸主。我花了18年的時間禱告,我的丈夫才接受安息天的道理,這要歸功於長時間的禱告,以及文字佈道跟電台節目的分享。

巴路古也是文字佈道和電台節目的受惠者,他向我買了一些書。當他看到其中一本書的主旨是在解釋安息天的道理時,他心裡感到不快,便把那本書放在一邊不再閱讀。不久後,我介紹他聽戈馬復臨教會「希望之聲」的電台節目,他同意了。某天,主持人在談論安息天,巴路古很注意聽,他想起我曾推薦給他的那本書,他把那本書重新找出來,仔細閱讀並將全書看完。接著,他打電話給我詢問起星期日敬拜的來源,我邀請他到復臨教會把他介紹給長老認識,經過一段時間的查經之後,巴路古決定要守安息天。

有人是在讀經時「聽見」上帝的聲音,有人則是聆聽講道或詩歌時「聽見」上帝的聲音。我為巴路古和我的丈夫因文字佈道和電台節目,而接受《聖經》道理感到高興,如今他們堅信上帝並擁有堅強的信仰。

主題:重生

瑪麗‧卡瓦雅 剛果民主共和國

138

我在這裡，請差遣我！

> 「我又聽見主的聲音說：『我可以差遣誰呢？』……
> 我說：『我在這裡，請差遣我！』」以賽亞書6：8

在1967年，我在墨西哥的塔巴斯科受洗，成為復臨信徒。一年後，我回應了上帝的呼召「我在這裡，請差遣我！」，成為一名文字佈道士，在整個塔巴斯科地區藉著書報傳福音。上帝賜予我好成績，使我能參加3次全國性的文字佈道會議。這是何等的福氣！

其中一個最可貴的經歷發生在另一個城鎮、一群來自其他教派的教友身上，這教會的信徒們向我訂了16套書籍，當我親自把書送去時，我卻感到非常失望，因那教會的牧師發了通知，禁止他的信徒們向我購買書籍。

我立刻祈求上帝幫助，隔天也禁食禱告。接著，上帝將解決此事的辦法指示我，祂使我想起了當地某旅館經理的名字。我很快地和他聯絡，他向我買了一套《尋寶》（Living Treasures），也把我推薦給他的朋友們。結果，我在很短的時間內，就把手邊這16套的書籍推廣給他們。「我們的天父有千種方法替我們安排一切，但我們一點也不知道。」——懷愛倫著，《健康之源》，第466頁。旅館經理成為我的朋友和常客，到今天他依然喜歡復臨信息，我相信將來總有一天他會在聖靈的感召下接受真理。

2009年時我已年屆63歲，做了32年的文字佈道工作之後退休了，但教會要我退而不休，於是我決定幫助其他文字佈道士的培訓工作。我非常喜愛這工作，上帝賜福給目前在訓練中的一批文字佈道士，使他們贏得「得勝者」的雅號。我們以「我在這裡，請差遣我！」的精神快樂地一起工作，到如今上帝都賜福我們。

主題：引導　維森特・裴瑞茲　墨西哥

真正的喜樂

「祂因那擺在前面的喜樂，就輕看羞辱，忍受了十字架的苦難，便坐在上帝寶座的右邊。」希伯來書12：2

6年前，我敲了欣蒂家的門。她是一位基督徒，想教導孩子們如何愛上帝並敬畏祂。她接下來連續幾個月都向我買了許多書，當我把最後一批書親自送到她家時，卻發現她的家已經人去樓空，連鄰居也不知道她的下落。

一年後，一次巧合的經歷讓我無意中找到她的住處，便前往拜訪她。眼前的欣蒂已截然不同了。她的丈夫與另一名年輕女性有了外遇，背棄了她和孩子。不僅如此，欣蒂目前是失業狀態，房東要把她趕出去，因她兩個月未付房租了。她說：「我真的不曉得我是否還能相信上帝。我今天早上翻遍了食物櫥為孩子們預備午餐，可是卻找不到半點東西。上帝為何會讓這種事發生在祂的兒女身上呢？」

我不知道該如何回答她，看到她的痛苦和難處我感同身受。接下來的2小時，我用上帝的應許不斷地安慰她，我告訴她我不知道為何這些事會發生，但上帝必定了解她所遭遇的一切。我向她保證假如她信靠上帝，上帝必能幫助她度過難關。

我把少年時的見證和她分享，告訴她《歷代願望》如何帶領我到十字架跟前。我說：「開始看這本書時我沒什麼興趣，但看到了第78章『髑髏地』時，我的心就軟化了。」我為欣蒂禱告，次日折返她家，把《歷代願望》送給她。接下來幾個星期我去了別的地方，等我回來再去拜訪她時，她的家已人去樓空了。

過了幾年，每次我經過她的社區時，我都會在心裡禱告：「上帝啊，與欣蒂同在。」不久前，我受邀在一處復臨教會講道，當我從教堂走廊的另一頭走過來時，聽見有人呼喚我的名字，我四處張望，我聽見有人說：「強納森，是我呀，我是欣蒂！」這真是感人的一刻！她說：「我在這所復臨教會受洗了，孩子們也和我一起在教會裡。沒錯，正如你所講的，我開始看《歷代願望》時並不感興趣，但現在它是我最喜歡的其中一本書。學習認識耶穌使我的生命改變了。」每當我灰心沮喪時，只要想到欣蒂能在耶穌裡得著真正的喜樂，以及她對我說過的話，我便會展顏微笑。你的喜樂是什麼呢？

主題：重生

強納森‧奇塔　加拿大

心的改變

「你求告我，我就應允你，並將你所不知道、又大又難的
事指示你。」耶利米書33：3

　　我和蘇莉莫尼一起挨家挨戶推廣著書籍。雖然整個過程中我們都不斷地為
工作禱告，但一個早上下來成績還是不太理想，所以我們更迫切地祈求上帝幫
助。大約在下午4點鐘，當我們敲一戶人家的門時，一位抱著嬰孩的婦女出來
應門，我們向她介紹我們是「家庭健康教育服務中心」的員工，她請我們進去
她的屋子。

　　我把印度語版本的健康雜誌介紹給她，她對此非常有興趣也很喜歡，但她
說：「先生，雖然我喜歡這雜誌，但是我無法決定要不要訂購，因為家裡是我
丈夫賺錢養家，並把錢寄給我用，在購買之前，我必須先問過他。」我很感謝
她花時間招待我們，便送一些免費的書給她，並且問她是否容許我們為她的家
人禱告，她欣然答應了。

　　我們拿了公事包朝門走去，正要離開她的家時，她把我們叫住說：「請
等一等，我決定要訂那一本雜誌！」我們讚美上帝，讓我們經歷了聖靈的力量
感動那婦人買了雜誌。當我們為人禱告時，聖靈就有機會會直接感動人心。身為
文字佈道士我們經常親眼見證禱告帶來的改變。懷愛倫的話：「真誠正直的道
路，並不是一條沒有阻礙的路。不過在每次困難中，要看為是在呼喚我們作禱
告。」——懷愛倫著，《歷代願望》，第677頁。在種種的原因下我們整天禱
告，愈靠近上帝，所行的事就愈成功。如同雅各書4：8的應許能激勵人心：
「你們親近上帝，上帝必親近你們。」我們邀請你，和全球約5萬名文字佈道
士一起領受這經文的福氣。

主題：介入

奧古斯丁・丹尼爾　印度

常存的果子

「不是你們揀選了我，是我揀選了你們，並且分派你們去結果子，叫你們的果子常存。」約翰福音15：16

　　大約在1998年6月時，有一位文字佈道士來拜訪我，從那時起我便開始閱讀《時兆》雜誌。這是我第一次接觸復臨教會，那位文字佈道士後來每個月都會來探訪我，誠懇細心地傾聽我生活上的煩憂。我得知她住在我家附近，我們也成為好朋友，她邀請我查經，我們開始每個月一次在我家裡查經。不久她告訴我：「我們的佈道所最近在整修，現在工程已經完畢了，你要不要跟我一起去教會？」我猶豫一下，但我覺得有上帝在支持鼓勵我，所以我就跟她一起去了。經過多次的查經和禱告，我在2001年受洗，開始過基督徒的新生活。

　　那段時間我的婆婆得了失智症。每當安息天的聚會完畢時，我必須儘快趕回家照顧她。後來我帶著她一起參加聚會，直到她在2005年去世為止。當我丈夫在2007年退休後，我有更多的時間擔任教會更多的服事工作，例如當女執事。但每次我因忙於執事的工作遲歸時，我的丈夫就很不高興，連吃飯的氣氛也變得尷尬。我認為上帝在這事上的旨意是要我把家顧好，讓它成為一個既溫暖又快樂的地方，所以我辭了女執事的工作。

　　然而，我依然要事奉耶穌，我向祂禱告：「上帝，若是你的旨意，請讓我成為一個文字佈道士，因為我是經由文字佈道士的帶領來認識你的。」

　　上帝啟示我去讀約翰福音15：16。我開始從事文字佈道事工，在社區推廣書報，我非常喜愛這份工作，我每天都會禱告，在我每天工作所遇到的許多人當中，我能夠得著「常存的果子」。

主題：重生

關谷紀子　日本

苦難變成福惠

> 「我所說的是我不明白的；這些事太奇妙，是我不知道的。」約伯記42：3

在1992年，我感受到上帝呼召我成為文字佈道士，與出版社副主管商量後，我便參與了文字佈道的培訓。

我帶著勇氣和信心展開了我的新工作，深信是聖靈在帶領文字佈道事工。在超過20位資深文字佈道士之中，我第一週的銷售成績就名列第2，第二週就拿下冠軍。記得那週末回家時我真是興奮不已，我作見證讚美上帝。隔週星期一上班時，我非常相信這一週會比前兩次得到更佳的成績。

到了星期五時，我卻發現我只推廣了一些雜誌和2本精簡版的《善惡之爭》。我的心情頓時像被澆了一盆冷水，現實使我清醒過來，我不禁想著，往後每一週都會是如此結果嗎？

因推廣成果實在不理想，我決定就此放棄文字佈道工作。我的工作夥伴中有一位累積了15年的文字佈道經驗，他以充滿智慧的言語勸我：「難道你只求在佈道事工上永遠一帆風順，沒有挑戰嗎？文字佈道工作是由血汗和淚水組成的。」

我明白他的意思，便決定繼續文字佈道的工作。接下來幾年中，銷售成績即便時好時壞，但我都得到了福氣。每逢灰心時，我就想到同事的一席話。我繼續工作，也當過幾個小組的領隊，也訂定了遠大的目標。我在文字佈道工作上結識我的妻子，後來自己也蓋了房子，用工作賺來的一些積蓄，繼續深造讀神學。

現在我當了里約熱內盧區會出版社的主管，每逢我遇到困難和挑戰時，我就記起那智慧的勸勉。那個星期五成為我工作上領受最多福氣的一天，我學到困難也可以變為福氣。無論你的工作領域為何，在各行各業中遇到困難和挑戰時，記得上帝會把苦難變成福氣。

主題：引導

弗列維歐・蘇薩　巴西

143

神的道路最美好

「凡我所疼愛的，我就責備管教他；所以你要發熱心，也要悔改。」啟示錄3：19

我永遠記得那影響我一生的日子。我其中一位顧客請求我幫他買進一些書籍，但那些書不是復臨出版社印刷的書籍。過去我經常做這樣的事，雖然我明白「預言之靈」的勸導是——既然復臨教會對文字佈道有明確的使命，就不要浪費時間去推廣非復臨教會的書籍。但是那天我仍然去了那間商業書局，買了我客戶指定的書，並計劃以一倍的價錢賣給我的客戶。當我見到我的客戶時，他和信徒們正在敬拜，在他的邀請下我便參與了。

幾分鐘後，有一些信徒開始說出如先知警告的信息。坐在我旁邊的客戶是我唯一認識的人，但有一位和我互不認識的婦人卻突然叫了我的名字，告誡我務必要停止在工作中圖謀暴利，她轉述上帝的警告，假如我對這警告掩耳不聽，我或許照樣會賺到錢，但可能無法領受這些錢帶來的益處。我被弄得不好意思，但自我安慰認為其他的信徒不會知道她在指誰。散會後，我立刻質問那婦人為何她要講那一番話。她很訝異，呆呆地看著我，否認她曾經針對我講過任何話。

聚會後，我想著原本計劃要提高一倍價錢賣書的事時，突然記起以賽亞書55：8耶和華的話：「我的道路非同你們的道路。」那一刻，我認清自己做了一項錯誤的決定。上帝在呼喊我立刻聽從祂，我必須按照一般正常的利潤去推廣那些書。

我從這奇妙的經歷中學習了重要的功課。我必須在工作中摒除一切的自私和貪婪。當下我決定即便利潤有限，我也要按規矩推廣書，並且拒絕其他利益的誘惑，不再兼差。上帝的道路最美好，我為上帝的責備而感謝祂。🔖

主題：介入

伊羅莫瑟莉·厄哈諾魯 奈及利亞

書報的功效

> 「神的道是活潑的，是有功效的……連心中的思念和主意都能辨明。」希伯來書4：12

　　挨家挨戶推廣書藉和刊物是我生命中最好的經歷。某天，我和蘿絲姐妹在馬來西亞的沙巴挨家挨戶推廣書，其中有一戶人家只有一位少女在家裡，我們也向她推廣書，但她手邊沒有錢可以購買。道別前，我送一些免費的單張給她，也給她一張卡幫她報名「希望之聲」的《聖經》函授課程。起初她拒絕，但當我說明是免費時，她欣然在申請卡上簽了名。那天我們探訪了那村莊附近的每一戶人間，大大小小的書都銷售一空，我們讚美上帝。

　　然而這段經歷並非就此結束，最有趣的事發生在22年之後。某安息天，我拜訪一個村莊的復臨教會，並在那天講道時鼓勵教友成為文字佈道士。講題是有關書報的功效，我分享上帝如何帶領我和那些書報引領人來歸主，也分享上帝如何差遣天使幫助我。證道結束時，一位婦人起立說道：「我百分之百相信出版社主管所講有關書報功效的話，因為我自己在少女時期便親身經歷過了。一位年輕的婦人拜訪了我們的村莊，送我免費的單張，也幫我註冊《聖經》函授課程。起初我拒絕了，因為我沒有錢可以支付這些，但當她說明是免費時，我欣然接受了。因為這樣我才得到真理，也因為文字佈道士我今天才能站在這裡。」

　　我記得這段往事，也想起了這位少女。當我見到昔日那少女如今已經長大成人，並且事奉上帝時，我心中的快樂真是言語無法形容。我再次起立，聲稱我清楚記得那天所發生的事，我告訴他們：「那天幫你註冊《聖經》函授課程的人，就是我！」我們能重逢真是無比喜樂，我知道天庭也在歡呼。我們必須帶領更多人到天國，出去分發書報、單張、《聖經》函授課程，把福音傳給每個人。🔖

主題：重生

嘉碧‧歐荀　馬來西亞

返回原路

「祂……為自己的名引導我走義路。」詩篇23：3

　　當我的阿姨在2006年去世時，她留下《歷代願望》給我，我把它當作讀經的參考書，這本書讓我更加殷勤的禱告，也更渴求上帝的聖言。我原本在一所小教會裡聚會，但我很想知道其他基督徒在做什麼，因此我開始到處尋找心目中理想的教會。同時我也跟朋友們分享《歷代願望》，他們很喜歡這本書，但我們不知道該到哪裡和向誰購買，所以就先影印好部分內容，讓大家能得到可貴的信息。

　　時間過得很快，有一股力量叫我繼續尋找理想的教會。某天，我教會的一位領袖告訴我不應該再這樣做，因為尊敬他，我就決定不再尋找了。接著，某天當我到馬尼拉復臨醫院辦事時，才知道原來懷愛倫是一位復臨教會的作者，這使我想起我對《歷代願望》這本書的喜愛。

　　回到碧瑤市時，上帝領導我和朋友們一起查經。我們經常去瑪莎夫人的家查經，她是我們的教會領袖之一。我們一群人圍著桌子研究，若她的兒子在家，我們就移到另一間房間。某一次移位置時，我注意到懷愛倫的一本書《早期著作》放在旁邊的桌子上。後來，我們這小組就開始一起討論這本書。

　　有一天，我看到《健康與家庭》雜誌年刊的裝訂冊。一問之下才知道瑪莎夫人的媳婦是復臨教會的文字佈道士。某天，當我跟瑪莎夫人在討論懷愛倫的著作時，艾蜜走進來，當她發現我對懷愛倫的著作有興趣時，她邀請我參加健康研習會，雖然我參加時，健康研習會已進行了一半，但它幫助我始終追隨著耶穌。我在2011年受洗加入了復臨教會。

　　成為復臨信徒後，選擇成為文字佈道士對我而言是很自然的一步，我雖然兜了一圈，但最終還是返回原路，我對上帝的引導賜福而感謝祂。

主題：引導 譚艾美 菲律賓

在酒吧推廣書

「早晨要撒你的種，晚上也不要歇你的手，因為你不知道哪一樣發旺；或是早撒的，或是晚撒的，或是兩樣都好。」傳道書11：6

　　某一週，我受了感動前往孟古機場的國家航空署推廣書。經過不斷地禱告和預備，我開始在機場向身邊形形色色的人推廣書。有一次正在和一位顧客介紹時，被一位年輕人打斷說：「先生，那邊有人想見你。」介紹完畢後，我跟隨那年輕人，一路走到酒吧去，他向我指了指想見我的人，之後便離開了。

　　在酒吧裡聲明想要見我的是瓦拉先生，遇到他時他正在喝酒。於是我的態度轉趨冷淡，我向他介紹了一本健康方面的書，而他很快就買下了。當我正預備要離開時，他把我叫住，令我吃驚的是他接下來問我：「先生，這就是你所有的書籍嗎？」

　　我因低估了這男士對書的喜愛程度而自覺羞愧和內疚。在調整了心態後，我趕緊把《聖經故事叢書》介紹給他。他馬上訂了一套，而我在第二天便將書送去他家。從此之後，他買了復臨教會大部分的書。每次到他家送書時，便看到這些書，他說他的家人也會閱讀這些書，雖然他們是別間教會的信徒。

　　那天我從機場回家時，我不斷反覆問自己：「若當天沒有去這地方會有怎樣的結果？若自覺自己太聖潔，而沒有選擇進酒吧去見客戶會帶來怎樣的結果？若向他推廣了一本書就離開而他沒有把我叫住，又會發生什麼事？」自從那天以後，我經常思考這一連串的問題。

　　懷愛倫的話：「有許多地方是傳道人的聲音所不能及的，唯有本會的出版物。」──懷愛倫著，《文字佈道指南》，第9頁，2002年版。我禱告自己永遠跟隨上帝的引導，甚至踏進有些人視為「不聖潔」的場所，把福音傳給每個人，即便是那些不被視為是尋求真理的人。

主題：相遇　馬努凱恩巴瓦・西圖貝托　尚比亞

147

新任的管風琴師

「所以你們要往岔路口上去，凡遇見的，都召來赴席。」
馬太福音22：9

某天，我在一個叫斯普林菲爾德的地區推廣書，斯普林菲爾德位於牙買加的蒙特哥貝市南方15英里處。我曾經探訪過當地的一所學校好幾次，向該校一些老師推廣書，但我卻沒有注意到有一位我未曾接觸過的老師，一直在注意我的到訪。

某天，當我走進校園時，她叫住我說：「我注意到你每次來拜訪都只見別的老師，卻不來找我，我想知道你在推廣什麼？」我立刻給她看我所帶來的書，她說：「我要有五線譜的詩歌本，我在浸信會彈奏管風琴。」接下來她所講的話引起我的注意，她說：「聖靈感動我，我想要參加安息天教會的敬拜。」我毫不猶豫地邀請她到最近的一所復臨教會，並且答應她我會在那裡等她。

那安息天我期望見到她，但她沒有出現，我心裡有些失望。接下來的安息天，我又再度回到我和她提過的復臨教會去等她。到了10點鐘，我想我應該找司機去接她來教會，我找了一位願意開車帶我去她家的司機，我們把車停在柵欄門前，喊著她的名字，她的兒子通知她外面有一位婦人要見她。當她往外看發現是我時，她說：「我一會兒就來。」她很快就預備好跟我們到教堂。

自從第一個安息天到復臨教會之後，她便持續地定期赴會，和教友一起敬拜、團契、交通。今天她和她的女兒都受洗成為餘民教會的信徒了，她在復臨教會專門負責彈奏管風琴。

文字佈道士是上帝的代理人，把真理之光傳給人。透過書報和邀請，我們把人帶到教會裡來，他們的生命便能有所轉變，使他們預備好迎接上帝的國度。讓我們記得熱忱招待帶來的影響力，大方邀請人來到上帝的家中，領受上帝聖言的筵席。

主題：重生

安娜‧勞倫斯　牙買加

148

服事傳道人

「念這書上預言的和那些聽見又遵守其中所記載的，都是有福的，因為日期近了。」啟示錄1：3

對於南非約翰尼斯堡當地的復臨信徒而言，教會租借某處場地來當作聚會場所之用是很常見的事，伊芙・斯霍就是在這樣的一間教堂敬拜上帝，那就是座落在伊奧威爾的山景復臨教堂。

伊芙是一位文字佈道士兼約翰尼斯堡中部的小組領隊，她認為去服事租借場地的牧師是一個傳福音的契機。她回憶道：「當復臨教會在舉辦祈禱週時，牧師看過她展示的書籍，他還訂購了《但以理揭露未來》（Daniel Reveals the Future），《未來要發生的事》（Revelation of Things to Come），和《暴風雨中的平安》（Peace Above the Storm）等書。」

一個安息天早上，那位牧師來到我們的教堂，而當時安息日學教員正在他的辦公室附近分享學課的內容，伊芙回憶當時的情景，描述說：「為了能聽到學員們之間的討論，牧師將他的門半開著。」分享結束時，牧師向伊芙要了一本他們使用的學課，因他對小組所研究的內容非常感興趣，「他甚至希望能在我帶領學員研究學課之前，就馬上給他一本。」

自那時起，那位牧師開始修讀「時兆之聲」的《聖經》函授課程，他也邀請伊芙協助他的信徒們查經。伊芙發現牧師的大部分信徒都講法文時，她把這一件事告訴當地的復臨教會領袖們，他們也協助她取得了許多法文的研經教材。

伊芙為這一切讚美上帝，因聖靈引導這牧師更認識《聖經》，也令她順利取得法文的研經材料給牧師和他的信徒。我們誠心禱告，但願這位牧師將來會接受和遵守他所研究的道理。

主題：**相遇** 基甫特・姆文巴 南非

神掌握時機

「你們尋求我，若專心尋求我，就必尋見。」耶利米書29：13

　　某天，我受感動要去帕帕庫拉的某處街道推廣書，但出發前我感覺到自己必須先閱讀《今天明天與你》（Today, Tomorrow, and You）的第40頁。之後，我便前往這條街的某一地區工作，並且決定隔天才完成整個地區的推廣。次日，有一位婦人邀請我進到她家，並且渴望地聽我介紹《家庭醫療照顧叢書》(the Family Medical Case Series)。她對這些書的內容非常感興趣。

　　之後，我向她推薦《今天明天與你》。當我把書遞給她時，有一個微小的聲音似乎在告訴我說：「你的機會來了！」婦人仔細地看著書，在翻閱時給了一些好的評價。當我問她我是否可以讀一段給她聽時，她同意了。我翻到第39頁並且讀到第40頁，這一段就是前天我所讀的。

　　讀完了之後，我向她介紹其他的書籍。她每一本都非常喜歡，最後她決定訂購含光碟的《家庭醫療照顧叢書》、《今天明天與你》、《山姆叢書》(the Sammy Series)1－8冊、《孩子成長須知》(Everything a Growing Child Should Know)、《教養孩子》(Train Up a Child)、《你是青年人》(So You're a Teenager)、《紓緩青年人壓力》(Cooling Down Teen Street)、《減少壓力》(Less Stress)、《家庭聖經》等等。

　　當我在填寫訂單時，她作了評語說：「今天你的到訪很微妙，今天早上我正在禱告，希望有人能到我家來介紹如何教養孩子的書，結果你就出現了！」我很高興地向她表示，不僅僅她的禱告蒙垂聽，我告訴她前天我受感動去看了《今天明天與你》第40頁，也就是我先前讀給她聽的內容。

　　當我填完訂單、確認所購買的書籍之後，我問她是否可以和她一起禱告，她也同意了。我對於上帝一路引導我認識她而讚美祂，如此可以滿足她的需要，同時上帝也垂聽了她的禱告。雖然我們不常了解祂的旨意，但是上帝掌握的時機確實是出人意外的。

主題：回應禱告

羅斯・大衛森　紐西蘭

在沙上寫字

「耶穌就直起腰來，對她說：『婦人，那些人在哪裡呢？沒有人定你的罪嗎？』」她說：『主啊，沒有。』耶穌說：『我也不定你的罪。去吧，從此不要再犯罪了！』」

約翰福音8：10－11

　　當我和奧列格弟兄兩人，一起拜訪斯達拉亞村莊的消防局時，有兩位員工出來接待歡迎我們。我們以「生命源頭出版社」員工的身分向他們作自我介紹，聊了一會兒之後，他們帶我們去見在院子裡的主管們。我們向他們推廣書，雖然他們很喜歡那些書，但是當下他們手邊沒有錢購買。

　　我們回頭去找那兩位員工，祈求上帝的引導。我們在消防員訓練模擬器材附近找到了他們，我們聊到有關模擬器的事。之後，我們談到我們剛剛給他們的單張。接下來，其中一位消防員尤里告訴我們這一則故事。

　　尤里過去時常酗酒，某一天晚上，他夢到他出現在犯姦淫婦人被帶到耶穌面前受懲罰的場合。他看到耶穌用手在沙子上寫字，控告婦人的那些人安靜地離開，他聽到耶穌對婦人說：「我也不定你的罪。去吧，從此不要再犯罪了！」

　　當尤里醒來時，他把妻子叫醒，要她把家裡的《聖經》找出來。她表示像尤里那樣的罪人不配讀《聖經》，但尤里不理會她。隨後尤里在約翰福音8：1－11找到他夢中的故事。當他在讀這故事時，彷彿覺得有燃燒的箭刺穿他的胸膛，上帝用同樣的話對他說話，從此之後，尤里不再喝酒了，並且按時地讀經。他說《聖經》徹底翻轉了他的生活，縱然那裡面仍有許多他不了解的內容和含意。

　　我向他建議用查經來明白所讀的，他同意了。之後，他也開始閱讀《善惡之爭》。我們現今還無法知道尤里故事最後的結局，但我們感謝上帝指示我們認識了尤里。

主題：引導　費奧多・玻琳傑柯　烏克蘭

與上帝的成就（上）

「我曾尋求耶和華，祂就應允我，救我脫離了一切的恐懼。」詩篇34：4

在我們進行暑期宣傳活動期間，某個星期天的早上，來自西玻利維亞的出版社經理瓜貝托主講早靈修，向我們發出一項名為「7天的力量」的挑戰。如果我們能在7天內銷售49本書，就可以得一套全新的西裝。

我很需要一套西裝，並且相信能達到目標。我禱告說：「主啊，我不但要達到目標，而且要超越它。」

第1天推廣時我只賣出了一本書，當下我感到很灰心，認為這挑戰是不可能達成，我肯定會失敗了。第2二天睡醒時，我祈求上帝幫助，信心滿滿的出去工作。這次上帝行了神蹟，賜給我遠遠超過我期望的成果，到了中午，不過一個早上我就把所帶來的書都推廣出去了，我甚至必須回到住處去取更多的書。那天太陽下山時，我一共推廣了16本書。我欣喜若狂，在喜悦中我跪下感謝上帝的賜福。前天我推廣不出去的書，當天也一併都銷售一空了。

第3天我再度祈求上帝幫助。在靈修報告時，我得知自己的銷售表現是名列前矛的，這令我非常興奮，我知道上帝與我同在。這一天上帝再次向我彰顯祂的力量，好像我只要提著公事包和運送書而已，書就自動推廣出去了。這一天收工時我總共推廣了21本書，真神奇！

到了第6天，我的名字依然被列在最佳銷售員的名單之內，這同樣令我高興莫名。這天我祈禱，期待有另一個好的表現。牧師報告説第7天是星期一，那天也是最後的期限，他們會在隔天星期二時頒贈新的西裝。我滿心快樂地去工作，上帝繼續賜福予我。當天晚上計算自己的銷售成績時，在6天內一共賣了47本書，你無法想像那時我有多麼高興，我跪下，為這一切的成功感謝上帝賜福。🙏

主題：神蹟　艾倫・里奎波　玻利維亞

與上帝的成就（下）

「務要在主面前自卑，主就必叫你們升高。」雅各書4：10

　　星期一是「7天的力量」挑戰的第7日。不像之前的幾天，我醒來時信心滿滿，因為我只要再賣2本書就能達成目標。我心中起了驕傲，我忘記了上帝，也沒有作禱告，滿腦子只想著我為了推廣47本書所付出的努力，以及那套即將到手的西裝，完全不想尋求上帝的幫助。我視自己為中心，自我誇耀，認為無人比我更強。

　　我相信自己的聰明才智，帶著滿腹驕傲的心去工作。那天早上我成功推廣了一本書，這意謂著我只差那麼一本書就能輕易達成49本的目標。但出乎我意料之外，整個下午竟然一本書都沒能賣出去，每個人都拒絕跟我買書，我感覺糟透了。時間分分秒秒過去了，就快接近6點鐘，這時幾乎所有辦公室都準備打烊了，我坐在長凳上，自嘆自憐了起來。

　　於是那一刻我想到上帝，想到我的自私和驕傲。我開始禱告懺悔求饒恕，因我完全忘了那一週是上帝為我行的神蹟，我祈求上帝能再給我一次機會。當我睜開眼睛時，我注意到附近有一間銀行就快關門了，我趕緊走進去，看到第一間辦公室就停下來，我向一位男士介紹3本書，他問我：「你還有其他的書嗎？」我把其他的書也給他看，他說：「全部的書我都要。」我訝異得說不出話來，彷彿在做夢一般。簽了訂單之後，我滿心快樂地離開銀行，並且告訴上帝：「上帝，謝謝你，從此以後我再也不敢不理睬你了！」

　　回到家時，我想起第一天的禱告，我祈求上帝不但要助我達成目標，而且還要超越它。上帝做到了，我在7天內推廣了54本書！

　　即使我們犯錯，上帝卻永不離棄我們，我們只要信靠祂。隔天他們把我滿心期待的西裝頒贈給我。事到如今，我因上帝在生活中的各樣賜福而讚美祂。幾年來我經歷許多奇妙的事，唯有在文字佈道工作上是直接見證上帝的神蹟。從事文字佈道工作時，我感受到上帝的引領。假如你想經歷神蹟，來從事文字佈道工作吧！讓我們一起參與這令人難忘的冒險。

主題：神蹟　艾倫・里奎波　玻利維亞

153

從肉販成為文字佈道士

「於是耶穌對門徒說：『若有人要跟從我，就當捨己，背起他的十字架來跟從我。』」馬太福音16：24

做為屠宰商人，我擁有可觀的收入，未來的市場情況也很樂觀。我有15年的經驗屠宰牛和其他動物，並且對此非常熟練。但當我讀了《聖經》和「預言之靈」的書籍之後，我從中領悟到我應該離開屠宰場，找一份可以事奉上帝的工作。

在某安息天的聚會中，造訪的牧師表明教會目前十分需要願意從事文字佈道工作的人。講道結束時，他呼召信徒加入文字佈道的工作。我的內心叫我委身當文字佈道士。當我站立表示願意時，我卻成了全體會眾的笑柄，因他們知道我的學歷不高，許多人認為這工作要求高學歷，甚至連我的妻子都告訴牧師我不適合當文字佈道士，另一個原因是她聽說文字佈道士要四處奔波，她擔心生活會很苦。

過了一段時間，我感覺到這呼召是如此的強烈，以致我告訴家人我決定辭去屠宰場的工作，當文字佈道士。他們對此感到很不高興，因他們認為我用轉行來推卸對家庭的責任，但我告訴他們，我相信上帝在呼召我從事更美好的事業，不但可以養活家人，同時也可以幫助他們和別人預備好去天國。當我辭去屠宰場的工作時，我承受了許多的委屈。我的妻子和5個孩子都對我異常冷淡，因他們聽了一些鄰居的「忠告」。我嘗試解釋上帝的呼召，使我在生涯規劃上得到新的亮光，但毫無效果。然而，我很清楚上帝對我所作的安排。

2008年，我到復臨教會區會申請當文字佈道士。開始新的工作後不久，我妻子以往對此的疑慮和擔心就消失了。頭一年我看到因事奉上帝而使我的生命有了大改變。我鼓勵家人讀馬太福音16：24，並且提醒他們在世上生活有更重要的意義。上帝賜福滿滿，祂給了我一個更有意義及目標的工作。

主題：引導　威爾遜·努維馬納　蒲隆地

改變一生

「耶穌對他們說：『來跟從我，我要叫你們得人如得魚一樣。』他們就立刻捨了網，跟從了祂。」馬太福音4：19－20

　　某天，我向父親詢問有沒有一些好書可以讓我讀，他說：「我有一天在市場向一位男士買了一本很有趣的歷史書，書名叫《善惡之爭》，你拿去看吧！」在此7個月前，我已經開始讀《聖經》了，我想要讀的是真實、可靠的信息。《聖經》的每一句話都打動了我的心，但我有許多問題，渴望對偉大的上帝有更多的了解。

　　當時我是一位助教，我每天都在尋找對象分享我在屬靈上的新發現。某天，我遇見了復臨教會的一位婦人。我跟她談起父親借給我的書，她感到非常驚訝，但她隨即邀請我到她的教會去，我告訴她假如上帝指示我，我就會去。後來上帝果真指示了我，1993年，我第一次踏入了復臨教會，受了聖靈感動，我和丈夫在1994年2月受洗了。我依然持續讀《善惡之爭》，並且告訴父母親，在耶穌復臨前一定要迫切地悔改和做好預備。他們開始上教會，今天他們和我的岳母也受洗了。

　　因為我非常喜愛復臨教會的書，從2000年到2006年期間，我當了文字佈道的義工，也繼續當助教和當地復臨教會「希望之聲」的廣播員。因處於青少年階段的兒子非常需要我特別關照，所以我決定放下文字佈道工作，專心陪伴孩子。但後來上帝又把我召回，我以半工身分重新申請做文字佈道士，並且辭去「希望之聲」的工作。接下來3年的時間我都參與了文字佈道工作的宣傳活動，這一段時間內，我重讀了《善惡之爭》和《歷代願望》。經過幾個月的掙扎之後，我辭去助教理的工作成為全職的文字佈道士。

　　現在我可以毫不猶豫地向任何人推薦《善惡之爭》，因為它改變了我的生命，我非常期待有一天可以見到推廣給我父親那本書的人。耶穌邀請我們跟從祂，成為「得人的漁夫」，這是何等重要的呼召！

主題：重生　莉莉安娜・蘇西圖　羅馬尼亞

夢的指示

「你們且聽我的話：你們中間若有先知，我——耶和華必在異象中向他顯現，在夢中與他說話。」民數記12：6

一天晚上，我睡覺時做了一個特別的夢，我不知道該如何描述夢中的情景。我夢到一棟大樓，有聲音吩咐我帶一些書去見一位叫約翰克勞斯（化名）的男士。醒來以後，因我對這位人士和夢中的地點一無所知，所以就沒有去理會它。但後來我三番兩次做了同樣的夢，這夢使我非常困擾，所以我開始禱告，也向身邊的一些朋友請教他們的看法，他們鼓勵我試著去找那棟大樓的所在地。不久，我看到一棟大樓跟在夢裡出現過的非常相似，因此我就走進了那棟大樓。

當我和靠近入口階梯，正交談的兩位人士擦身而過後，我向接待員詢問約翰克勞斯，她問我是否認識他，我回答說我不認識他本人，但我有特別的信息要轉告。她說：「你剛才有看到在階梯旁交談的兩位人士嗎？等他們結束後向他們詢問。」我向她道了謝。當那兩位人士結束交談後，我上前微笑說：「先生，你們好，我想要見約翰克勞斯，我不認識他，但我有特別的信息要轉告他。」其中一個男士聽了之後叫我跟他走。

當我們經過嚴格的安全檢查時，這時我才意識到那裡是聯合國大樓。之後，那人帶我去他自己的辦公室叫我把信息告訴他。我客氣地告訴他：「除非見到克勞斯先生，我是不會對其他人講的。」他禮貌地告訴說：「我就是克勞斯先生。」令我驚訝的是整個事情的輪廓逐漸清晰呈現在我的眼前。地點、對象、名字，每個要件都是吻合且真實的。我說：「你的朋友派我帶一些書給你。」我沒有向他提及是哪一位朋友，或那一場夢，我直接向他介紹書，當我講完之後，他買了許多書，其中包括《歷代之爭叢書》。

我對上帝透過夢指示我見這位人士而感謝祂。我們之間的交情一直持續到他的職務被調動到另一個國家為止，從此之後，我們就失去了聯絡。我禱告那些書會繼續引導他到天國，每當想起這特殊的經歷，我就時時提醒自己，上帝有時甚至會利用夢來成全祂的旨意。

主題：介入

以利亞・桑帕拉　烏干達

「我們一直在等你們」

「看哪，有報好信傳平安之人的腳登山。」那鴻書1：15

　　上帝使用許多學生文字佈道士改變其他人的生活，在這過程中他們自己的生活也隨之改變了。芮安在加州的薩利納斯市探訪時十分訝異，因開門迎接她這個文字佈道士的女主人，對她不但投以和藹可親的微笑，還熱烈地招呼他說：「你終於來了！」女主人喬西問道：「你是學生吧？」這時，她的丈夫剛好回到家，她開始興奮地揮著手說：「有學生來了，他來了！」喬西的丈夫一邊下車一邊大聲說：「我們一直在等你們！」

　　這話使芮安目瞪口呆。之後，喬西說：「已經整整一年了，我們一直在等你們來！你們這次有那些書是我們還沒有的？」

　　事情原委是這樣的，原來4年前曾有一位學生文字佈道士來過，但當時被喬西拒絕，隔年第二位學生文字佈道士又再度探訪，她還是拒絕，但到了第三年，她買了道格‧巴契勒所寫的《末日事件》（Final Events）的光碟片，觀賞後她非常喜歡。於是在2011年，當另一位學生文字佈道士探訪時，她買了《善惡之爭》送給丈夫。而往後到了2012年1月時，她的丈夫已經把《善惡之爭》讀了兩遍，目前正在看第三遍。

　　當芮安的領隊來和她會合時，他開始跟喬西的丈夫交談。喬西的丈夫說：「學生們為什麼是一年才來一次呢？他們應該要半年就來一次。這些書多少錢？每一本美金20元夠不夠？」他帶他們參觀他書房裡的基督教書籍之後，給芮安美金100元，在她的書中選了6本書。芮安把當地復臨教會的地址告訴他們，並且邀請他們來參加。

　　到了安息天喬西來上教會，散會後，大約有15位的學生圍繞著她，她告訴學生們：「千萬不要停止你們所做的工作，雖然頭兩年我都拒絕了學生，」她接著說道：「最近我跟我的牧師提到安息天，牧師卻要我離開。在過去20年之中，《聖經》對我而言從來沒有像現在一樣，那麼又真又活過。」復臨教會牧師和學生文字佈道士們圍繞著喬西，一起為她祈禱。牧師禱告結束時，喬西流淚說著：「未來天國的情景，就如同此刻吧！」

主題：相遇　海瑟‧柯克　美國

我成為神的園丁

> 「我栽種了，亞波羅澆灌了，惟有神叫他生長。」
> 哥林多前書3：6

　　雖然這是一個美好的夏天，我卻十分沮喪難過。我收到學校錄取通知書，但那並非來自我想就讀的學院。我完全不想到離家很遠的地區上學，所以一直夢想能考取波爾圖設計學院或里斯本學院，這些學院離我家只有60英里遠。但既然相信這是上帝的安排，我便按照計劃到學院去報到。

　　幾星期的學習後，我交了一些新的朋友。一月時，其中一位朋友向我問了許多問題，因我曾跟他討論過信仰的議題，這一次我們談到安息天。他曾表示對基督教的一些重要疑問一直都還沒有獲得解答。他說：「我不知道自己是不是一位不可知論者或無神論者。」他指出基督徒聲稱相信《聖經》，但他們卻不守安息天。他表示自己不但在《聖經》中明確讀到這樣的信息，連他家裡的某一本藏書也有提到安息天。他說：「我不知道到底有誰是真正守安息天誡命的。」我回答說：「我就是啊！」我的回應令他吃驚。

　　接下來，他又提到他家裡的那本書，後來，我才得知那本書是《善惡之爭》，是他父親向一位文字佈道士買來的，他已經看了許多章，包括第7日安息天的敬拜。從此之後，他讀了更多「預言之靈」的書籍，並且開始到復臨教會聚會。今天他是復臨信徒。他的親戚們因他獲得復臨信息，最後他們也加入了教會。

　　假如沒有《善惡之爭》，我的朋友就可能沒有機會去明白安息天的道理而得到它的福氣。因為違反自己的理想，我最初是心不甘情不願的來這所學院求學，然而，當我順從上帝時，卻成為上帝手中的器皿。上帝知道在離我家較遠的地方，有一位真誠尋求祂的人需要一些鼓勵和肯定。

　　文字佈道士栽種，我的工作卻是亞波羅的角色，適時澆灌在人心裡已萌芽的興趣，聖靈使它生長。上帝在我生命中的引導，使我受到激勵也心存感謝。🙏

主題：介入

瑪利亞‧貢薩爾維斯　葡萄牙

《聖經》的力量

MAY 5月
26 日

「你們若愛我，就必遵守我的命令。」約翰福音14：15

　　某天，我在千里達中部的查瓜納斯工作時，我遇到了吉塞爾。她是一位年輕的婦人，在大賣場內的商店上班。我向她推廣《下一個超強國》（the Next Superpower）這本書，並且和她討論世界末日和耶穌復臨，我們也談到人死後的世界以及《聖經》對美國的預言。吉塞爾專注聆聽我所談論的題目，這些話題增加了她對書籍的興趣，她很高興地買了這本書，並且承諾會繼續研究我們所討論的事情。

　　幾天後，當我回到原地時又遇到了吉塞爾，她已經開始看那本書，心中也有許多疑問，她想要更進一步了解律法和安息天的問題。我用《聖經》向她說明律法和安息天並沒有因時代不同而被廢止，不像一些人所認為的，天父依然要我們守祂的律法，這是祂的旨意，為了使信徒得益處，之後，我們在不同的時間繼續討論，我也提供書和DVD供她做研究。

　　然而，某天我到商店探訪她時，得知她已經辭職了。好些年過去了，我認為將來或許不可能再有機會與她見面，然而，有一天我和她在復臨教會的書店裡偶遇。我們都很興奮，她表示她禱告我們能見面，要告訴我她現在是復臨信徒了，她表示「三天使廣播電台」（3ABN）的節目和我，在這其中都扮演重要的角色，使她決定守安息天。

　　在她容光煥發的臉上我看到了平安和喜樂，我想她現在是一位在基督裡的新生兒。這經歷提醒了我，許多的人還處在屬靈的黑暗中，拼命地等候有人伸出援手，文字佈道的工作就是尋找這些人，提供他們世上唯一的希望——耶穌。見到人與耶穌建立關係而得著平安和喜樂，這是世上沒有任何其他快樂能與之比擬的。

主題：重生　曼德拉‧赫克托　千里達和托巴哥島

《聖經》場景的重演

> 「那已經信的，多有人來承認訴說自己所行的事。平素行
> 邪術的，也有許多人把書拿來，堆積在眾人面前焚燒。」
> 使徒行傳19：18－19

年幼時我偏愛冒險類型的故事，這樣的喜愛一直持續到我高中時期。高中時，父親給我錢購買課本，我會把剩餘的錢拿去買小說來看。即使課業繁多，我還是會找時間仔細地閱讀這些冒險故事，我喜歡分析情節並且享受解開故事奧秘的樂趣。讀大學時我接觸到復臨教會，聽了復臨信息後，我體驗了救贖帶來的喜樂便受洗了。

幾年下來，我在家中建立了一個小型的小說藏書室。我不太喜歡犯罪小說，但我喜愛冒險故事，因其中情節是將零星犯罪事件和愛情故事交織在一起。重生之後，我發現這些書不能幫助屬靈方面的成長，因此我決定仔細查看我這些藏書所有的書名，將那些但凡會影響我讀經的書都燒毀。這些書雖然並不像保羅時代有關巫術和神祕學那類的書，但凡使我厭惡讀《聖經》的書，我一概都燒掉。

我相信上帝獎賞我的作法，因為不久之後我從海外收到一整箱的「預言之靈」書籍。這是我寫信向人家索取二手或全新的書，而且數量遠超過我所請求的。我很樂意把許多的書贈送他人，我再度寫信要求捐書，又收到比前一次更多的書。第二次運來的書幾乎包含了「預言之靈」全套的書，而這些書全是精裝版，可以永久保存。有了這些無價之寶，我看小說的欲望消失了。現在我的圖書館有好多藏書，可以跟那些渴慕生命活水的人分享。

我對於今天年輕人的閱讀習慣感到十分擔憂，許多年輕人根本不看書。他們成天看電視、上網、講電話、使用一堆3C電子產品，因此他們便錯過了因閱讀以耶穌為中心的書所帶來的福氣。親愛的讀者，我奉勸大家要多看對屬靈增長有意義的書，今天就開始翻閱「預言之靈」的書籍吧！使你的屬靈成長，也幫助在黑暗中的人！

主題：引導

伊斐‧俄哈爾　奈及利亞

網路聯繫

「報福音、傳喜信的人，他們的腳蹤何等佳美！」

羅馬書10：15

　　蒙特內哥羅共和國由於十分靠近亞得里亞海，對文字佈道士工作而言，當地每年夏天的旅遊旺季便提供了很好的工作機會。大批來自當地、塞爾維亞、波斯尼亞，以及赫塞哥維納的遊客湧入該地。其中還包括有一些原屬於這些國籍，但現在居住在西歐的人，他們也喜歡來到亞得里亞海度假。

　　某年夏天伊加洛海灘擠滿了人，那時我遇見了一個來自維也納的家庭，他們家共三個人。他們似乎對我帶的宗教書非常感興趣，尤其是看到《歷代願望》時他們臉上的表情特別開心。那婦人說：「這本書的作者是懷愛倫，我們在網路上讀到她的生平和著作，我們對於她在生活各方面所提供的忠告而感激她。」我的第一個反應是他們是復臨信徒，但後來才得知他們從未認識過復臨信徒或拜訪過信徒。

　　過去我從未聽過復臨教會以外的人如此誇耀懷愛倫師母的著作。這提醒我上帝利用各種方法傳福音。我繼續和這對夫妻交談，分享信仰基督教的好處和《聖經》道理，我告訴他們我是復臨信徒，我相信「預言之靈」的書籍是上帝所啟示的，我對這一家人感到特別親切。最後，他們問我：「我們可以去參加復臨教會的聚會嗎？」

　　我回答說：「當然可以！」於是他們夫妻倆帶了女兒，在隔週的安息天來聚會，並且在當地度假期間過後他們又來了2次。道別時，我們送給他們一些「預言之靈」的書，他們表示回到維也納時，會和復臨教會聯繫。

　　上帝的作為是何等奇妙！首先上帝利用了網路，之後，祂帶領這一家人來到蒙特內哥羅共和國度假，安排他們與復臨信徒認識。讚美上帝！祂使我們成為橋樑，讓尋找祂的人可以認識祂！能與上帝同工是何等的榮幸！

主題：引導

波拉・維里納亞克　塞爾維亞（在蒙特內哥羅工作）

MAY 5月
29 日

呼召的確認

「現在你們不要害怕，我必養活你們和你們的婦人
孩子。」創世記50：21

決定當文字佈道士之後不久，我買了拜訪家庭時會用到的用品和記事本。但當時我的銀行存款僅剩下1,000元澳幣，這筆錢是我幾個月努力存下來，計劃留給孩子付學費用的。如此一來，我就無法進新的書籍來推廣了。無論如何我仍然決心要這樣做，我從存下來的1,000元澳幣當中拿了520元，用來買文字佈道工作上要推廣的書，這事卻使我感到焦慮和擔心。幾天後，我比家人早一點起床，為這件事情我向神敞開心房禱告，之後才展開我當天的工作。

那天早上近中午時分，丈夫通知我他要去看醫生。他騎單車去醫生的家卻發現醫生不在家。正準備回家時，他遇到了之前沒在附近見過的兩位老婦人。他向她們詢問，他所記的醫生住址是否正確，她們看過之後也確認住址並沒有錯。

聊了幾分鐘之後，其中一位婦人說：「我一直在等待，能遇見像你這樣的人。」接著，她告訴我丈夫說：「請在這裡等我一下！」我的丈夫等待著，完全不知道她想要作什麼。不久當她折返時，在沒有任何解釋的情況下，她將500元澳幣交給我的丈夫。而另一個婦人見狀也打開錢包，塞給我丈夫50元澳幣，我的丈夫啞口無言，又驚又喜，向她們再三道謝後急忙回家。

在回家的路途中上帝感動他，要他把這一筆錢當作孩子的學費。當他決定這樣行時，他並不知道那天早上我迫切的禱告。我對上帝的賜福和文字佈道的呼召感到歡喜快樂。《聖經》的話是真實的：「你們要先求祂的國和祂的義，這些東西都要加給你們了。」（馬太福音6：33）。懷愛倫師母的話提醒了我：「我們的天父有千種方法替我們安排一切，但我們一點也不知道。人若抱著以服事上帝為首務的原則，就必能憂慮全消，在腳前有一條清楚平坦的道路。」——懷愛倫著，《健康之源》，第466頁，1999年版。那天的經歷告訴我，上帝賜福滿滿，祂的應許永不落空，這於我而言是非常寶貴的提醒。

主題：回應禱告

達琳・夏普　澳洲

162

服事的團隊

「你卻要凡事謹慎，忍受苦難，做傳道的工夫，盡你的
職分。」提摩太後書4：5

　　因為對救靈這項使命充滿熱忱，我很想知道何種方法能有效的傳福音。一位牧師給了我明智的指導，勸我去當文字佈道士。不久，我接受文字佈道訓練，1997年起在東海市開始工作。

　　1997年時，我把《善惡之爭》借給了李楊鴻的妻子，李楊鴻是當地新教教會的傳道士。看了書之後，李牧師明白了安息天和復臨信息，但這卻讓李牧師和師母的內心無法平靜，因他們在發現傳統神學的錯誤之後，還在帶領教會的信徒。

　　經過一段時間的禁食禱告，李牧師對於安息天和復臨信息深信不疑。他們夫婦倆研究了一段時間之後，便決定受洗成為復臨信徒，此舉動讓他們遭受許多嚴厲的指責，但靠著堅強的信心他們決定進行改革，把之前的信徒帶入復臨教會。

　　李牧師後來在三育大學神學院完成學業，他目前在復臨教會的服事上盡心竭力，成效十分卓著，他的兩個孩子和師母也受洗了。

　　在另一次的探訪中我遇到在水泥公司上班的宋瑤，他曾經受過復臨教會的教育，但未受洗，因此我鼓勵他考慮到三育大學神學院讀書。他接受了，畢業之後更受聘成為復臨教會的牧師。

　　1997年，在上帝的賜福之下，我帶領了16個人受洗。當這一批信徒在首爾的一個地方穩定下來時，我在首爾另一個聚會點和閔牧師合作。在團隊共同努力下，我們帶領了18個人受洗。自從1995年開始，我便擁有如此特殊的福分，得以親眼見證38個人受洗，而他們日後也成了復臨教會熱心的領袖。

　　懷愛倫師母曾說道：「在開導人心並使人在真理上堅定，印刷品的功用實在比單獨傳道工作所成就的更大。」——懷愛倫著，《文字佈道指南》，第83頁，2002年版。我堅信牧師和文字佈道士絕對能夠攜手合作，為傳福音及救靈事工而努力。

主題：重生

金楊奉　韓國

奇妙偉大之事

「你求告我，我就應允你，並將你所不知道、又大又難的事指示你。」耶利米書33：3

　　當我和文字佈道士們——摩西、斯卡，及另一位牧師一同研讀復臨信息數個月後，我接受了耶穌為我個人的救主。我的人生有了新的轉變，後來也在達卡復臨教會受洗，我現今的人生確實過得比以前快樂。

　　在摩西的鼓勵下，我決定加入他的團隊當文字佈道士。雖然有時這份工作非常辛苦且充滿挑戰，但這工作讓我得到了許多的福氣，其中之一便是能藉此與各行各業的人接觸。就像耶穌所做的一樣，我認識許多不同的人——基督徒、非基督徒、富人、中產階級、窮苦人、高級知識分子、僅受過基本教育之人、男人、女人，還有青年人。

　　某天，我們到城市去推廣書，我們挨家挨戶地拜訪許多人家，卻推廣不出一本書，我們感到十分疲倦，也有些沮喪。在繼續進行工作之前，我們停了下來禱告，之後便又開始工作。我們走進了一家銀行表示要見經理，一到他的辦公室我們就自我介紹，然後便開始推廣書。他對這些書很有興趣，便買了一套書，並且對我們的工作讚賞了一番。那一天結束時，我感謝上帝為我們所做的一切。

　　禱告使我有勇氣和力量推廣書，既然我是因文字佈道工作才加入復臨教會的，我立志要委身在這份崇高的工作上，以書報傳福音。我個人非常喜愛懷愛倫師母寫下的這段話，它其中傳達的鼓勵：「推廣書報的工作，若能行之得當，便是最高尚的傳道事業，是向人們宣揚現代重大真理的一種非常優良而有效的方法……以致信息可傳到傳道人所不能去的地方，也可使許多人注意到這世界歷史最後幾幕的種種大事。」——懷愛倫著，《文字佈道指南》，第10頁，2002年版。我為上帝能讓我參與這關乎末世的重大工作而感謝祂，因為在這其中上帝的確向我顯示了許多「又大又難的事」。

主題：引導
喬提莫伊‧薩克爾　孟加拉

6月 June

遇見神恩

365則來自全球各地
因神翻轉生命的故事

家庭拜訪

「只是罪在哪裡顯多了，恩典就更顯多了」羅馬書5：20

　　我的家離波札那的首都嘉柏隆里不遠。有趣的是，政府制訂並宣佈無論是公家或是私人機構，每年9月份上午7點半至8點半都要為病人禱告。因此我每年9月份的策略是盡可能打入這些公私立機構，來協助團體主持禱告聚會，同時推廣健康書籍解決生病的問題，今年9月我在此事上有一個極其特殊的經歷可供分享。

　　某天，我探訪了嬸嬸，她正在病痛中，當我離開他們家時，我遇到一位護士，她叫住我，指著附近的一棟房子說：「那屋子裡的醫生正在找一套關於草藥的書。」

　　那天晚上我在禱告中祈求能有機會去探訪那醫生，我手中並沒有任何有關他的詳細資訊，但我相信上帝會引導。隔天，我敲了醫生家的門，說明來意後，我被帶到客廳等他。我環顧周圍時看到許多奇怪的東西，例如乾樹根、動物皮、骨頭等。當醫生進來時，我大吃一驚。他的脖子、手腕、腳踝，都掛了一串串珠子，在身體其他的部分還有一些奇怪的東西，當下我才明白我眼前的醫生是一位巫師！

　　當我看著他時，我不禁感謝上帝，因為如果我事先知道我要見的是一位巫師的話，我絕不會走進他的家門，我默禱求上帝保護，並且指示我說合宜的話。當我一開始向他介紹書，我就知道他已經有了《聖經》和許多復臨教會的書籍，我向他推廣《藥用植物套書》（Medicinal Plants Set），他也同意訂購此套書，經過一段長時間的討論之後，他向我坦承他是一位使用招魂術醫病的巫師。

　　最後，我介紹他讀「時兆之聲」的《聖經》函授課程，在整套26課中他已經完成了3課。身為文字佈道士，我們的確應該將復臨教會出版的好書介紹給每一個人。我禱告終有一天這位巫師會放棄招魂術，受洗接受耶穌為他的救主，因為在上帝沒有難成的事。

主題：相遇
葛洛麗亞・莫奈　波札那

166

回家

「我向上帝發聲，祂必留心聽我。」詩篇77：1

　　我在聖荷西派西市運送一些書籍，完成派送的工作後，我必須前往鄰近梭科羅的皮奧伊鎮。鎮上與我交談過的人紛紛建議我，應該找一間旅館住宿，因為接下來連續兩天之內都沒有公車可搭。我為此非常擔心，因我必須回家立刻前往下一個城鎮。

　　我向上帝祈求：「我將生命交在你手中，你在前一個城鎮幫助了我順利運送書籍，我相信你也必定在下一個城鎮幫助我。」當我禱告完畢時，我看見一輛貨車迎面而來，我將它攔下詢問司機的路線是否和我的相同，他不但回答是，而且還同意讓我搭便車。

　　在途中，讓我搭便車的車主問我送貨的司機為什麼遲了2天才送貨。我告訴他我十分清楚他們延宕的原因──那是因為他們要送我一程！

　　通常文字佈道士會用至少一個月的時間推廣書，接下來的一個月則是用來運送訂購的書，如果遇到小城鎮，則有時就必須超過一個城鎮以上才能達到寄送的配額。當我開始在第二個城鎮運送書時，我的顧客抱怨我比他們預期的時間早了一個星期，但每個人都把書收下了，那天我繼續向上帝祈求協助我得以順利回家。

　　突然間，一位年輕人走近我並且問：「你今天在趕路嗎？」他告訴我有一位產婦急著前往大城市待產，我可以和她同行，再轉車回家。但我必須先把書運送完畢，再說，我不大相信他所說的。

　　當我快要把所有的書籍運送完時，那位年輕人再次出現了，他問我是否去了產婦的家，我表示有，但他們不確定是否當天要起程，他堅持要我回去產婦的家，因他們會在午夜時分離開。這次我相信他了，我立刻收拾東西去了產婦的家，我們在午夜起程了！

　　回家的隔天，每個人對我運送書籍速度之快都表示很驚訝。只有到了天家我才會知道，那位指引我去產婦家的年輕人是否就是我的天使。

主題：回應禱告

里吉娜・利馬　巴西

經歷成果

「你們禱告，無論求什麼，只要信，就必得著。」
馬太福音21：22

在過去的25年中，無論是順境或逆境，我在文字佈道工作上都經歷了上帝一路的引導。我特別感謝上帝的供應，這些年祂讓我的孩子在生活與學習上都不缺乏，祂從來沒有令我失望。

某天晚上，我祈求上帝特別賜福我的工作。我禱告說：「上帝啊，我真的很想看見我所努力的一切能有一些成果，請帶領我所做的事工。」

隔天早上，我在卡維提市的巴克爾區推廣書時遇到3位和藹可親的人伊達、露西和他們的鄰居約瑟芬。露西對《聖經故事叢書》特別感興趣，並且她計劃只要一有錢就把它買下來，而約瑟芬在她的教會則是一位非常熱心的工作人員。

我拜訪了露西和她的丈夫菲利普，他們承認對自己的教會仍有許多問題沒有得到解答，他們過去曾經讀過一些「預言之靈」的書籍，我跟他們說明安息天的信息。他們一起查考百科全書、字典、《聖經》，他們因此明白了安息天的道理，也對此心存感激，並且禱告能得著更多的領悟。在我的朋友奈斯特的協助下，我們安排露西、腓力、伊達查經。我禱告說：「上帝啊，請賜下聖靈與他們同在，感動他們使他們能明白。」

經歷一個月的查經之後，我邀請他們出席復臨教會在安尼班舉辦的佈道會。當牧師對在場的會眾發出呼召，問有誰願意一生跟隨耶穌時，看見腓力、露西、伊達走向了講台，我禁不住的掉下眼淚。我對腓力、露西和他們的孩子，以及伊達和她的丈夫提姆和孩子，對教會的忠心而讚美上帝。上帝真的垂聽了我的禱告！祂讓我看見我努力所得到的成果。

「但願文字佈道士出發時開口禱告說：『主啊，你要我作什麼？』他應當像在上帝眼前作工一樣……他的工作就必不至於徒勞無功。」──懷愛倫著，《文字佈道指南》，第38頁，2002年版。上帝垂聽並應允凡忠心跟隨祂之人的禱告。

主題：相遇

諾腓利‧卡布里奧　菲律賓

按摩佈道

「我必在你前面行，修平崎嶇之地。我必打破銅門，砍斷鐵閂。」以賽亞書45：2

一些復臨信徒在薩馬拉市經營了幾間提供按摩椅服務的店，當客戶享受按摩為身體帶來的舒適時，他們可以一邊聽著店裡播放的健康生活知識和按摩儀器廣告，店裡也總是陳列著福音書籍。

有幾家店已經成立了健康社團，使人可以認識上帝和《聖經》道理。員工同時也銷售按摩儀器，銷售經理會到客戶府上去安裝儀器和說明它的用法，他們也分享健康生活的原理，他們也讓我們有機會跟許多人傳講耶穌的故事。

當按摩儀器公司的總經理安排我去探訪他的客戶，並和他們分享上帝和健康信息時，我自然樂意接受這項邀請。我帶著福音書籍，並且挨家挨戶探訪，與人交朋友。我很訝異他們當中有許多人很樂意聽我講耶穌的故事，甚至有許多人叫我為他們禱告。我設法在每個探訪的地方都留下一些書，有一些家庭甚至為自己和他們的朋友們購買宗教書籍。

某天，有一位婦人向我們買了一台儀器。當我在她家協助安裝時，她告訴我有關她的故事。她一直在尋找生命的意義，並且禱告說：「上帝啊，如果你存在，請指示我該如何做，去何處尋找真理。」

當天晚上她作了一場夢，她夢到一位高大的男子領她到清澈如水晶一般的海邊，並且給她新的衣服。當他們走進海中時，她感到害怕，但他指向眼前美麗的海景來安慰她。我告訴她《善惡之爭》這本書裡有一個類似的故事。她買了這本書，離開之前，她表示當她看完書時要跟我談她的心得。

我們不必擔心要對人說什麼話，每逢我為人服務時，上帝都會在前頭為我開路，在我們的身邊依然有許多人在尋找真理。

主題：相遇　安德列‧伽爾巴查克　俄羅斯

上帝讓我不斷前進

「我靠著那加給我力量的，凡事都能做。」
腓立比書4：13

　　某天，我計劃到目前工作區域裡的其中一個島推廣書。我騎著摩托車到碼頭去準備搭乘渡輪，要前往那座島大約需30分鐘的航程。航行的過程中，強大的南風使渡輪激烈地上下搖晃，我開始明白耶穌和祂的門徒在加利利海的經歷，我引用門徒的話向上帝求救：「夫子！我們喪命，你不顧嗎？」（馬可福音4：38），我想起家中我所摯愛的每一個人，最後我們平安上岸了。船長極力使船挨近碼頭，經過3次嘗試靠岸，才成功綁上繩子。

　　帶著滿心感恩，我總算安全回到了陸地，隨後我騎了40英里才到達目的地。探訪幾戶人家之後，我售出了4本書，情況也漸漸進入佳境。但是當我離開其中一位客戶的家時，摩托車的後輪不幸被釘子刺破漏氣。在無法騎車的情況之下，我煩惱著要如何才能回家，我把摩托車推到最後一位客戶的地方請求他協助。他幫我把摩托車後輪打了氣，叫我儘可能騎快一點，朝西方騎1英里趕到修車廠。雖然他的主意不錯，但是我騎著摩托車到半途時，氣就漏光了，我不得不推著摩托車走完全程。

　　快靠近修車廠時，修理工看著我一路推著摩托車走過來就忍不住笑我，並且問我要什麼。當我把事情的經過告訴他，並且提到他朋友（我的客戶）的建議時，他立時叫我把摩托車推進修車廠。不到幾分鐘，他便把後輪給修好了，讓我得以重新出發。

　　在那一季的工作中，儘管困難重重，那天的經歷卻是最美好的一次。我看到上帝在每一件事情上的引導，例如帶我平安渡過海上的風浪、在摩托車爆胎時提供協助將它修好、助我成功地銷售了10本書。事情的發生也許不盡然符合我們所期待的，但上帝的能力可以超越一切。在上帝的眼中，所有的不可能皆能化為可能。就文字佈道工作而言，克服了困難，美好的工就得以成就，愈艱難的經歷愈可產生美好的效益。上帝真是無比美好！

主題：介入　以利亞‧歐尼安洽　肯亞（在挪威工作）

扮演天使

「我故此沒有違背那從天上來的異象……勸勉他們應當悔改歸向上帝，行事與悔改的心相稱。」使徒行傳26：19-20

我和朋友提著一大袋的書，前往卡賽省內地125英里（約210公里）的地方。1974年時，復臨信息在剛果民主共和國的這個地區傳開了。

過不了多久，我們帶來的書便銷售一空，但我們深覺應該要為這地方作更多的事，因此在回家之前，我們決定舉辦佈道會。我的同事有手風琴，因此他邊彈邊唱福音歌，許多人被音樂吸引便加入了我們一起聚會，詩歌敬拜之後，我開始講述安息天、健康生活和其他關於《聖經》的主題，那些人聽了之後便接受了這些信息。

可悲的是，我們發現大部分的人是文盲。他們都是善良可親的人，但我們仍然祈禱著至少可以在他們當中找到一位老師，或者是受過教育的人願意接受復臨信息。那麼至少在我們離開之後，他能與別人去分享這些信息，我們認為這方法可以將福音的影響力擴展下去。

某天，我們看到一位男子在辦公桌前工作。我們猜他必定受過教育。我們上前跟他打招呼，他很親切也很樂意跟我們談話，他不只迎接我們到他的辦公室，還邀請我們去他的家。當我們到達他的家時，他請他的妻子出來招呼我們。當她看到我們時，臉上露出十分驚訝的表情，並且對丈夫說：「我告訴過你這些人會來，現在他們出現了。」之後，我們得知她在夢中曾預見有兩個人承諾要帶好消息來。她接著對我們說：「我曾在夢中看過你們兩人！」她向丈夫表明我們一定是上帝派遣的天使。

我們向他們傳揚福音，他們也接受了。之後，他們受洗成為復臨信徒，這對夫妻成為我們禱告的回應，他們如今是東卡賽省傳揚復臨信息最重要的成員及教友。🙏

主題：回應禱告 卡巴瑟拉‧瓦巴 剛果民主共和國

恩典的神蹟

「當將你的事交託耶和華，並倚靠祂，祂就必成全。」
詩篇37：5

　　要高談推廣書報所發生的神蹟，以及因這些書的內容得重生的話題不是什麼難事。然而，要能夠安慰憂傷的人和養育家人的這些事也是從上帝而來的一種神蹟。我們祈求上帝能夠供給家人生活所需的錢不應該是件令人覺得羞慚的事，《聖經》亦清楚表明工人做工就應該得他們的薪資。

　　我在南阿根廷的一個城市推廣書，那段時間我常常問自己：「究竟哪裡出了問題？」我一早就出門工作，沒吃沒喝不停地拜訪、推廣書籍直到晚上。我一共敲了37扇門，但沒有人願意購買，我賣不出任何一本書，我感覺筋疲力盡，只想要回家。

　　我邊走邊禱告，但好像得不到答案。我曾考慮再也不當文字佈道士了，但我還是選擇不放棄，因我已接受了這份工作。然而，我也想知道這是否是最後一次了，我當時沒有發覺這一切是上帝在考驗我，因我是國內所有文字佈道士之中業績最高的一個，也是深深以自己的履歷為傲的人。但我堅持不放棄，把一切交託上帝。

　　再次禱告之後，我來到第38戶人家的大門前，在為這家人介紹我帶來的書報之後，我在這家的銷售所得卻相等於兩天的工作量！當我全心信靠上帝時，祂為我開了路。那天上帝行了神蹟，不是改變客戶的生命，而是改變了我，讓我學習倚靠等候上帝。

　　不久，另一個城市的一戶人家向我買書，銷售所得竟是我一年學費的四分之三。今天，那位客戶和他的家人是復臨教會的信徒了。

　　我捫心自問，如果那天我走到了第37家就停止前進，結果會如何？如果我沒有等候上帝的安排，接下來會發生什麼事？我學習到假如想見到神蹟，就必須專心等候、忍受艱難、信靠上帝。神蹟一定會發生──或許不是以我所期待的方式，但上帝的安排是最佳的。

主題：神蹟

米格爾·雷波娜　阿根廷

無預期的福惠

「你們奉我的名無論求什麼，我必成就，叫父因兒子得榮耀。」約翰福音14：13

　　我來自佛羅里達州，是一名就讀於森湖高中的學生，我加入了大型文字佈道活動好賺些錢來支付學費。有一天我在購物中心裡推廣書，當時我終於可以鬆一口氣，因那是我最後一天的工作日。進門時，我發現購物中心的燈已關了，只有在走廊盡頭的小房間裡還有燈光。我聽到有人在講電話聊天，正在考慮是否還要等下去，我認為光站在那兒太浪費時間了。當我與自己掙扎時，我聽到那男子掛了電話，我決定過去和他講話，因為這事值得我如此做，即使我並不期待他會向我買什麼東西。

　　當我朝那小房間的門走去時，有一位高大的男子同時間在轉角處出現，把我和那男子都嚇了一跳。那高大的男子很訝異地笑著，我有點被他的外表嚇到，但不管怎樣，我還是開始向他推廣書。他好像對書不感興趣，當我介紹完畢時，他卻問我關於助學金申請的事。我告訴他我畢生的夢想是成為精神科醫生，目前還有一段長時間才能達成目標，我打工賺學費似乎令他感動。

　　在那一刻，他伸手從抽屜取出他的個人支票簿。我察覺到這一點，就趁著還未向他報價前，很快作了禱告，希望他所寫的支票數目至少能買一本書。他問：「美金250元的捐贈對你會有幫助嗎？」我大吃一驚，對他微笑著，表示那筆錢太多了。他笑著表示他不需要任何書，只是想要幫助我付學費。我對他慷慨的捐贈感激不盡，所以我留下了《暴風雨中的平安》（Peace Above the Storm）和《食療法》（Foods That Heal）2本書給他。接下來他說：「每逢聖誕佳節時，歡迎你來找我，我希望還能再幫助你。」

　　從我到安得烈大學就讀起，每逢聖誕節我就到佛羅里達州推廣書，那時我都會再度回到他的公司去領他的捐款。每年我都會向他報告我在學業方面的情形，以及專修精神科系的進展，同時也感謝上帝把他放在我人生的道路上。我相信上帝的引導有祂的旨意，這經歷使我知道上帝真的與我們同在，祂所賜給我們的福分是最美好的。

主題：相遇

納塔利・博爾赫斯　美國

鍵盤的聯繫

「我們並有先知更確的預言，如同燈照在暗處。你們在這預言上留意，直等到天發亮，晨星在你們心裡出現的時候。」彼得後書1：19

處於現今這高速的電腦科技時代，書籍似乎已經失去了價值。但以下的這段經歷，卻恰如其分説明了書和科技是齊頭並進的。

奧爾加和丈夫及2個孩子住在哈薩克共和國。在2008年時，她受洗成為復臨信徒，她找到奇妙的真理之後，開始熱衷於和親戚並同事分享，年幼的孩子們會跟她一起上教堂，但孩子的父親卻不願意讓他們受洗。

奧爾加的丈夫是韃靼人，他認為自己和孩子是穆斯林，即便如此，他自己也無法否認，他確實對妻子和孩子們所學習和相信的非常感興趣。

隨著時間的過去，奧爾加的孩子們陸續從學校畢業，開始工作了。這時候奧爾加的丈夫生了一場大病。在養病期間他決定學習打字，奧爾加建議他從架上取一本她自己的書，好作為打字的練習範本，上帝的旨意讓他選了《善惡之爭》，打完整本書之後，她的丈夫意外去世了。

奧爾加的長子讀大學時便開始守安息天。當他後來成為一名軍官時，他被派去東亞，他在當地找到復臨教會便開始上教會，不久，他就受洗成為復臨信徒。當奧爾加把這消息告訴她第2個兒子時，他回答説如果他們的父親還在，是絕不會同意此事的。奧爾加將他的父親所打《善惡之爭》的最後一頁給他看，她的丈夫寫了：「我之前究竟都去哪裡了？」奧爾加的丈夫沒能等到機會受洗，但他已經接受真理了。

對某些人來說也許書籍已經失去了它們的價值，但藉著文字佈道士銷售的書報，許多人因此得到真理。人們的心正向著上帝而敞開，這一切都要歸功於書報的果效。

從癮君子到文字佈道士

「我呼求的日子，你就應允我。」詩篇138：3

當我年滿17歲時，我對上帝的信心已冷淡了，因此我離開了教會。不久後，我開始喝酒、抽菸、吸毒，嚴重到我甚至毫不自知地染上毒癮了。

某天傍晚大約10點鐘左右，我拿著吉他走路回家時，被8位男子包圍。其中一人用刀抵住我的脖子叫我把吉他放下，我嘗試反擊，不料一人夾住我的脖子，另一人則拿刀刺進我的腿。他刺我第二次時，刀斷了，於是刀片便留在我腿內。之後，他們都跑掉了。

我在毒品的影響下意識並不清醒，我把刀片拔出來後，用布綁住傷口便回家了。因為我失血過多，我拖著腿走完最後的一段路。回到家後我拿了更大塊的布綁住傷口，便上床睡覺了。

隔天醒來後，我完全無法走路，我的親人送我去醫院，醫生發現我的韌帶斷了。他表示要清洗傷口開刀修復韌帶，接下來我需要接受物理治療。醫生表示大約需要一年的時間我才能完全康復。不幸的是，我的父親表明我們家沒有錢支付整個治療過程，所以醫護人員簡單地用繃帶包紮傷口後，就讓我出院。

我的父親經常在家裡為我的康復禱告，但我想我可能終生要坐輪椅。某天早上，我思考著為何我的父親那麼相信上帝。我決定為自己禱告：「上帝啊，如果你存在，求你醫治我使我再次能走路，我願意用往後的人生來服事你。」一個月之後，我竟然康復到可以踢足球了！這真是神蹟！

長話短說，後來有一位牧師來探訪我。他知道我的問題和過去的錯誤，但他願意跟我一起工作，並且訓練我當文字佈道士。我被派到一個離家鄉很遠的地方推廣書，也趁此機會離開那些不良朋友的影響。上帝的恩典使我改變了，這要歸功於領隊的指導、同事的協助，特別是每日與上帝建立的關係。我欠書報事工太多，藉著文字佈道工作，上帝賜予我人生新的目標。

主題：保護

埃弗拉因‧帕雷薩卡　玻利維亞

向青少年發出挑戰

> 「不可叫人小看你年輕,總要在言語、行為、愛心、信心、清潔上,都作信徒的榜樣。」提摩太前書4:12

　　第一次擔任堂主任的工作時,我發現教會裡有許多的年輕人鎮日遊手好閒,過著漫無目的之生活,這令我感到非常憂心。我向他們發出挑戰,要他們找到工作,過著有成就和充實的生活。他們發現大部分的工作無法守安息天,並且收入非常微薄。當我絞盡腦汁想辦法時,突然一個念頭閃過:為什麼不試試文字佈道工作呢?我把這主意和他們分享,他們也要求我花時間來訓練他們,我也照做了。

　　我們從伊洛林的軍營展開文字佈道的工作,我認為這地點非常適合讓年輕人學習文字佈道所需的實際知識。甫一開始時,我們向軍階較低的軍官推廣書,但實際上我想要接觸的對象卻是指揮官,因為這樣一來要認識其他高階的軍官就容易多了。我刻意展示一些書,包括《家庭聖經》,使指揮官經過時不注意到這些書也難,這計劃果然有效,當指揮官出現時,我們設法接近他並與他交談,他要求買一本附注解的《聖經》版本。我將那版本的《聖經》和一本《善惡之爭》賣給他,我們也跟他約了時間到辦公室去探訪他。

　　到了他的辦公室幾分鐘後,他的下屬軍官一個接一個的來向他打招呼並詢問。後來我才知道我隨意和他聊天的行為引起了他們的懷疑。當我離開指揮官的辦公室時,他的個人助理告訴我,另外有7位下屬軍官要求我去一趟他們的辦公室。有5位買了《善惡之爭》,從此我們成了朋友。其中一位看完了《善惡之爭》後,主動要求想捐錢給教會,他表示讀了這本書讓他得到前所未有的啟示。

　　你是否也有心想讓年輕人參與教會的服事?文字佈道事工是一個選項。年輕人喜歡挑戰,文字佈道事工無論是對年輕人或是教會都能產生很大的回饋。文字佈道工作是值得嘗試的職業,不但個人能有收入,還可以將人帶到主的面前。

主題:相遇

大衛・阿勒比　奈及利亞

延遲的豐收（上）

> 「當將你的糧食撒在水面，因為日久必能得著。」
> 傳道書11：1

　　某天早上，有一位文字佈道士到墨西哥契帕斯去，探訪一位在水力發電廠上班的員工。這位員工過著雙重的生活，除了撫養妻子和3個孩子之外，他也在外照顧外遇的女子和她2個孩子，他無法忍受自己矛盾的生活。他向文字佈道士買了10本書，這些書涵蓋了各種各樣的主題。他告訴文字佈道士他要把書平均分享給5個孩子，希望他們能從書中受益，並且對於人生能做出比他更好的抉擇。

　　如同問題家庭會時常出現的狀況，他外面家庭的孩子惹出不少事端。11歲的兒子開始投靠壞的朋友尋求庇護，他很快就學會吸菸喝酒。隨著時間過去，這位年輕人的生活習慣導致他涉入鬥毆、輟學，甚至捲入不道德的工作。這是他生活最墮落的時期，也導致他得了憂鬱症，最後他決定自殺結束自己的人生。一天晚上，當他正準備要執行他的計畫時，一個念頭一閃而過，他突然想到：如果萬一上帝真的存在呢？他把計劃打住，過了一會兒他跪下禱告說：「上帝啊，如果你真的存在的話。請讓我知道你要我做什麼。告訴我，為什麼我心中唯一解決的方法是自殺。」

　　這個禱告使他主動尋求能跟他談論上帝存在與否的人。他的醫生，也是他個人的好友，邀請他到新世紀信仰的聚會場合去。某天晚上，新世紀的老師開始談他是如何跟自己多年前已離世的女兒透過冥想來彼此交談，並且讓他得以和靈界溝通。當他聽見這些事之後，他感到既震驚又害怕。

主題：重生

伊西卓・裴雷茲　墨西哥

JUN 6月
13日

延遲的豐收（下）

「當將你的糧食撒在水面，因為日久必能得著。」
傳道書11：1

　　昨日晨鐘課內容提到的那位年輕人，在他22年的人生歲月中過著墮落、縱情的生活，而他原本準備好要結束生命了，但剎那間有一個聲音阻止了他，使他開始尋找關於上帝存在的真相。他接觸了令他感到震撼的新時代教會，在聚會時，他記起多年前在他父親給他的書中曾經讀到這種聚會。他根據讀過的《聖經》內容回想時，發現這種聚會是上帝所憎惡的。當這些念頭產生時，他趕緊離開聚會的場地，直接回家尋找那本早已被他棄置一邊、蒙塵多年的書。他不停地翻著書，直到他在〈申命記〉第18章9至13節找到一段說明。之後，他便比對《聖經》所寫的，發現書中所陳述的正如《聖經》上的一樣。

　　他思想著，和我在一起研究《聖經》的人，並沒有遵守《聖經》所教導的。然而，寫這些書的人卻十分尊重《聖經》上所說的，我要竭力尋找寫這些書的人。不久，他得知這些書來自復臨教會的出版社，他找到一位可以幫助他的文字佈道士，後來藉著查經及閱讀相關資料，他明白了《聖經》的真理，並且受洗成為信徒。

　　這故事講述的便是我個人的重生經歷，我就是這故事中生命被翻轉的浪子。現今我已經當了9年的文字佈道士，目前擔任在地的文字佈道事工副主任。有鑑於《聖經》真理給了我生命的意義，我十分樂意與其他人分享，我那位愛耶穌的妻子也是文字佈道士，我們有2個小孩。我把一些我們所推廣的書送給我的父親，包括《歷代願望》，2年前我的父親受洗了。當我的母親看見我生命的轉變時，她也認罪接受了耶穌，現在我的父母親非常熱衷於參與復臨教會的活動。

　　我感謝多年前來到我家的那位文字佈道士，他把那些書銷售給我的父親。他把糧食撒在水面，使我的生命得到徹底的改變，我們往往不知道我們努力的結果，聖靈有時需要花很長的時間來感化我們的心，但如果家中有屬靈書籍，那麼，多年後它們必然能結成果子。👤

主題：重生

伊西卓・裴雷茲　墨西哥

178

神奇的書

「人點燈，不放在斗底下，是放在燈臺上，就照亮一家的人。」馬太福音5：15

　　阿拉巴馬・亞伯蘭是一位女性文字佈道士，她在印度西南的克拉拉邦州推廣書。而她所推廣的其中一本書——《歷代願望》譯本，對讀者的生命產生了深遠的影響，其中一位是東正教的婦女。

　　這名婦女某次碰巧在公公家的書房看到這本書，她深受書名所吸引，便開始閱讀此書。看完之後，她從書中領略的，以及在書上獲得對上帝品格全新的見解，都讓她非常感動。

　　她立刻打電話給復臨教會的辦公室，詢問該如何才能買到10本那種「神奇的書」。她表示讀了這本書之後，她才明白上帝之愛的原貌。在這之前，她對上帝的印象是祂很嚴苛而殘酷，並且總是急於懲罰罪人，但現在她明白上帝真實的本性。她對這好消息感到興奮，打算聖誕節只送《歷代願望》給家人和朋友當禮物。

　　這只是眾多見證裡的其中一個，它說明了當人們在看「預言之靈」的書籍時，聖靈在他們的心中動工，這些經歷常令我驚訝不已！

　　讀有關全球文字佈道工作的勉言對我們的靈性極有助益。如懷愛倫師母所言：「文字佈道士在工作上的行善充滿著奇妙的可能性。用愛和簡潔的方法挨家挨戶傳福音和真理，正符合了基督給祂門徒的吩咐。稱頌和謙卑衷心祈禱能使許多人感動。上帝的靈會敦促人悔悟。」——懷愛倫著，《證言》第九輯，原文第34頁。

　　讓我們向全球文字佈道士致敬，他們透過文字奇異的能力，以真理的光驅除黑暗的勢力。

主題：相遇　喬治・韋爾蓋斯　印度

不做生意改傳福音

「你起初雖然微小，終久必甚發達。」約伯記8：7

芝吉是一位年輕的蒙古基督徒婦女，她在2008年時接受耶穌成為復臨信徒。她非常需要錢來支付大學的學費，而看起來推廣書會是一個賺錢的好方法。因此她開始在暑假期間推廣復臨教會的書籍，她在雜貨店、餐廳、辦公大樓、商店、學校推廣書，其中健康類的書籍和故事書都深受眾人喜愛。

在家鄉工作之後，她決定到附近的城鎮去，她也邀請教會的一位朋友同行。到了一個採礦小鎮時，芝吉和朋友決定探訪一座採礦場，它離城鎮有一小段路程。礦場工人表示對她們所介紹的書非常有興趣，礦工住的地方離娛樂場所遠，夜晚閒來無事，書便成為心靈上最好的糧食了。

那年夏天，芝吉所賺的錢足夠支付大學的學費和生活費，但因為她推廣書的主要目的是賺取學費，所以她不全然明白文字佈道工作的意義。然而，這工作使她熱心地參與當地教會的活動。當韓國和美國的出版社主管在2012年到蒙古舉辦文字佈道工作的會議時，她終於明白推廣書的主要目的是使人認識耶穌，並引人歸主。

從此之後，她開始藉由書的推廣來傳揚福音。自那時起，她城鎮的一些人開始嘗試在生活中實踐健康原則，後來更有3個年輕人上教會。這些事目前看來也許微不足道，但在蒙古則不容小覷。正如經文所說：「你起初雖然微小，終久必甚發達。」

在2012年，上帝垂聽了芝吉誠懇的禱告，她嫁給了一位基督徒。她和丈夫計劃在教堂開一間復臨教會的文字中心，這文字中心在蒙古要成為上帝有效的工具，去傳揚福音給許多還未得救的人！

我們誠懇地為他們的成功禱告，相信這些事必能成就，使文字佈道工作得以發展。

主題：引導

阿迪亞胡‧歐提亞博兒　蒙古

吉普尼上的相遇

「腓利就開口從這經上起，對他傳講耶穌。」使徒行傳8：35

　　在菲律賓的納格羅斯市和文字佈道小組工作了一整天之後，我和搭檔蘿絲瑪莉坐上了一輛吉普尼（Jeepney）回家。有一位身材略為肥胖的婦人坐在我們的對面，她用家鄉話和甜甜的笑容和我們交談，說：「我只買香蕉和番薯，因為我正在節食。」「節食」這字眼給了我靈感，我便抓住機會向她介紹我手邊有關健康的所有書籍。她問我們：「你們是復臨信徒嗎？」我們高興地回答：「是的！」接下來她說：「我正在找復臨教會的書，那你們一定就是我要找的人了！」因為車子即將抵達我們住的地方，因此她把名字和住址留下來，好方便我們與她聯絡。

　　她住在巴科洛德市的分區。幾天後，她很高興在家中招待我們。她告訴我們她現今39歲未婚，是宿霧太平洋航空公司的前任經理，她總是在各個飛行點中穿梭，忙碌得不可開交。她說：「但上帝對我有不同的計劃。有一天我的身體出現很大的狀況，從那之後我便決定辭職了。」

　　我們帶來的《神奇草藥》（Amazing Healing Plants），這本書上的圖片顏色和實用內容令她非常喜愛，她訂購了一本，但不願等我們送達，她寧可主動到我們的住處來取書。在相約的日期那天，她依約前來付了書錢，也問了一些有關《聖經》、健康食品、安息天的問題。我們把福音單張和查經資料送給她，之後她便離去。

　　我們在吉普尼上的相遇只是巧合嗎？也許這是上天的安排！從事文字佈道的工作，我們總會以〈提摩太後書〉4章2節的內容彼此勸勉：「務要傳道，無論得時不得時。」正如腓利一樣，他抓住機會向坐在馬車上的衣索匹亞太監講耶穌的故事。當機會來臨時，我們一定要預備好有所行動，這次的相遇不是在馬車上，而是在菲律賓的吉普尼上！感謝上帝以書報幫助我們，讓我們為福音撒下種子，我們禱告這位婦人在未來能成為天國的國民。

主題：相遇

羅絲梅・布納菲　菲律賓

友善的公車司機

「你們的光也當這樣照在人前，叫他們看見你們的好行為，便將榮耀歸給你們在天上的父。」馬太福音5：16

　　我第一次拜訪米雷克和喬蘭卡已經是10年前的往事，當時我把《歷代願望》介紹給他們的祖母。8年後我又再度搬回舊地，我決定再次拜訪他們。然而這次米雷克決定什麼都不買，想儘快打發我走。然而不久他離開後，他的妻子喬蘭卡留在車子旁聽我介紹書，她受感動買了許多給孩子的兒童書以及另一本新版的《歷代願望》。

　　自那時起，我好幾次拜訪了這家人，也與他們日漸熟稔。我們邀請他們的兒子參加夏令營，在那裡他開始接受查經。米雷克和喬蘭卡也開始查經，但米雷克在許多事上比喬蘭卡固執，對新的信息也比較不容易接受。然而在研究安息日的那一段日子，某天在森林工作時，米雷克從樹上掉下來受了重傷，喬蘭卡和孩子們懇切地為他禱告。米雷克後來能活下來並且痊癒，連醫生都認為是神蹟。事實上他很快就康復，頭上只留下一道疤痕。

　　很快地米雷克和喬蘭卡開始上教會，與此同時，喬蘭卡買了《歷代之爭叢書》給她的丈夫。她自己患有慢性疾病，所以也決定買幾套健康書籍。米雷克開始閱讀更多的書，夫妻兩人熱心地參與安息日學的節目。今天，米雷克對生命有了不同的見解，在教堂附近可能時常會看到一位司機駕著公車迎面而來，並在車上對眾人友善地揮手。那人肯定就是我們所稱呼的「眾人的朋友米雷克」。

　　米雷克和喬蘭卡忠心地查考《聖經》，之後兩人都受洗了。他們成為社區裡新的亮光，為上帝的榮耀作見證。藉由他們生命的轉變，他們周圍的人也能認識天父上帝。

主題：**重生**　佩特・霍夫　捷克共和國

比錢財更重要

「不要效法這個世界，只要心意更新而變化，叫你們察驗
何為上帝的善良、純全、可喜悅的旨意。」羅馬書12：2

　　當我開始從事文字佈道工作時，我明白自己的生命應該要朝更美好的方向
改變。然而，當時我以為文字佈道工作純粹只是推廣書報，與靈性毫無關係。
那幾年大部分的工作期間，我只對自己賺了多少錢感興趣，並沒有積極傳福
音。所以我相信那段日子，我在工作上並無好的表現可言。

　　我對此不禁抱怨，自問為何這些事會發生在我的身上。每天早上我以一顆
熱忱的心情開始工作，到頭來卻常以失望收場，我思前想後自己究竟是否已經
竭盡全力，也很想知道為什麼朋友們的表現都比我突出，有好些日子我甚至吃
不下飯。

　　後來，我流淚禱告，想得到我渴求的成功。從那一刻起，我在每日清晨以
敬畏和崇敬的心來禱告，祈求上帝的賜福，上帝垂聽了禱告。那個星期事情進
展得較之前順利了許多。當我往返許多地方、逐一拜訪時，我毋須花太多力氣
介紹書，上帝會為我開了路。此時，我開始明白上帝要我們把祂的話擺在我們
的成功之上。

　　當宣傳活動接近尾聲時，我體會到文字佈道不光只是一份用來賺錢的營生
工作而已，上帝告訴我文字佈道是一份關乎傳揚福音的工作。從此之後，我的
工作表現比從前更好，也因此開始修讀神學課程。

　　上帝的賜福遠超過我所求的。有一天，復臨教會大學的司庫打電話給我，
告訴我玻利維亞復臨大學的董事會已通過給我一年的獎學金。那年我的銷售所
得比一年半的獎學金還多。

　　我不後悔成為一名文字佈道士，任何地方只要上帝差遣我去，我便毅然
前往，若要更成功、更有效地傳揚上帝的愛，文字佈道事工作是不可或缺的關
鍵。

主題：回應禱告　奧特瑪．查維斯　玻利維亞

巫師做了什麼？

「耶和華是我的力量，我的詩歌，也成了我的拯救。這是我的上帝，我要讚美祂，是我父親的上帝，我要尊崇祂。」出埃及記15：2

某天，我們向一位巫醫推廣書，我告訴同行的女同事，我們要禱告求上帝賜力量。我也告訴她希望是由她來作書報的介紹，因為我不曾向巫師推廣過書。我曉得文字佈道工作是不容易的，但我也知道上帝呼召了我，派遣我至祂的園裡作工。雖然有點害怕，我在掙扎中鼓起勇氣。這時我緊握上帝的應許，想起了耶穌的話：「我已經給你們權柄……勝過仇敵一切的能力，斷沒有什麼能害你們。」（路加福音10：18－19）我必須憑著信心向前走，信靠耶和華的應許。

當巫師看到我們時，他叫我們從後門進入。到了門口時，我們發現他正在煮一些混合藥品和調製藥水。我們靠著上帝的名前來，我立刻想起了《聖經》記著說：「斷沒有法術可以害雅各，也沒有占卜可以害以色列。」（民數記23：23）

我們一進入他的家，我的搭檔便開始介紹書，但當她在說話時，巫師的目光卻始終定睛在我身上。他似乎對於我的存在感到很不安，他回到其中一間內室，拿了他的畢業證書證明他是奈洛比大學的校友，聖靈混淆了他的觀察力，他把我當成試圖想要逮捕他的警察。當我認為他有這想法時，我便趁此機會，開始大膽地講話。我帶著權威的口語，拿出許多帶去的書，說明這些書如何幫助了世上許多的人。他答應買書，甚至承諾用那些書幫助所有上門求診的病人。

上帝讓我們得著重大的勝利，我們將書銷售給了一名巫醫。因有聖靈的介入，離開時我們讚美上帝。我們禱告上帝的話語中所含的能力會感動巫師和他的病患，正如懷愛倫所說：「文字佈道士應該記得自己有『在各水邊撒種』的機會……。」——懷愛倫著，《文字佈道指南》第13頁，2002年版。

主題：介入

湯姆‧努杜

肯亞

值得跟隨的領袖

「使智慧人聽見，增長學問，使聰明人得著智謀。」

箴言1：5

身為文字佈道士，我明白每次能結識新朋友都非出自偶然。我曾經在頓涅茨克遇見一家大型公司的執行長，我們開始聊起書和討論各種有關宗教的話題，我決定把「職場的禱告」卡片送給他。我也力勸他千萬不要在上班時間時輕易動怒，倒要以這張卡片上的禱告開始一天的生活。我以所羅門王為例，他唯一向上帝求的事物便是智慧。我也和他分享但以理的故事，儘管政事繁忙，身為國家領袖之一的但以理仍然會每天禱告3次，他感謝我，把「職場的禱告」卡片收下，表示他會試著照樣去行。

幾星期之後，我回到工廠。到每個辦公室去作介紹，讓所有的員工有機會買書。令我驚訝的是，所有的員工幾乎開口就問我是否有「職場的禱告」這張卡片。因為很多人要，我手邊有的卡片很快便發完了。當我問一位婦人為何大家都要這張卡片時，她回答說他們的執行長向他們推薦，在工作之前念這張卡片上的禱告詞。

過後，我又再度見到執行長，我在他的桌上看到我給他的「職場的禱告」。我問他為何推薦員工念這禱告詞。原來他在開會時不但向所有的員工大聲念這禱告詞，還逐字逐句地解釋它的意思，員工聽他分享他禱告之後的工作經驗，他也力勸員工在生活中身體力行。

這家公司開始起了重大變化，因為領袖以身作則地將清晨的禱告納入日常生活中。他說因為看了復臨教會的書，他甚至能講道，也許下一次的商務會議舉行之前，他會以一場講道作為開端！

主題：相遇　艾瑞娜・米洛努克　烏克蘭

安然度過水患

「你們要恆切禱告，在此警醒感恩。」歌羅西書4：2

海瑟向我訂購了一些DVD和一些我們所出版的兒童類聖經故事書，她先行支付了一半的款項後，過了沒多久就搬到格蘭瑟姆去，在2011年1月，一場非常嚴重的水災來襲，令許多地方受害，而這地區正是其中之一。當水災發生時，我立刻想到海瑟和她的3個孩子，老大剛過了少年時期，但年幼的雙胞胎才6歲，我很擔心他們的安危，尤其是我無法聯繫上她，因她的手機一直無法接通，我希望他們都平安無事，並且她還有書款未付清呢！

幾個月之後，我再度嘗試打電話聯繫她，此時電話終於接通了！她和孩子在水災發生時，因及時爬上了屋頂所以平安無事，但她掉了手機，那手機被埋在泥堆中。令人驚訝的是，她的房東竟然在事後清理時找到了那隻手機，她清洗後便還給她，想不到手機的SIM卡還能運作！她很高興聽到我的消息。遇水災時，她的兒子臨時抓了一些先前向我買的DVD和他的小貓，塞進他的連衫褲口袋並爬上了屋頂。當水位升到10英尺時，她的女兒菲絲說：「媽，我們需要禱告。」不久之後，救援直升機把他們載到安全地方，把DVD和小貓也一起帶走了，海瑟表示她所經歷的這些事——屋子淹水還滿佈污泥的經歷使她成為一個更好的人。

海瑟年幼時，她的母親是一位真理的「尋求者」，她會到各個不同的教會走動，其中也包括復臨教會！海瑟有幾年的時間曾經參加過前鋒會，也很喜歡這活動。

海瑟現在與我住在同一個城鎮裡，我告訴她復臨教會的幼兒班，並且邀請她的孩子參加下一次的聚會，她也答應在教會作見證。我把《天父的情書》（the Father's Love Letter）和《末世大事》（the Final Events）這兩本書送給她。我持續與她見面，並且不吝介紹更多好書給她，我祈禱海瑟在未來能得到一個屬靈上的家。

主題：引導

菲爾·文森　澳洲

請差遣我

「你們尋求我，若專心尋求我，就必尋見。」耶利米書29：13

JUN 6月
22日

　　我衷心感謝上帝的供應與眷顧，願意使用我成為器皿，並且利用書報這項媒介作為傳福音的種子。

　　最近我向一位年輕的婦人推廣書，她對《歷代之爭叢書》特別喜愛。她對這套書如此著迷，所以她不僅買了給自己看，也另外買了一些讓家人閱讀。每次有新書介紹時，她都會為自己和家人下多筆訂單。

　　最近她發現了《在家研讀聖經》（Bible Reading for the Home）這本書，她再次買給自己和家人，後來她看到另一本《信心與行為》（Faith and Works）時，她也全神貫注地讀完那本書，不久就再一次多訂了幾本，想當作過節的禮物送給家人。我相信有一天這年輕婦人會接受復臨信息，因為她的品性，且她是如此真誠地尋求真理，並且愛上帝，凡是像她一樣認真地尋求真理的人，肯定不會離天國太遠。

　　遇見真誠尋求真理的人，是身為文字佈道士很大的喜樂。當我遇到像這樣可愛的婦人，我時常能體會到真正的滿足與喜樂。想要幫助真正用心去明白上帝話語的人，文字佈道事工以這樣的方式去做工是再好不過的了。它能夠自然又迅速地接觸及感動人心，而且是以一對一的方式服事人，這種方式像極了耶穌道成肉身在世上的傳道，祂也是如此深入人群，聽他們訴說自己的煩惱與需要。

　　當我想到我們的救主耶穌為我們做了什麼時，我想起了這段符合真理的話：「凡感到上帝之愛所激勵的人，一定不問自己需付出多少最低限度的代價，來迎合上帝所要的；他們不尋找最低的標準，只求絕對符合救主的旨意。」——懷愛倫著，《喜樂的泉源》第52頁，2011年版。

　　我的禱告是，在文字佈道工作上，我要以身作則，向眾人反映出耶穌的品格，好在我遇見每一個人時，來榮耀祂的名。

主題：相遇　莉蒂亞・凱圖托比亞斯　托巴哥

連鎖效應

> 「可見,信道是從聽道來的,聽道是從基督的話來的。」
> 羅馬書10:17

最近我在一個小鎮上對許多戶人家推廣書時,我受到其中一個家庭特別親切的接待。還未正式介紹書的內容以及談論其中細節之前,我先與他們閒話家常,建立友好關係。在那之後,我先介紹復臨教會大本的健康書籍,還有小本的屬靈書籍。當這對夫妻看見了《上帝說當記得》(When God Said Remember)這本小書時,臉上表情又驚又喜,似乎光是拿到這本書就能使他們感到高興,接下來男主人告訴我更多的內情。

當地有一個男生曾在路邊撿到過這本書,他把書帶回家,從頭到尾讀了一遍。男主人說:「接下來,他就把書給了我。」夫妻倆看完後發現這本書深具啟發性,因此他們把這本書又轉交給一位朋友看。這位朋友看完後再傳給他的朋友,直到這本書被輾轉傳閱了整整20次,每個人深受書中信息感動。

這20人,或許比這更多的人,決定聚在一起討論書中的好消息。上帝透過聖靈開啟了他們的心,使他們明白並且相信安息天的道理。每個人都決定要按照書中所寫的去遵守安息天,在這小鎮至少有20個人因為從這本書得到亮光而守安息天,他們也受洗成為復臨信徒。然而,他們還未明白《聖經》其他重要的真理,例如:三天使信息、人死後的世界,以及健康原則。

幸好,當我遇見這家人時,有兩位復臨教會的傳道士正在組隊,計劃在他們的小鎮舉辦佈道會。教友們買了1,000份《被遺忘的日子》(the Forgotten Day)單張,並且在社區分發。現在我們誠懇地禱告,希望藉此能使我們在救靈的事工方面有好的收成,尤其是曾讀過《上帝說當記得》,和那些已經在持守安息天的人。因著《聖經》的教導說信道是從聽道來的,聽道是從基督的話來的。我們在此全心誠懇地為佈道會和聽眾禱告。🙏

主題:重生

格雷·蘭博 印尼

每日生活原則

JUN 6月
24日

「我們不致消滅，是出於耶和華諸般的慈愛；是因祂的憐憫不致斷絕。每早晨，這都是新的；你的誠實極其廣大！」耶利米哀歌3：22－23

　　我姑媽最小的兒子將《聖經》和《救贖的故事》送給我，當我閱讀這2本書時，我流淚悔改接受了耶穌。思量髑髏地的場景使我下定決心要過基督化的生活。後來我得知文字佈道工作是自養性質的傳道事工，我便對自己發出挑戰要從事這神聖而重要的工作。

　　然而，探訪家庭這件事，是說來容易做來難。我既害怕又緊張，我離開時好像只會對客戶說：「請至少讀一次這本書。」當我絕望氣餒時，我們的副會長開導我，他對我說：「文字佈道工作不只是需要讀經禱告。」除此之外他還鼓勵我思考下列事項：

- 要用《聖經》的話和禱告不時地裝備自己，要把文字佈道當成是自己的工作和事業，而我就是執行長。
- 經常留意如何與人打交道，不斷求改進。
- 把文字佈道當成是務農的工作：我必須種植、灌溉澆水、施肥。
- 將每天的探訪分類做記錄，作為再度探訪時的參考，鼓勵他們，找出他們的需求，堅持定期且規律地探訪他們。

　　我發現當我將這些生活原則加以應用時，上帝就能夠使用我。記得有一位高雅時髦的婦女很高興地接受了復臨教會的雜誌，在聖靈的指引下，我又去探訪她，她再度熱切地歡迎我。我默默地禱告，與她分享當初我相信《聖經》，並且眼中含淚的讀著《救贖的故事》，因此在信仰中不斷成長。她感謝我把《救贖的故事》分享給她，她自己也相信並接受福音了。

　　現今我在每天從事文字佈道工作時，我開始工作前都會在簽到簿上簽名，就好像在公司上班一樣。之後，我出門與人接觸建立關係。文字佈道工作不只需要讀經禱告，還需要每日在信心中成長，以及天天領受上帝所賜的新福惠。

主題：引導　金安松　韓國

189

我要親自閱讀

「念這書上預言的和那些聽見又遵守其中所記載的，都是有福的，因為日期近了。」啟示錄1：3

　　我在聖公會的家庭長大，家人不允許我看《聖經》，我們從小就被教導只能去相信並接受教會領袖所言的一切。有一天，我的弟弟改信成為復臨信徒，他也試圖想說服我加入成為基督徒，但被我拒絕了。雖然我不會去讀《聖經》，但當弟弟把《善惡之爭》這本書送給我時，我很仔細地閱讀，並且非常重視書中所強調的《聖經》真理。我在研究之後，決定在1975年10月受洗成為復臨信徒。

　　重新受洗之後，我很渴望與他人分享好消息。我參加青年團，當時被稱作「青年義勇佈道團」。大約有8年的時間，我在崑巴陸陸續續舉辦了許多場的佈道會，我分發了很多本《善惡之爭》。如今這個地方成為傳道區，也就是盧荷多區，這裡共有10所復臨教會，大約2,043位教友。

　　1990年時，當我發現書報非常有助於改變人們的生活和行為時，我選擇成為一名文字佈道士，我在每件服事上無不盡心盡力。幾年之後，我被任命為出版社副經理，之後便被升為區會出版社經理。我很感激懷愛倫師母曾說過的話：「但願本會有成千成萬更多的人能認識我們現今生活的時代，並明白在服務地區及在挨家挨戶的工作上所應作的工。有許許多多的人還不知道真理……憂苦的人當得鼓勵，軟弱的人當變剛強，傷心的人當蒙安慰，貧苦的人當有人傳福音給他們。」──懷愛倫著，《文字佈道指南》第24頁，2002年版。

　　許多文字佈道士現在都紛紛加入了北盧安達的事工陣容，我們舉辦了佈道會和推動小組文字佈道工作。我們分發許多宗教書，包括《善惡之爭》。在2012年，我們把目標鎖定盧亨克里，我們銷售了價值近2萬元的書，共有210位慕道友受洗。感謝上帝，因祂賦予宗教書籍神奇的力量，也賜下了《善惡之爭》這樣的書來引導研讀《聖經》。

主題：神蹟　巴那巴斯‧阿伊印戈瑪　盧安達

並非巧合

JUN 6月
26 日

「你們要愛惜光陰，用智慧與外人交往。」歌羅西書4：5

因為手邊有緊急文書工作尚待處理，我和妻子喬伊在旅館退房時已經接近中午時分。當我們整理好行李裝到車上時，看到隔壁的車上坐著一對夫妻，他們車窗是敞開著的，我連忙抓住機會，拿著一本《善惡之爭》問他們：「在等待的時刻，有沒有興趣看一本書呢？」

婦人在猶豫，但坐在駕駛座的男士接受了，表示他喜愛看書。他快速地瀏覽了目錄和封面之後說：「看起來還不錯，多謝了！」我祝他們有愉快的一天之後，便轉身把全部行李放上車，喬伊則回到旅館辦事。此時，我感覺到這對夫妻想引起我的注意，但我試著不理會他們。我猜想他們大概是想把書還給我，他們一點都不明白書所能帶給人的鼓勵和幫助有多大。因此我很快把行李放好，到旅館櫃檯找喬伊。

走過約停車場的一半時，我聽到有人在後頭叫著：「喂，老兄！」我轉身，無可奈何地看到那男士手中拿著書追過來。現在我非常肯定他是來還書的！我趕快低聲禱告：「主啊，我已經盡力了，現在這事由你接手了。」當他走近時，我以微笑隱藏我的失望說：「有事嗎？」

令我驚訝的是他再三感謝我送給他那本書，他說：「你不知道這對我而言意味著什麼，我們今天的相遇絕對不是巧合。」他告訴我他目前正著手以不同的觀點寫一本有關神學的書，他確定這本書會給他很大的幫助。他不停地強調說：「我非常確定你今天送給我這書絕對不是偶然！」他也說他過去曾有過十分憂鬱沮喪的時期，甚至也曾考慮過自殺。他答應我會好好讀這本書，還把姓名和地址寫在紙上交給我，敦促我有空一定要打電話給他。

沒錯，這並非出自巧合，將來有一天我或許會在天國與他見面，而那也不是偶然！沒錯，這所有的一切都不是機緣巧合！

主題：相遇

戴爾·湯瑪斯 美國

家庭重聚

「早晨要撒你的種，晚上也不要歇你的手，因為你不知
道哪一樣發旺；或是早撒的，或是晚撒的，或是兩樣都
好。」傳道書11：6

　　試想有誰會知道，25年前所禱告的一顆福音種子，竟然還是蒙上帝垂聽，並且使其成長茁壯？可是它確實發生了！我的兒子在附近的公園玩耍時，遇到一位單親媽媽梅爾，和她的兩位孩子默里和安吉利娜。他邀請他們參加布倫特伍德復臨教會的聚會。梅爾有點吃驚，因為她當初認識前夫時，他就是在這裡上教會的。那天我在公園結識了梅爾，隨著時間我們建立了友誼。梅爾經常上教會，某天她興奮地與我分享她向文字佈道士帕爾·瑪東加買了一本《家庭版聖經》。

　　當我在1980年間離開奧克蘭時，我們之間失去了聯繫。我聽說她後來便不再上教會了。雖然我試著跟她聯絡，但始終無法和她取得聯繫。

　　幾年後，我們的孩子們都長大成人了，我的女兒很偶然地在羅托魯瓦遇到梅爾，梅爾問候我，我的女兒建議她到教會來與我見面，她無法抗拒這邀請，重新恢復聯繫是一件美事。她告訴我她的兒子默里住在羅托魯瓦，她搬到這裡是為了要陪伴兒子和他的家人。可悲的是，默里因為和妻子及孩子們處得不愉快而離開了家。為了逃避痛苦，他吸毒，喝酒，和年齡小他一輪的年輕男士們遊手好閒。他的家庭陷入一團糟的情況，似乎沒有未來的希望。

　　「回到教會去吧！」是母親給他的忠告，而他也答應了。接下來的4個月期間，他生命的改變令人驚訝。在基督裡他成了新造的人，他的家庭重新又聚在一起了，婚姻也保住了，家人也與主同行。

　　可想帕爾·瑪東加在天國遇到他客戶的兒子、媳婦、孫子時，會有多高興。有趣的是，默里的父親（梅爾的前夫）如今也回到教會了。在基督裡我們是一家人。當耶穌改變我們的生命，賜予我們那上好的福份時，我們將經歷何等的喜樂和感恩。🔔

主題：重生

馬里·坎貝爾　紐西蘭

渴望的禱告

「萬軍之耶和華啊，你若垂顧婢女的苦情，眷念不忘婢女。」撒母耳記上1：11

　　我們在奈及利亞的農業研究和培訓中心推廣書，其中一間辦公室有9位女性員工，他們當中有8位在聽了介紹後紛紛表示對復臨教會的書有興趣，只有一位例外。這一位婦人只有在其中一位同事打聽《好兒童故事集》時，才向我們看了幾眼。最後，她們都分別訂了一些書，也為付款作出安排。

　　我的同事威利因關心那一位婦人，便向她自我介紹和推廣書。驚訝的是她後來也買了《好兒童故事集》。當我們準備要離開時，我為那位婦人禱告，祈求上帝引導那一位婦人體會到《好兒童故事集》對她孩子的幫助。當我結束禱告時，我們發現到其他的婦人們彼此投以好奇的眼神，但我們不知道原因。

　　一年後，當我們回到這間辦公室時，那一位沉默的婦人要我們到她那裡去，因她有話要對我們說。她向我們解釋，一年前當她買書時，她和丈夫已經結婚9年，但一直無法懷孕，她非常渴望能有孩子。當她聽到我們在介紹《好兒童故事集》時，她受了感動。她買下這套書是為了表示信心，她相信上帝將賜予她孩子，好讓她可以講故事給孩子聽。既然上帝實踐了《聖經》中哈拿的禱告，她相信上帝也會同樣對待她。一年之後，她分享從上帝而來的喜悅，她生了一位女嬰，她的喜悅是顯而易見的！

　　身為文字佈道士，我們要記得與客戶一起禱告，或為他們代求。藉著禱告我們以有效的方式分享上帝的愛，讓我們在推廣書和分發單張時附上禱告，我們的客戶和他們的家人急需要我們的禱告。當我們出去推廣書時，我們應該效法哈拿那迫切的禱告：「主啊，垂顧婢女的苦情，眷念不忘婢女。」我們每天都應該向上帝祈求恩典。

主題：回應禱告　卡利‧布瓦維和威利‧圖旺　奈及利亞

計劃外的機會

「起來！進城去，你所當做的事，必有人告訴你。」
使徒行傳9：6

　　科欣市位在巴西南部，馬托格羅索州北方，居住人口約有33,000人。科欣市農業的經濟體系吸引了大批遊客前往，從事釣魚或其他戶外活動。我是在1989年當了文字佈道士。有一位學校專員打電話給我，希望我能探訪他，即便她只能在早上7點鐘與我見面，我還是答應了，路程的遙遠和路況的難以預料意味著我必須很早出發。

　　我在約定的時間與那位專員見面了，這多虧我所駕的新車能確保更安全的路程。會談之後，我預備到都會區裡繼續工作。不料要開車時我卻發現車子無法發動，試了幾次之後，我用空檔滑行走了4個街區，一個右轉後車子便停止不動了，這真是令我手足無措。不久，一位騎自行車的男士過來問：「發生了什麼事？」我回答：「我的車拋錨了。」他在引擎蓋下看看，便叫我發動車，第一次試著發動就成功了！他問我是否是銷售員，我回答說：「我是復臨教會的宣教士」。

　　他聽了之後，毫不猶豫地擁抱我說：「能在這裡遇到復臨教會的信徒真是太好了。我每天都會固定收聽某個電台節目，一直很注意聽著這個真教會的道理，我一直在尋找這教會，但一直沒能找到，現在上帝派你到這裡來了！」當我尚未回應時，他接著說：「去我牧師的家跟他談關於復臨教會的道理吧！還有將我的教籍移出的事，我的牧師必須成為這教會的一分子。」因這個突如其來的神聖使命，我把當天的行程順延了。

　　之後，我和妻子探訪了科欣市的復臨教會，當天負責收奉獻的人就是我那位「自行車」朋友，他現在是該教會的執事。遇見重重阻礙、緊閉的門，以及許多在表面看來困難的這一切問題，對於心中存著喜樂的文字佈道士而言，都只不過是在旅途中暫時繞道而行。這些是上帝彰顯祂作為的機會，當我們遇到瓶頸，走投無路時，上帝就會伸手將這些看似迂迴曲折的彎路變成轉機。

主題：介入

雷納多・薩爾加多　巴西

在逆境中忠心

「我為基督的緣故，就以軟弱、凌辱、急難、逼迫、困苦為可喜樂的；因我什麼時候軟弱，什麼時候就剛強了。」

哥林多後書12：10

1988年，伊萊費斯在東辛巴威接受呼召，從事兼職的文字佈道工作。4年之後，他正式成為全職的文字佈道士。

然而3個月之後，出版社經理發現他患有癲癇症，甚至有幾次是在他工作時發病。因為關切他的健康問題，經理試著說服他接受教會中比較輕鬆的工作責任。

然而，伊萊費斯表示他本人的特殊情況，正是他之所以選擇當文字佈道士的原因。他告訴經理，那位呼籲信徒加入文字佈道工作的人曾說：「有誰願意和天使同工，親眼見證上帝如何使用他們來拯救生靈？」伊萊費斯回應了呼召，因為他相信上帝要透過他來工作，而非他自己想要去做。

他也述說過去21年來，上帝是如何帶領他的生活。他曾在辛巴威首都哈拉雷人來人往的街道上發病，但他從來沒有受到傷害。他所攜帶的書和錢都不曾遺失，甚至還有非基督徒在他發病時伸出援手幫忙他。上帝總是負責把他個人的物品完好無損的交還給他。因著這些原因和更多其他的經歷，伊萊費斯拒絕接受較輕的責任。

儘管事實上伊萊費斯每月多次發病，但自從擔任全職的工作後，他從未錯過任何一場文字佈道會議。許多人因他的服事相信了復臨信息，其中一位是另一個教派的牧師，他是因為讀了《下一個超強國》（the Next Superpower）這本書而產生興趣。伊萊費斯表示上帝待他這麼好，他要一直服事上帝，等到耶穌復臨或他離開人世。

如果我們心裡願意，上帝就能使用我們為祂服務。

主題：保護

蘇帕爾‧莫西亞　辛巴威

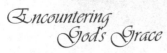

*Encountering
God's Grace*

藉著各式屬靈書刊，真理的亮光照遍邊僻地區那些沒機會聽到福音信息的人，
這是一種最蒙福的佈道工作，文字佈道士可以作主的助手，為真理的進展開闢門路……

7月

July

遇見神恩

365則來自全球各地
因神翻轉生命的故事

盧得，要小心！

「我口所出的話也必如此，決不徒然返回，卻要成就我所喜悅的。」以賽亞書55：11

　　我和搭檔在格羅斯西方小鎮推廣書。我們探訪了一所私立教會中學，並詢問秘書是否能拜訪校長。我們得知他不在鎮上，因此我們便向秘書介紹書。她是一位隨和的修女兼教師。我們向她介紹一些書，她立刻作了決定，她說：「我要買《健康與家庭》裝訂本，這本雜誌可以當教材，但其他的書提到安息天的道理，我不在乎你們的教義。」

　　之後，我們親自把書送到她手中。隔年，我又見了同一位修女，並且收到另一筆訂單。她說：「你知道嗎？跟你買的那本書中有一篇文章是關於安息天，我掠過那幾頁。其他的文章不錯，內容豐富，對我的教學有幫助。」她成為了每年《健康與家庭》裝訂本的定期客戶。

　　隔年，當我運送書給她時，她說：「你知道嗎？艾麗賽歐，我在《健康與家庭》讀到有關安息天的文章，使我對遵守不同的日子表示疑問。我問了我們的神父，但我不是很滿意他的答案。」

　　經過一年，我發現她從私立教會中學轉移到公立中學。這時她訂購了一套《聖經故事》。她要求我每一個月運送一本書，好讓她在教義問答課程上使用。每一個月當我把書運送到她家時，我就會聽到她的媽媽講這些話：「盧爾德，你總是向復臨信徒買書，要小心！要不然你可能會成為他們教會的一分子。」

　　過不久，當我被調到東格羅斯的區會後，便和修女失去了聯絡。一年後，她參加佈道會受洗了，你可以想像我的興奮。她媽媽講的沒錯！當我問她如何發現真理時，她回答：「我每年向一位文字佈道士訂購《健康與家庭》，從書中發現真正的安息天是星期六。」如今她的幾位親戚也信了耶穌。上帝對祂所給的應許絕不食言！

主題：重生
艾麗賽歐・卡帕利達　菲律賓

通過人造牆

「看哪，我的僕人——我所扶持所揀選、心裡所喜悅的！
我已將我的靈賜給他；他必將公理傳給外邦。」

以賽亞書42：1

　　我認為上帝的僕人要記得在服事上最重要的事情，那就是上帝曾答應要為成功鋪平道路。我曉得上帝要透過體驗祂的力量來考驗我們的信心。

　　某天，因我想要盡量分享宗教書報，我冒昧前往喬治市的政府大樓。我們都知道敵人總是在想如何阻擾上帝的工作。這次的阻擾是被內部安全警衛攔下不讓我進入大樓。當我站在街上思考下一步該如何做時，其中一位返回的職員問我為何站在那裡。當她得知我的困境後，她去和警衛溝通，我才被允許進入大樓。

　　我把這次突破性的解危歸功於上帝的介入。我相信上帝感動了那位職員和警衛的心，使我能度過危機。我在那棟大樓銷售了許多書。這是何等的福氣！上帝也賜予特別的福惠，讓我和那位職員建立了友誼。我再三折返，上帝幫助我建立更多的友誼，祂鋪平道路，將福音的種子撒在許多人心中。這經歷也擴展到其他地方。最重要的是，機構同工的禱告和見證榮耀了上帝的名。

　　在工作上我順從上帝的指引和分享希望的信息。我現在看到一些成果，但唯有時間和永恆將揭示完整的成果。在那之前，我要為全球的文字佈道士禱告，讓上帝的事工在榮耀光輝中完成。讓我們努力展開工作，因黑夜將臨，無人能做工。

主題：介入

馬可・格拉斯哥　蓋亞納

跟隨神到琵琶羅去

「你或向左或向右，你必聽見後邊有聲音說：『這是正路，要行在其間。』」以賽亞書30：21

在2003年，萊斯巴離開她的家鄉委內瑞拉到千里達南方加勒比大學讀書。因缺錢付學費，她決定努力工作賺錢。她開始在校園打工，但薪水不夠用。當她得知有學生文字佈道工作時，便向這社團報名。她很積極地工作，不久就成為社團主席。

此時她被邀請在放假期間到加拿大推廣書。但因簽證問題而無法成行。在灰心和挫折中她流淚甚至與上帝爭吵為何不讓她去。多次禱告之後，她內心得了平安，也接受了上帝的旨意，就是要她留在千里達，在那既貧窮又危險的社區當文字佈道士。然而，她對這決定產生了疑問，她是否能銷售足夠的書得到獎學金。既然上帝帶領她到千里達，她相信上帝必定在琵琶羅鎮指導、提供並保護她。

事實證明，在琵琶羅鎮的文字佈道工作加強了萊斯巴的信仰，使她更親近上帝。上帝安排了慷慨的基督化家庭，使她和同事有了避難所。聖靈多次感動了萊斯巴，引導她去指定的地方，使她有機會作見證並推廣書。

在她的大學歲月中，上帝賜福她的文字佈道工作，使她得到獎學金完成學業。更高興的是，她的客戶信了耶穌，忠心遵守真道。今天，她繼續為上帝在她生命中的引導感謝祂。文字佈道工作加強了萊斯巴的信仰和更明確的生活方向。只要她跟隨上帝的引導，上帝會繼續賜福她。當我們願意聽從上帝的話，並且相信「這是正道，行在其中。」上帝的子女都能享有同樣的福惠。

主題：引導

米爾·利桑塔森　美國

到處收割

「那聖潔、真實、拿著大衛的鑰匙、開了就沒有人能關、
　　　關了就沒有人能開的。」啟示錄3：7

　　當我在剛果共和國西北部從事文字佈道工作時，我和各種信仰的人分享復臨教會的書籍。1999年某天，我把一些書推廣給神父，包括《善惡之爭》、《喜樂的泉源》、《上帝的解答》（God's Answers to Your Questions）、《等候耶穌》（Waiting for Jesus）。他喜歡這些書，並且殷勤地與《聖經》進行比對研究。不久，他告訴會眾上帝向他啟示，現在他知道那些書的教義是真的。他決定用那些書作為講道的參考資料，以便和教友分享他的新見解。

　　其中一個教義是安息天，但他不確定安息天時間的開始和結束。我和凱特圖牧師去他的家，我們告訴他安息天開始的時間是星期五日落，於星期六日落結束。他接受了我們所分享的，並且把我們所講得分享給他的會眾。不久，全會眾開始守安息天。他們為得到新的亮光而感到高興，並且繼續研究。

　　另一次，我把一些書推廣給住在戈馬的一位醫生。他買了《使徒行述》、《先知與君王》、《善惡之爭》。然而，買了書之後，他沒有讀。之後，他被調到尚比亞去。在那裡他開始讀這些書。他把書中的信息和家人分享。他的妻子和孩子們也開始讀這些書。當醫生決定把生命獻給上帝時，他的家人也跟隨他的腳步。當他們找到復臨教會時，他們參加了查經班之後受洗。因為醫生在剛果共和國買了這些書，今天他們成為尚比亞的忠心教友。

　　當人們聽到上帝的真理時，聖靈會感動個人、家庭，甚至整群會眾！讓我們繼續把這些好書介紹給人。

主題：重生

瓦蓋納・珍妮・卡金杜　剛果共和國

上帝其他的羊

「我另外有羊，不是這圈裡的；我必須領他們來，他們也
要聽我的聲音，並且要合成一群，歸一個牧人了。」
約翰福音10：16

　　某個星期天，當我在推廣書時，我坐在一座擁擠的教堂外面聽證道。我
在等向散會時回家的信徒推廣我的書籍。這種方法在某些地方很普遍。當我在
等待的同時，有一位婦人來了。她坐在我的身邊，因她無法在教堂內找到座
位。她名叫朵提溫娜，是一位獻身的信徒。

　　我意識到她很有興趣知道《聖經》的真理，因為她注意聽證道，寫下所
有的經文。我在適當的時間自我介紹，並向她推廣我的書。她很感興趣，開始
一本接一本看著這些書。人們在教堂內唱歌、作見證、聽證道，但朵提溫娜在
教堂外受聖靈的感動買了一些書。因為她只帶了奉獻的錢，所以詢問信用卡付
款事宜。我同意了，開了收據，並約好向她收餘款的日期。

　　那天，我去了朵提溫娜的家。我們更深入討論各種《聖經》道理。她問
了許多明智的問題。我的時間有限無法經常探訪她，所以區會會長安排了助理
牧師負責家庭佈道和查經班。她熱衷於查經，最後受洗了。她說服她的兒子和
孫女查經，他們也受洗了。如今除了目前在加拿大的丈夫之外，她的家人都是
復臨信徒。她也期待把新接受的信仰跟丈夫分享。

　　那天星期天早上婦人無法進入擁擠的教堂，但她在教堂外面找到真正的
需要。現在她在餘民教會的座位中占了一席。耶穌說：「我另外有羊，不是這
圈裡的⋯⋯他們也要聽我的聲音。」我讚美上帝因他們確實在聽！

主題：重生

桑欽　緬甸

202

照亮發光

> 「知道向你歡呼的，那民是有福的！耶和華啊，他們在你臉上的光裡行走。」詩篇89：15

　　上帝藉著許多學生文字佈道士改變了人們的生命。他們自己的生命也藉著文字佈道事工得到改變。在一個炎熱的日子，席拉到加州波特維爾探訪珍妮。為了要建立好關係，希拉問珍妮：「你上那一間教會？」珍妮回答：「說真的，我沒有上教會，但我一直想去復臨教會。」

　　希拉大聲說：「真的？我是復臨信徒！」現在輪到珍妮感到驚訝了。她說：「哇，太好了！我以為只有摩門教和耶和華見證會的信徒才挨家挨戶探訪！」希拉把所有的書介紹給她。珍妮捐出50美元買了5本書和一片光碟。珍妮說：「我無法相信一位復臨信徒來到我家。我一直在禱告有人跟我談宗教的議題。在我尚未開門之前，我往窗外看，看見你的臉發亮，在閃閃發光。你看起來那麼開心，我也想和你一樣。我知道你與眾人不同。」

　　希拉問珍妮是如何聽過復臨教會。珍妮表示她很早就聽過了，並且對此教會感到好奇。她說：「我一直都在讀經，看來你的教會所相信的是對的。」希拉白願為珍妮查經，她也接受了。希拉也告訴珍妮她認識附近的一家復臨家庭。她們一起禱告，結束後，希拉離開了她的家。

　　那天晚上希拉向7位學生分享珍妮的故事。她的隊長建議她們全部到珍妮的家為她唱歌，她們也實現了。3天之後，珍妮在安息天出現在教堂。她對年輕人在唱歌和服事上帝所表現的活力和熱心感到驚訝。

主題：相遇　希瑟・柯克　美國

等待你們明天的返回

「我們行善，不可喪志；若不灰心，到了時候就要
收成。」加拉太書6：9

　　我們被指派在墨西哥的舊金山社區當文字佈道士。這個社區是位於安靜的市中心。某天，我們與一位忙碌的整脊醫師約定第2次的銷售介紹。他之前已經買了一些書。他的診所每天都有很多病患。輪到我們見醫生的時候，我們把重點放在基督教價值，向他介紹《聖經故事叢書》。當我們結束時，他明確地告訴我們：「你們明天同時間再來，我等你們。」我們和他一起在禱告中感謝上帝後跟他說：「明天我們會再來。」

　　隔天，我們回到診所等著和醫生見面。我們再次簡單地介紹了所有的書給他作參考，但停頓一下後，他再次說：「對不起，你們明天同時間再來，我等你們。」他非常客氣且毫無猶豫地向我們道別。這次，在診所外我立刻注意到搭檔對醫生的行為表示不悅。但我告訴她：「讓我們以正面和執著的態度榮耀上帝。上帝會履行祂的諾言！」

　　第3次過去時又被請回。然而，第4次探訪時，醫生告訴我們那些帶去的書是好書。他甚至和我們一起禱告，感謝我們的文字事工，把在耶穌裡的盼望帶給人。禱告後，他告訴我們他所買的第一批書對他的身心健康有很大的幫助。他是神召會的牧師，在講道中他引用了《聖經好消息》（the Wonderful Teachings of the Bible）。然後他把11個孩子的相片給我們看。孩子們都是基督徒和專家。我們繼續和醫生愉快地交往。上帝是那麼美好！

　　願上帝賜福祂的僕人，使他們持守積極和有毅力的態度工作。正如經文所說：「我們行善，不可喪志；若不灰心，到了時候就要收成。」

主題：相遇

約瑟‧迪亞茲　墨西哥

聽神的聲音

JUL 7月
08 日

「人子啊，我照樣立你作以色列家守望的人。所以你要聽
我口中的話，替我警戒他們。」以西結書33：7

　　我和妻子在從事文字佈道工作時認識了達爾馬提亞。那時她是一位92歲
獻身的福音派信徒。接下來2年的時間我們向她介紹書。每次探訪時，她邀請
我們讀一節經文和為她禱告。她總是說我們是上帝派來的，上帝與我們同在。
我感覺我需要告訴她安息天的道理，但我又想到她這把年齡是不會脫離她的教
會。有一天她若亡故的時候，即使不知道安息天的道理她也能得救。然而，每
次經過她的屋子時，有聲音告訴我：「向她傳安息天的道理。」

　　在一次探訪中，當我讀了一節經文和為她禱告之後，她激動地說：「我看
到一道光臨到你和《聖經》，那一道光也照耀著我。」我深受感動，但我沒有
告訴她我認為是聖靈在指示我該傳給她信息。

　　幾天之後，有一股強烈的感覺圍繞著我，因此我去了達爾馬提亞的家。一
進門我就告訴她：「姐妹，上帝要我把這信息告訴你。」我鼓起勇氣把十誡逐
條解釋給她聽。我告訴她如果她犯了其中任何一條，她必須求上帝饒恕，靠耶
穌的血洗淨她一切的罪。我向她廣泛地解釋第四條誡命。

　　我很高興看到達爾馬提亞被信息感動，並接受了《聖經》的真理。在淚
水中她感謝我分享安息天的道理。當我離開她家時，我為達爾馬提亞感到無限
的歡樂，但最快樂的莫過於知道我已完成了使命。達爾馬提亞接受安息天的信
息2週之後就過世了。當我知道上帝使用我跟她分享真理時，平安充滿了我的
心。讓上帝來影響我們的思想，將祂的信息帶給其他的人。

主題：重生

萊安德羅‧派利　阿根廷

神聖的任命

「智慧人受訓誨，便得知識。」箴言21：11

　　布吉納法索區會的大多數工作人員，在忙碌的一天後便下班回家了。我獨自在辦公室處理緊急事項，這時電話響了，令我感到驚訝的是，一位客戶先為了這麼晚打電話向我道歉，然後請我幫他找一本朱利安·梅爾格薩博士和他夫人安妮特的合著《寫給夫妻》（To Couples）。他隔天要把這本書當作結婚禮物。這本書讓他受益良多，他相信這對於要結婚的男女來說大有好處。

　　因為書店已打烊了，所以我告訴他很難滿足他的需求，而且我公事包裡唯一的一本書是《婚姻長長久久》（To Have and to Hold）。他祈求我設法解決他的問題。掛上電話之後，我開始跟城市裡的文字佈道士聯絡，希望找到這本書。令我驚喜的是，第一位聯絡的人答應把書送到書店來給我。

　　當我打電話告訴客戶已經找到那本書時，他非常高興。他笑容滿面地來到辦公室拿書。事實上，他很興奮，他買了想要的書和我所建議的那一本。他跟我分享如何重視復臨教會的書，將這些書與朋友和家人分享。當我們站在區會的主要入口談話時，他看到牌子上寫著「復臨教會」，他問我：「請問那是什麼意思？」我巴不得趁這機會分享復臨信息。當我告訴他我們很樂意幫他查經，認識上帝的話語，他欣然接受了。這是新友誼的開始。

　　上帝藉著書報，以有趣的方式讓人們找到真理得永生。我們繼續禱告，好讓這位新朋友能更加明白上帝的真理。我們也為布吉納法索和區會禱告。

主題：相遇

以撒·吉古克迪　布吉納法索

遇見《聖經》

「我就是道路、真理、生命；若不藉著我，沒有人能到父
那裡去。」約翰福音14：6

　　羅馬天主教的公立中學每週都有一堂宗教課程。當時我15歲，忠誠地出席宗教課程。

　　備受我們尊重的老師用了一週討論懺悔，他提醒我們每星期日要參加彌撒和定期向神父懺悔。有一位平時很少發言的同學站起來問老師：「為什麼我們向神父認罪，他也是一個人？」這同學唸了〈約翰福音〉第14章第6節中耶穌的話：「若不藉著我，沒有人能到父那裡去」接下來，他引用〈約翰福音〉第3章第16節，說明我們是因信耶穌得救。那位有經驗的老師無法清楚地解釋這個問題。他無法捍衛我們的教義令我很失望。然而，我的同學所分享的《聖經》章節是多麼賞心悅目。這是我第一次聽到《聖經》的話。

　　下課之後，我在教室外等我的同學。他告訴我他所引用的佳句來自《聖經》。我請他借我看看《聖經》。隔天他帶了《新約聖經》到學校，將那些經文讀給我聽。聽完後，我向他借《新約聖經》，但他卻直接把它送給我。我感到驚訝，他居然送我 本《聖經》！我在家開始讀經。那是我第一次閱讀《聖經》！閱讀我自己的《聖經》和發現真理是令人興奮和有趣的經歷！

　　不久我遇到信奉復臨信仰的表兄弟。他跟我分享更多《聖經》的道理。我遇見了救主耶穌，我一了解有關安息天的道理就停止到星期天教會聚會，而開始到復臨教會聚會，不久之後我便受洗了。

　　之後，上帝呼召我當文字佈道士。在卓有成效的40年中我服事上帝與祂同工。耶穌是道路，也是我們的恩友！

主題：重生　畢扁寇・貝穆德斯　菲律賓

接受上帝的引導

「你要專心仰賴耶和華，不可倚靠自己的聰明，在你一切所行的事上都要認定祂，祂必指引你的路。」箴言3：5-6

　　這一切的起因是我參加了一個「佈道生活化」（lifestyle evangelism）活動的退修會，其目的為了學習如何過得更健康和更有效地分享信仰。我仔細地聽不同講師的課，我確信我應該作出一些健康的變化。但最大的感動是上帝呼召我當文字佈道士。其中一位講師提到文字佈道士因傳揚福音得喜樂，我虔誠聆聽。不久講師鼓勵會眾報名參加文字佈道工作。當報名表傳到我手中時，我勉強地報名了。

　　那天晚上我半夜醒來，聖靈感動我辭去學校的行政工作，成為一位全職的文字佈道士。當我跟區會出版社經理分享我的想法時，他為我禱告。這將是一個重大的決定，正如基甸一樣，我向上帝祈求一個徵兆，因此我禁食禱告。上帝讓我想起祂看顧麻雀的經文。我知道上帝必定照顧我如同祂顧念空中的飛鳥一樣。

　　許多人嘗試打消我的念頭，但其他人認為這是上帝直接向我呼召，他們鼓勵我接受這份新工作。我仔細地斟酌，然後堅定我的信念。我辭去工作並全心從事文字佈道事工。

　　文字佈道工作使我每天接觸渴慕上帝話語的人。上帝帶領我推廣書，正如祂的承諾，祂協助我推廣書，經常像野火的速度，令人驚異！客戶有許多需要禱告的事項，許多人看書也會跟別人分享。到目前為止，我已帶領了4位讀者受洗。

　　我相信《聖經》的話，上帝看重我們卑微的信仰。當我們全心信靠上帝和每天依賴祂時，祂必定指引我們的道路。讚美主！

主題：引導

羅賽塔・伯納特　牙買加

真誠尋找

「你們必曉得真理，真理必叫你們得以自由。」
約翰福音8：32

　　為了響應上帝的呼召把福音傳出去，我和德爾菲娜在利富島推廣書。在無復臨信徒的地方做工，算是冒險，也可能是死路一條。果然我們在利富島就真的遇到了冒險。

　　某天清晨，一位婦人向我們揮手暗示要我們送她一程。在路途中德爾菲娜向婦人解釋我們在利富島的工作。瑪麗亞似乎對我們的工作感到興趣，並且邀請我們隔天去探訪她。當我們到達她家時，因她突然改變工作時間，所以她已經去上班了。她的丈夫和女兒在家，不久我們發現瑪麗亞已經跟她的丈夫提過我們了。

　　他告訴我們他是一位藝術家，靠雕刻木材謀生。他向我們展示了那些美麗雕刻品的相片。之後他告訴我們他的妻子前天坐在我們的車上時感覺很好，有一種說不出來的感受。

　　我向瑪麗亞的丈夫介紹我們的書，當他看到《斯坦普利聖經》時，他摸著它開始流淚。他也似乎很高興看到《藥用植物》（Medicinal Plants）和《食品指南》（Guide to Foods）。

　　他邀請我們下午再來和他一起去他妻子上班的地方。在下訂單之前他要跟妻子商量。然而計畫改變了，他提早去見他的妻子。當我們到達瑪麗亞的辦公地點時，他們已經在等候我們了。這時沒有必要再介紹書，因他已經說服瑪麗亞他們需要這些書，即使她還未看到那些書。他們已經預備好下訂單買全部的書，包括《聖經》。

　　那天我們在這對夫妻身上所看到的不只是客戶對我們的書感到有興趣，我們看到真誠地尋找真理的人。之後他們告訴我們，我們是他們禱告的答案，他們已經等待多年復臨教會的書。

　　文字佈道同工們，成千上百的人像瑪麗亞和她的丈夫一樣在等待認識真理的機會。讓我們盡力把我們的書刊帶給在尋找上帝真理之人的手中。

主題：相遇

以斯帖‧叟瑪　新喀里多尼亞

JUL 7月
13日

兩人同時購買

「天怎樣高過地，照樣，我的道路高過你們的道路；我的意念高過你們的意念。」以賽亞書：55：9

弗洛倫斯和另一位文字佈道士在索韋托推廣書。有一位婦人病重，因此弗洛倫斯決定跟她解釋健康原則和介紹健康書籍。不久，婦人的女兒從廚房過來加入談話，她是在廚房聽到我們的交談而來的。她告訴文字佈道士們，她是透過打開的門聽到我們的談話。這些信息感動了她。

她的母親說：「我今天早上計劃好要去診所看病，但現在去不成了。」她請求文字佈道士分享更多的信息。過後，她的女兒請求文字佈道士們為她媽媽禱告，他們也答應了。禱告完畢後，婦人說：「我不需要去診所了，我相信藉著你們的禱告上帝已經醫治我了。」她的信心使文字佈道士們大吃一驚。

意識到這對母女對屬靈的嚮往，弗洛倫斯向他們介紹了各種屬靈書籍，包括《彩圖聖經故事》，這本書是她的女兒要買給孩子們的。在之後的日子裡，她的女兒忠誠地讀文字佈道士留下給她的《聖經》函授課程。函授課程、後續的查經、許多友善的探訪，終於讓她把生命獻給主，受洗加入了復臨教會。

弗洛倫斯回顧過去說：「上帝的作為真奇妙，一位沒加入談話的人，站在門後面，我們甚至不知道她有興趣，她卻是聖靈在屋子裡工作的對象。這見證向我們證明了上帝打動人心的奇妙方法。」

70歲的弗洛倫斯是退休的老師、3個孩子的媽、幾個孫子的祖母，她繼續當文字佈道士，藉著書報把福音傳給南非的人。

主題：重生

紀特‧姆文巴 南非

幫助被驅逐者

「上帝……乃設法使逃亡的人不致成為趕出、回不來的。」撒母耳記下14：14

三天使的信息不曾傳到有一萬人口的烏茲達，因此明斯克的一群文字佈道士決定在星期天把這希望的信息傳給烏茲達的人。

兩位文字佈道士在一幢三房的屋子裡遇到一位名叫彼得‧羅維奇的老先生。他想得到一本書，但身邊缺錢，他請求他們再來他的家。到了約定的時間，那兩位文字佈道士無法前往，因此我便代勞。

當我到達老先生的家敲門時，好像無人在家。然而，老先生鄰居家的門是開的，一位名叫亞歷山大的男子告訴我羅維奇先生之前一直在慶祝裝甲兵節，所以他正在睡覺。我認為現在不宜找羅維奇談話，但亞歷山大叫我別離開，並且用力敲門。終於有人來開門了，羅維奇和另外一位年輕人邀請我進入房子，他們兩人似乎有些喝醉了。我以為他們無法明白我所介紹的，但他們禮貌地聽我說話。之後，羅維奇指著《善惡之爭》，他只願意給售價十分之一的金額。當我表示金額不夠時，那名叫魯斯蘭的年輕人表示他要買。他給了比售價更高的錢。為了免找錢，我送給他，《母親的禱告》（ the Prayer of a Mother ），他高興地接受了。

當我離開房屋時，我看到亞歷山大和一位名叫斯維特拉娜的女士坐在一張放著酒瓶的桌子旁，我向他們介紹書，當那婦人看到《母親的禱告》時，她把它緊緊抱在胸前說：「我多麼想要這本書！」但他們缺錢，因此我們約好下一週見面。

當我再訪時，斯維特拉娜買了這本書，同時也買了其他2本書。當我離開時，我想到上帝設計了各種方法使我們能夠接觸到那些尚未認識耶穌的人。這樣，他們將從驅逐中得釋放。我為這些人禱告，我相信上帝會使用書籍來釋放他們，使他們得拯救。

主題：介入　維多利亞‧扎佩巴里納　白俄羅斯

有情避難所（上）

「祂在你中間……默認愛你，且因你喜樂而歡呼。」
西番雅書3：17

在波利維亞大學的大一新生時，是我第一次離開父母。那年影響我最大的是受邀加入文字佈道工作。我擔心父母會發現這件事。雖然他們在求學時也從事文字佈道工作，但是我不曉得當他們得知我是單獨一人在推廣書時會有什麼反應，而且我的工作地區離學校很遠。

某天晚上，我參加了文字佈道士的聚會，每個人的熱情和活力令我感到驚訝。我問我自己：「他們都是如此嗎？」我以為他們會非常嚴肅。這些時刻都是我生命重要的階段。領導者談到上帝藉著書報傳揚福音，他提醒我們將會是一大挑戰，但回報是無法衡量的。聽了講道之後，我決定當文字佈道士。

訓練後，我去拉巴斯市推廣書。我不認識任何人，也沒人幫我。我出去推廣書，但前幾天不順利，我想放棄工作回家。然後，我記得父親的話：「任務未完成不能放棄。」此時，他的勸導鼓勵了我，使我決定留下繼續工作。

一天早上工作時，我發現如果再沒有達成任何銷售的話，就沒錢吃飯了，並且晚上要步行回住處。我努力工作，但沒有做得很好。我邊走邊唱歌，回憶安息日學的學習和教會中所唱的美妙歌曲。腦子裡想到《安全避難所》這首歌，我唱著和默想它的信息。午後很熱我需要喝水，我累了，所以在臺階上坐下來休息，把頭靠著牆繼續唱歌。我感到虛弱，一時不注意就睡著了。

主題：保護

撒萊・巴利諾　玻利維亞

有情避難所（下）

「祂在你中間……默認愛你，且因你喜樂而歡呼。」

西番雅書3：17

當我在臺階上睡著的時候，夢到一位婦人牽著我的手把我叫醒，因為有人可能會來搶我的公事包和傷害我。我突然醒了，看到站在我面前的婦人就是夢中的同一位婦人。她問我：「你今天吃過東西了嗎？」在哽咽中我告訴她還沒有。她邀請我到她家，給我一大碗的湯喝。

我平時不習慣吃太多，我請求婦人和我一起做謝飯禱告，之後我把全部的湯和可口的香蕉甜點吃光了。吃完後，我感謝那慷慨的婦人。離開她家時，我感謝上帝的保護和供應食物。體力恢復使我能繼續唱歌、工作，記住上帝偉大的應許。

我去了另一家敲門。無人應門我便想轉身離開，突然有一位大約和我年紀相仿的年輕人開門。我不知道該說些什麼，因為我僅有關於家庭和健康的雜誌。我以為我沒有什麼書是他有興趣的，我做了簡單的介紹，不期待他會買任何書。然而，令我驚訝的是，問了價錢之後他便去拿錢要我等他。

他進了房子，我很驚訝如此迅速的銷售。離開之前，我和他一起禱告。我很高興那晚終於有錢可以坐車而不必走路回家了。接下來的工作便很順利，因我知道上帝與我同在，祂照顧我和供應一切的需要。上帝總是與文字佈道士同在，祂永遠不會拋棄我們，即便我們認為自己是孤獨的。上帝垂聽禱告，幫助我們滿足最迫切的需求。祂是我們溫暖的避難所。

主題：保護

撒萊‧巴利諾　玻利維亞

雷達監控

> 「我知道你的行為,你略有一點力量,也曾遵守我的道,沒有棄絕我的名。」啟示錄3:8

　　我最大的快樂是當一個文字佈道士。在莫斯科和其他文字佈道士一起工作時,有天其中一位同事必須提早離開,因此她把一間建築設計公司的客戶訂單和聯絡方式交給我處理。我帶了訂購的書,也多帶了一些書以預備萬一有其他的人感興趣。

　　到達時我發現那是一棟7層樓高的大樓。我進了大廳後便打電話給客戶。她帶我通過安全檢查後即通往她的辦公室。其他員工都在同一間辦公室,她同意我向他們推廣書。許多人想要買書,於是我從一個辦公室推廣到另一個辦公室。辦公室的一位女性復臨信徒假裝不認識我,她開始告訴別人這些書籍的好處,她精彩的介紹使我很快地把所有的書都銷售完了。

　　我原先的客戶建議我再來,她表示我可以使用她的辦公室作為一個基地。我幾乎每天都帶著書探訪每間辦公室,甚至向高層官員敲門,很多人買關於健康和家庭的書,有些人甚至購買《善惡之爭》。

　　最後,當我走完7個樓層所有的辦公室後,我碰到一名警衛,他要求我立即離開。他甚至不允許我去拿我個人的東西。深秋的天氣很冷,我站在外面僅穿著薄外套,身上沒證件和錢。我禱告祈求上帝:「上帝,救我!」

　　剛結束禱告,自動門打開了,因為一些車輛要離開。我有強烈的感覺要盡快跑進去。我急忙跑過大門到辦公室去拿我的東西,並且告訴我的朋友發生了什麼事之後,趕快跟她道別。

　　我正要離開大樓時,同一位警衛看到我。他問:「你是怎麼再次進來的?」不說一句話,我很快離開。感謝上帝的憐憫。我已經來到該大樓一個多月了,但警衛沒有注意到我直到那一天我被發現。當我們相信上帝時,祂會適時打開和關閉門,好讓我們可以傳揚好消息給那些需要聽的人。

主題:介入
安娜・阿勒斯巴　俄羅斯

再探訪一家

「（耶穌）差遣他們兩個兩個地在祂前面，往自己所要到的各城各地方去。」路加福音10：1

12012年10月，我和拉斐爾在阿拉巴馬州蒙哥馬利推廣書。休息的時間已經過了，但我不滿意只收到一筆500元的現金訂單。

提姆曾經教導我公寓的居民比較能夠體諒晚上還有人敲他們的門，所以我們從一疊的探訪名單中找出公寓的地址。找到地址之後我們便敲門，開門的是一位男士，他同意看看我們的書。我看到了屋內有兒童的跡象。雖然那男士訂了健康書籍，我也向他介紹《聖經故事》和《食物百科全書》（the Encyclopedia of Foods）。他選擇了兒童的書。我建議他邀請他的妻子加入我們，但他說她不方便。

當我介紹了《家庭聖經叢書》之後，他表示對《聖經故事》、《聖經研讀》（Bible Readings）、《先知與君王》、《傳統版聖經》有興趣，然後他說暫時離開一下，不久他消失在走廊，進入了臥室。我告訴拉斐爾，他大概在跟他的妻子溝通。我和拉斐爾開始禱告。經過很長一段時間之後，他帶著信用卡回來訂購。

我問起他的妻子，他說她不高興他決定購買書籍。我只能想像這位男士與他的妻子溝通買書，讓他們的孩子可以認識耶穌的好處。我確信上帝會提供他買書的錢。我讚揚他扮演家中屬靈領袖的角色。他回答：「這是上帝的命令。」我們送一本書給他，也替他報名參加《聖經》函授課程。之後，我們為他禱告。晚上10點30分我們離開了他的家。

那天我全心祈禱上帝引導我們遇到一個知道自己想要什麼的人，並且有錢購買我們的書。上帝垂聽了我們的禱告。試想，如果我們不聽從聖靈的引導，沒有多敲了一扇門，正如我們在訓練中心所學習的，那麼這寶貴的家庭就不會獲得這些真理的書籍了。

主題：回應禱告

基斯·里德　美國

避難所及力量

「我差你們去,如同羊進入狼群;所以你們要靈巧像蛇,馴良像鴿子。」馬太福音10:16

　　如果當時上帝沒介入,我早就去世了。1992年2月,我獨自在奈洛比一棟6層樓公寓的地方從事文字佈道工作。不幸的是,我在那裡工作的同一天晚上,強盜襲擊了一些居民,強行搶奪他們的財產。2個星期後又發生同樣的事,而且一週後當我第3次回到那裡,當天晚上強盜再次襲擊居民。

　　有些在過去幾週見過我的居民認為我要為攻擊事件負責。他們發現襲擊僅發生在我出現的日子,所以他們決定如果我再去,他們會殺了我。在沒察覺的情況下,我週二晚間再去運送書。但是客戶已經離開家去上晚班了。當我離開時,一些鄰居發現了我,並攔截我。他們質問我前幾次的探視。當然,我沒想到我晚上的探訪恰逢他們所遭到的強盜襲擊。

　　我試著解釋我的工作,但他們不相信我。3個憤怒的男人決定要殺我,要把我從6樓扔到下面的街道。他們抓住我、捆綁我,把我帶到頂樓。我聽到他們數一、二、三。這時,房東太太出現了,她嚴厲地指責那些男士。她大聲喊道:「不要殺了那個男人!如果他做錯了就把他帶去警察局。」

　　他們照做了,我在監獄過了一夜。我的出版社經理試圖進行解釋,但警方不聽他的。當我的客戶第二天早上回到他的家時,他很震驚地發現他的一些鄰居想要將他從住所驅逐出去,因他與犯人打交道。他終於說服了員警表明我是為教會工作,不曾與強盜串謀,之後被釋放了。我不知道他們是否有抓到強盜,但我知道上帝那天晚上肯定有保護我。

　　文字佈道士有時會遇到危險,像一隻羊處在狼群中。但是大衛說:「神是我們的避難所,是我們的力量,是我們在患難中隨時的幫助。」(詩篇46:1)

主題:保護 安德列・亞班尼 肯亞

正確指導和指示

JUL 7月
20日

「但保惠師，就是父因我的名所要差來的聖靈，祂要將一切的事指教你們，並且要叫你們想起我對你們所說的一切話。」約翰福音14：26

　　我在英國聖公會家庭中長大，從小開始讀《聖經》，但只讀〈詩篇〉和〈四福音書〉*，然而，到了青少年時期，我有強烈的願望想去讀〈四福音書〉以外的書。所以我讀了《新約聖經》，從〈馬太福音〉一直讀到〈啟示錄〉。在閱讀的同時，我透過「時兆之聲」廣播節目研究《聖經》。

　　有一天，我被邀請參加即將開始的佈道會。在佈道會系列開始之前，我的叔叔帶了《歷代願望》回家。當時我對這本書的作者一無所知，但我感受到了上帝的靈，在短短的10天內我讀完整本書。我剛滿18歲，在生日當天參加了佈道會。這似乎是上帝及時賜給我所需的靈糧，佈道會結束後3個月我受洗了。

　　成為復臨信徒之後不久，一位復臨書店的員工送《善惡之爭》給我。我鑽研這本書，發現它和《歷代願望》一樣令人著迷。其中至聖所和查案審判的內容使我忍不住流淚，我清楚地意識到上帝的聖潔、高標準和自己的不配。我也在2週內把整本書讀完。

　　這些書中豐富的信息使我更認識復臨教會。除了多年的服事，包括我擔任長老的崇高責任，我也很榮幸當了一段時間的文字佈道士。我的計畫是要再次從事這美好的工作。因為它是個人佈道有效的方法。我也深信「預言之靈」著作中有屬靈的寶藏。上帝透過懷愛倫賜給我們何等好的禮物，她的著作引導我看懂《聖經》，使我與耶穌親近。

主題：重生

威廉・弗蘭克・特立尼達和多巴哥

*編者按：〈馬太福音〉、〈馬可福音〉、〈路加福音〉和〈約翰福音〉四本書合稱〈四福音書〉。

尋找平安

「一宿雖然有哭泣，早晨便必歡呼。」詩篇30：5

馬克是一名學生文字佈道士。在挨家挨戶探訪時，遇見了姍蒂。他向她介紹健康書籍。開始時進行得很順利，直到給她看《上帝的解答》（God's Answers to Your Questions）。她很憤怒地大聲說：「我不相信上帝，假如祂是善良的，為什麼祂允許我小時候被強暴？祂為什麼允許我丈夫為另一個女人離開我，讓社會局帶走我的孩子？為什麼我的生活像地獄一樣？」她用了強烈的語言表達。

在默禱之後，馬克說：「姍蒂，我不知道你小時候為什麼被強暴、為什麼你的丈夫離開你、為什麼他們帶走你的孩子，許多事我不明白，但我知道上帝叫我來見你，告訴你祂愛你，要你回到祂的懷抱。」這時她崩潰了，哭得像個孩子。透過馬克，她得到上帝的安慰。她買了那本書，並且報名參加查經課。

水晶是另一個文字佈道士，她在東尼的家敲門，但遭到他生氣的回絕。她認為這男生需要一些東西，所以她在他汽車的擋風玻璃上留下小本的《喜樂的泉源》。當她在街上走過幾棟房子之後，東尼跑來追她。他很生氣說：「我沒興趣，你為什麼在我的汽車擋風玻璃上留下這本書。」他開始咒罵和抱怨。當他停下來呼吸時，水晶說：「先生，對不起。我知道你勞累了一天，只想給你一點平安。」東尼安靜了一會兒，然後他邀請水晶回到他的房子。他打開門讓水晶看空無一物的屋子。他解釋說他出差剛回家，發現他的妻子離開了他，也搬走一切的東西。

他眼眶含淚地問水晶的公事包裡還有什麼東西。最後，他買下她所有的書並報名參加查經課。水晶的文字佈道事工引領東尼來到十字架。人生的試煉會發生在有信仰或無信仰的人生活中，不同的是上帝的兒女知道在哪裏可以找到希望、安慰和平安。祈禱上帝幫助你將祂的愛帶給有需要的人。🙏

為無疼痛祈禱

「只等真理的聖靈來了，祂要引領你們明白一切的真理。」約翰福音16：13

　　4年前我去了印度，住在一個大約離蘭契25英里的帕特拉圖市鎮。這個地方很危險，因為這地方被茂密的森林覆蓋著，也沒有像樣的公路。那時我是一名兼職的文字佈道士，我的目的是要在這個偏僻的地方做文字佈道工作。

　　我與貝斯拉一家人有約。他們對復臨醫院有些認識。當我到達他們的家時，我發現貝斯拉夫人的頭上塗了止痛藥並用一條圍巾包著頭。她患有嚴重的偏頭痛，她的丈夫正忙著照顧他們的小寶寶。她因無法為我們準備一頓午餐而感到難過。

　　6個月前她就開始偏頭痛了。我建議為她祈禱，然後用水療法治療。他們喜歡這項建議，因為在他們住的附近沒有任何適當的醫院或好醫生。祈禱之後，我安排她做20分鐘的熱足浴。她的頭痛很快就消失，過了半個小時後她能夠起身準備午餐，我們對她的快速恢復讚美上帝。

　　他們購買了幾本健康書籍。從那刻起，他們一直在研究《聖經》。現在先生和妻子想要加入復臨教會，他們渴望在他們的區域有一間教堂，他們可以參加安息日的崇拜。如今我們當地教會的領袖派了志工隊去開新工。貝斯拉家人已在他們的房子中預留了一間房間讓志工隊住。

　　這區域的教會事工開始發展了。我非常高興在沒有人聽過福音的地方開始傳揚上帝的愛。現在居民能聽到復臨信息，真理的靈會引導這些珍貴的信徒。我們讚美上帝的救贖計畫，讓我們成為祂事工的一分子。

主題：神蹟　蘇帕爾·莫西亞　辛巴威

勝利的信心

「耶和華在祂一切所行的，無不公義；在祂一切所做的都有慈愛。」詩篇145：17

2009年初，在玻利維亞西部發起了一項「7天的功效」挑戰。這項挑戰是在7天內每天銷售7本書，總共49本書。

到了第5天，我依然不知道要從那裡開始工作。但我還記得懷愛倫的話：「我們的天父有千種方法，替我們安排一切，但我們一點也不知道。」──懷愛倫著，《健康之源》，第466頁。那一天我路過拉弗洛雷斯時遇見了雷納。我讓他看其中一本書，他對那本書有興趣，我們便多談了一點。正要說再見時，我決定陪雷納到他的辦公室，順便運送他的書。他同意了。

我們到他在達莎樂美別墅的辦公室。當我把他的書交給他之後，我問他是否能和經理談談。我想向所有的員工介紹健康原理。雷納幫我安排，其中一半約18名的員工出席了講習課。在講習課之後, 我們銷售了15本書。為了達成「7天的功效」目標，我還需要銷售10本書。隔天我就達到了目標，因為我向大樓裡每一個人推廣書。

我的福氣不只這些。盧卡斯經理向我要所有的購書訂單，他要一次為員工付款。他決定在接下來的兩個或三個月從員工的薪水中扣除買書的錢。幾天後，他給了我一張支票，金額是25本書的錢。

如果我們靠信心工作，我們將獲得勝利。每天找一個適合的地點和時間，在不受干擾之下跟上帝交談，親自來到祂的面前。上帝必履行祂的諾言。服從祂的命令，你每天必蒙上帝的帶領。

主題：相遇

胡安維克托　玻利維亞

銅帶省重大的一天

「上帝神的道是活潑的，是有功效的，比一切兩刃的劍更
　快……連心中的思念和主意都能辨明。」希伯來書4：12

　　復臨教會在尚比亞銅帶省有重大的日子。區會會長和幹事們拜訪了欽戈拉
區，他們要見證20個人的特別洗禮。這20個人是因為讀了一些書報後發現了真
理。以下是他們的故事：

　　文字佈道士湯瑪斯在欽戈拉區向當地一名福音派教會的信徒推廣了《婚
姻長長久久》（To Have and to Hold）和《復臨教會基本信仰28條》。當湯瑪斯
運送書時，客戶只收下《婚姻長長久久》，而拒絕了《復臨教會基本信仰28
條》。既然客戶已經付了錢，湯瑪斯建議把這本書捐贈給客戶的牧師。湯瑪斯
甚至自願運送書。客戶同意了，湯瑪斯及時把書送到牧師家，我們稱他為S牧
師。他欣然收下了這本書。

　　在很短的時間內，S牧師的會眾開始注意到他的講道更清楚且更富有內涵
了。3個月過去了，S牧師向湯瑪斯表示：「我的內心很掙扎。現在很顯然我
和我的會眾過去一直在領受錯誤的教義。」湯瑪斯把當地復臨牧師介紹給S牧
師。不久，他們開始研究《聖經》。S牧師和他的一些會眾與復臨牧師和長老
們一起研究《聖經》。在2010年12月的安息天，S牧師、他的妻子、助理牧師
及其他17人，受洗歸入復臨教會。寫這篇文章時，S牧師和他的助理牧師正在
接受文字佈道事工的訓練。

　　這一切歸功於湯瑪斯將拒絕的書轉送給S牧師。當他們有系統地研究時，
上帝賜福他們。我們感謝上帝，因上帝的道是活潑的，是有功效的，使生活出
現了神蹟。

主題：神蹟 哈勒得‧琪琪 尚比亞

現代奴隸

「那帶種流淚出去的，必要歡歡樂樂地帶禾捆回來！」
詩篇126：6

　　在我早期的文字佈道工作中，我曾經向一位大約30歲的人推廣書。他購買了愛德格‧伯傑和歐德馬‧貝斯閣合著的《二十世紀的奴隸》（Tewntieth-Century Slaves）。這本書談到菸草、藥物和酒精中毒。一段時間後，我帶了新書回到他的地區。再次見面時，他說：「你的書非常重要，它們真正能幫助人。我想要買更多！」我既驚訝又高興。

　　當我們進一步交談時，我意識到他為了我們可以私下談話，在上班時間抽空見我，他說：「我有重要的事情要告訴你，這事是關於我自己，但我為此感到羞愧。」

　　我後來知道他很關切這件事。我回答：「路易斯先生，請告訴我是何事困擾著你。」他說：「我向你買的書已經改變了我整個人生！」他說他是一個酒鬼，因為他酗酒，所以已幾次進入索布拉爾醫院治療了。每一次去，他都帶著書。他還告訴我他已婚，有一個2歲的小男孩。他喝醉回家時，他的兒子因怕他而躲在客廳沙發下。他令妻子頭痛，使她很難跟他相處。但他最後讀這本書時，卻能夠停止飲酒，並善待他的家人。我很高興聽到這個消息！

　　治療之後，他的老闆允許他在家裡上班。這種工作安排使他有更多的家庭時間。戒酒後，他能夠重整他的生活，重新與他的妻子和兒子建立愛的關係。他在閱讀其中一本書中得到自由。每次我去拜訪他時，他會對我說：「馬里利亞，很高興再見到你！如果不是你和那本書，我的整個生命就毀了。相反的，今天我是一個快樂的人。」

　　是的，正如《聖經》所說，為人類的憂傷而工作常常使我們流淚，但要在歌唱和欣喜中收割！

主題：相遇

馬里利亞‧馬丁

葡萄牙

禱告的力量

「互相代求……義人祈禱所發的力量是大有功效的。」

雅各書5：16

　　我在巴拉圭恩卡納西翁推廣書。有一天，我去收書的餘款。這家人購買了一批書籍。在離開之前我像往常一樣請他們一起禱告，求上帝的賜福，他們高興地接受了。我事先不知道男主人需要一份工作。禱告之後，男主人哭了。他感謝我禱告。我向他道別，回國繼續我的學業。

　　一年後我完成了神學課程，回到恩卡納西翁擔任牧師助理，參與全球佈道專案工作。在一個陽光明媚的大熱天，我走在繁忙的街上，有一個婦人叫了我：「嘿，你還記得我嗎？」

　　她很面熟，但是我不記得她的名字。她說：「我是約瑟菲娜夫人，來自聖佩德羅地區。去年你銷售一些書給我們，然後消失了。我們一直在尋找你。來吧！明天我們一起吃午飯。」她離開後，我記起這家庭了，但令我擔憂的是，難道我做錯了什麼。隔天，當我抵達他們家時，我驚訝地發現他們準備了宴會。我想可能是某人的生日。

　　男主人起立，並且說：「我們準備了這特別的一餐，是為了感謝你一年前離開時為我們祈禱。你探訪的前一天我被解雇了，我對上帝生氣，我認為祂完全不公平。我將如何照顧我的妻子和3個孩子。但你的祈禱就像你知道上帝會給我所需要的工作。隔天，另一家公司打電話給我。一週後，他們雇用我，而且薪水比之前的公司高。3個月後，我得到瑞士獎學金。一個月前，我以一個經理的身分剛返家。現在我的薪水是過去的5倍。我們想要感謝你，很高興你的光臨。把你所有的書帶來，我要買給我的家人和我所有的員工。」

　　親愛的朋友，尋找機會與人祈禱。你是上帝的器皿，許多人會透過你得到福氣。你願意嗎？

主題：回應禱告 古伯托・瑪曼尼 玻利維亞

四個教訓

「務要傳道，無論得時不得時，總要專心，並用百般的忍耐、各樣的教訓責備人，警戒人，勸勉人。」提摩太後書4：2

保羅給提摩太的勸勉對每個文字佈道士是適當的。經過多年的經驗我學到幾個教訓。

身為日托米爾地區的文字佈道士，我們晚上在烏博爾季河河邊紮營，白天去附近的村莊推廣書。在一個村莊裡，我們看到了兩名十五、十六歲的年輕男子。我們與他們談論青年人在社會面臨的危險和道德價值觀的重要性。一名年輕男子購買南茜‧佩爾特的著作《智慧的愛》（Smart Love）。（**教訓一：青年人會買我們的書。**）

在溫尼亞地區的一個村莊，我來到了東正教牧師的家。我的銷售經驗不多，不知道該說什麼。我開始介紹我是在推廣宗教書籍。他看看書，把《先祖與先知》放一邊。當他看到《揭露666之謎》（the Mystery of the Number 666 Uncovered）時便問：「666完全被揭露了嗎？」當我給予肯定的答案時，他買了2本書。（**教訓二：甚至東正教神父也買我們的書。**）

晚秋時，有一組文字佈道士在文尼察推廣書。我們完成了工作準備離開，但駕駛注意到遠處有一間孤立的房子，便問是否有人去過。沒有人知道，也沒有人自願去。我們覺得冷，因為已經開始吹風和降雪了。我決定去，我提著公事包在飛雪中行走。居民驚訝地見到我，因為他們很少有訪客。我們聊了大約10分鐘，他們買了一本《聖經》和一本《善惡之爭》。（**教訓三：不可遺漏任何房子。**）

有一年夏天，我們來到了一個中年婦人的家。我介紹書之後，那婦人表示她想要買《聖經》和《善惡之爭》。但她的錢有限，必須在兩本之間作選擇。因為《聖經》可在任何基督教教堂取得，我認為她應該買《善惡之爭》。那婦人與住在對面街的女兒商量。她的女兒說：「兩本都買。你讀一本，我讀另一本，然後我們交換看。」（**教訓四：《聖經》和《善惡之爭》應同時閱讀。**）

主題：相遇

帕寶‧斯坦‧烏克蘭

計畫更改

「聖經都是上帝所默示的，於教訓、督責、使人歸正、教導人學義都是有益的。」提摩太後書3：16

　　我感謝上帝，在27年的文字佈道工作中一直與我同在。工作期間我建立了3間教會，以及2所發展為超過450位信徒的佈道所。

　　某天，我決定去多哥共和國北部邊境的一個小鎮推廣書。當我到達小鎮時，我進入海關辦事處會晤總督察。當我向他介紹我們的書籍時，他很感興趣，並且購買了價值相當於600美元的書。

　　稍後，我回去探訪那個男士，問他是否喜愛讀他購買的書。他回答這些書很好。我感到鼓舞，並介紹他看《走向更美好的未來》（Toward a Better Future）。他答應會去讀。

　　兩個星期後我再訪。他說：「里畢金先生，主差遣你來見我。你銷售給我的書改變了我的計劃。我原先計劃用全部的錢當作共濟會員的入會費，但這本書使我明白這是錯的。」他進一步解釋當他看這本書時，他聽到內心有聲音告訴他不要加入共濟會。他說：「這本書還向我透露了安息日，我很困擾，因為我一直在讀《聖經》，但我從未讀過對於休息的日了如此明確的文章！」

　　我邀請他研究《聖經》，他很樂意地接受了。他說他想要更加理解《聖經》。同一天我們開始研究宇宙的創造。然後，我邀請他參訪我們的教會，他同意了。他與他的妻子前來，這是這對夫妻出席復臨教會的開始。到了多哥共和國的北部小鎮才8個月，這個男士和他的妻子就受洗了。他們在復臨教會已經3年了，是快樂熱心的教友。

　　我深信復臨教會的出版物有力量。當人們閱讀時，聖靈便感動他們的心靈。讓我們忠實地利用書報帶領人認識《聖經》。

主題：重生

寇米．里畢金　多哥共和國

上帝的驚喜

「上帝能照著運行在我們心裡的大力充充足足地成就一切，超過我們所求所想的。但願祂在教會中……得著榮耀，直到世世代代，永永遠遠。阿們！」以弗所書3：20—21

　　當我在委內瑞拉蘇克瑞州庫馬納推廣書時，一位好心的女士開門邀請我進入屋內。我正要開始介紹書時，她突然嚇了一跳，阻止我的介紹。我看著她，她的臉洋溢著喜悅和幸福。

　　她驚呼說：「我不敢相信。你是我等待的兄弟！」她仔細地看我的臉，興奮地說：「就是你，沒錯！哦，讚美主！」她看到我的驚訝便接著解釋：「在過去的2年，我和我的丈夫一直在祈禱上帝會差遣人向我們銷售健康書籍。」

　　然後，她給我看《享受健康人生》這本書。這是一本舊書，她說她丈夫的5個客戶想要同樣的書。我手頭沒有這本書，我向她介紹我帶去的書。她選擇了幾本書，然後填寫訂單和給予預付款。我談到其他新書籍。那婦人邀請我隔天帶所有的書再去，讓她和她的丈夫看。我和她祈禱後離開了她家。我讚美上帝。聖靈事先準備好了訂單。

　　第二天，當我去她家運送其餘的書時，我發現她的丈夫前一天晚上讀完整本書了。他非常興奮。聖靈在感動那房子裡的人。毫無疑問的，他們比我更喜歡這些書。上帝的恩典使我能夠達成大約美金530元和第二筆美金315元的銷售量。

　　我很快就開始與他們夫婦一起查經。她的丈夫深信我們的書是最棒的。他甚至把書介紹給他的客戶。有時，主提醒我們，祂可以作超越我們所求或想像的。

　　2010 年1月，那位先生加入我們文字佈道大會，他要瞭解更多有關我們的事工。他和他的妻子在營地附近的一條小溪裡受洗了。上帝的恩典使我確信這位親愛的弟兄將會勝任文字佈道的工作。

主題：相遇

奧蘭多卡拉　委內瑞拉

上帝的驚喜

「你已將生命的道路指示我，必叫我因見你的面得著滿足的快樂。」使徒行傳2：28

在陽光明媚的日子，經過幾小時的工作後，我疲憊地坐火車回家。一名中年男士坐在我對面，我很快就了解到他來自保加利亞，目前住在俄羅斯的聖彼德堡。

火車單調地沿著鐵軌跑，我們安靜地坐著。很快，我們開始交談。我們談到一些瑣事，例如問題、憂慮、日常生活中的各種障礙。我知道耶穌基督是人類最大的需要，便逐步把我們的話題轉移到屬靈的事。我談到了《聖經》，這本啟迪人的書改變了數百萬人的生命。我提到預言和末時即將發生的事。我們甚至討論了有關我們兩個的主題：極權政府的結束。

我講了一個相信上帝的見證。他似乎在思考屬靈的事，在尋找人生的真正價值。遺憾的是，那時我身邊已沒有書了，但我渴望向他介紹有關創造主的書。我願意郵寄送他一些書，他欣然同意了，然後我們相互道別。

回家後，我準備了一個包裹，當中我放了《善惡之爭》和馬可·芬尼牧師的一捲講道錄音帶。把包裹密封後，我去了郵局，但被告知包裹必須打開讓海關官員檢查。我當時很生氣，沒有意識到這是上帝的介入，祂有一個計畫。

包裹打開進行檢查時，海關官員看到了《善惡之爭》，便向我詢問。我解釋這是一本詳細描述歷史獨特的書，也預示著未來的世界。當她說她自己想買一本時，我既吃驚又高興。我不再擔心包裹必須被打開了。

當人迫切需要時，上帝用奇妙的方式散佈這本重要的書。上帝奇妙的方式再一次令我驚訝，這驚喜帶給我快樂！

主題：介入　帕拉蒙·波撒吉　保加利亞

有根有基

「因為耶和華的言語正直；凡祂所做的盡都誠實。」
詩篇33：4

　　我在科羅島一所學校的員工宿舍附近推廣書，一名學校老師的丈夫和一群年青人在一棵芒果樹下坐著。他問年青人我在做什麼。其中一位青年人説我是復臨信徒，教會的綽號是「揭露真相」。我走過去時，他們都大笑。我通常與青年人聊天，但他們總是對我的工作缺乏興趣。

　　有一天，當我探訪其他教師之後，我坐在那相同的芒果樹下休息。同一位老師的丈夫過來坐在我旁邊。我們開始聊起一些話題，包括我的工作。一段時間後，他簡單地説：「你在做一項重要的工作！」

　　一天下午，在探訪一些客戶後，我看到一位女老師走過學校操場，她的丈夫和我在一棵芒果樹下談過話。我感覺該去探訪她的家人，後來我去了。

　　他們邀請我進屋裡，當我介紹書之後，女老師和她的母親似乎很興奮。她問她的兒子喜歡那些書，他選擇了《山姆故事集》（the Sammy Series）和光碟。女老師和她的母親選了《斯坦普利聖經》和《今天明天與你》。她們計劃下次買《家庭生活系列》（the Famliy Lifestyle Series）。我讚美上帝，再一次將《聖經》的話帶給這家人。

　　後來，女老師的丈夫高興地對我説：「湯姆，每次我看見你在校園提著黑皮包到處走，我就在想你袋子裡有什麼東西、你的工作是什麼。感謝你探望我們。現在我們知道你工作的重要性，你沒忘了我們。」

　　懷愛倫的話：「我們的天父有千種方法，替我們安排一切，但我們一點也不知道。」——懷愛倫著，《健康之源》，第466頁。1999年版。

主題：相遇

湯姆·弗洛里安　斐濟

8月 遇見神恩

August

365則來自全球各地
因神翻轉生命的故事

蜂蜜商改行文字佈道士

「你的言語在我上膛何等甘美，在我口中比蜜更甜！」
詩篇119：103

我有幸出生於一個復臨教會的家庭，在年輕時就將生命獻給主。我設法以各種方式服事上帝，尤其是參與詩歌班。但我繼續尋找其他的方式，為上帝作更多的事奉。

年輕時我學會了推廣蜂蜜，幾乎鎮上每個人都知道我是「蜂蜜女郎」，我有很多客戶。大部分的人都知道我是一個基督徒，因為我經常和他們一起分享上帝的話語。我喜歡讀〈創世記〉第二章，告訴他們關於安息日的福氣。當我守安息天，等安息天過後才開始一週新工作時，總是得到雙倍的賜福。

經過許多年之後，上帝呼召我當文字佈道士。我對如何做好這項工作一無所知，但我很想學。自然地，我開始向蜂蜜客戶介紹我的書，很多人表示有興趣。他們發現我現在提供的東西比蜂蜜更甜。事實上，許多人已購買了書籍。我的客戶告訴我，我銷售給他們的書鼓勵了他們的屬靈生命。有些客戶現在開始上教會了，雖然其他人尚未作出這一項決定，但他們都很讚賞這些書籍和雜誌。

其實，上帝已增加我的福氣。我只當了一年文字佈道士，但我的收入比銷售蜂蜜時更多。我感謝上帝讓我能參與這神聖的工作，在屬靈和世俗生活上都得到滿足。

我最近向3名年輕男士和一個年輕婦女傳揚福音，他們現在都成為復臨信徒。他們繼續致力於閱讀我們的書，以便可以在信仰上成長。

我永遠感謝上帝帶領我從事文字佈道工作，也感謝領袖訓練我做這項工作。我不斷地祈禱買書的人會閱讀和發現內文中的「蜂蜜」。這甜蜜的消息就是——信主得救。阿們。

主題：引導

裘蒂絲　剛果民主共和國

毋需去敲門

「你們祈求，就給你們；尋找，就尋見；叩門，就給你們開門。」馬太福音7:7

　　早上靈修之後，我便精神振作和信心滿滿，確定在工作上與上帝同在。一天早晨，充滿了這樣的把握，我和一個朋友開始挨家挨戶敲門。我們在一扇門外聽到一位婦人的聲音：「兄弟，進來，門是打開的。」我問我的同事：「你認識這個婦人嗎？」他回答說：「不，我以為她認識你。」我們再一次聽到她的聲音「請進！」當我們到達正門時，她已準備好冰涼的水果汁在等著我們。

　　我們進屋坐在她的客廳後，她立即問我：「書在哪裡？」在驚訝中，我從書包拿出《先祖與先知》，她快樂地說：「對了，就是這本！」然後，我拿出《先知和君王》、《使徒行述》、《善惡之爭》，這時我停了一會兒，她說：「還有一本！」然後我拿出《歷代願望》。她激動地說：「就是這本！我記得很清楚。」

　　我問：「你有看過這本書嗎？」她回答我說，前一天晚上當她讀完《聖經》後，她懇切地禱告：「主啊，我什麼都不懂。請幫助我！讓我瞭解《聖經》真理的智慧。」然後她去睡覺。上帝在夢中對她說：「明天我的一位僕人會來到你的家跟你見面。」這婦人進一步說：「上帝告訴我你會穿什麼衣服，祂也給我看書名。這就是為什麼當你今天來到我家的大門時，我沒有片刻懷疑你就是我要見的人。」

　　婦人以現金購買了《歷代之爭叢書》。毫無疑問，我們的探訪是上帝回應了她的禱告，而且是依照她的夢。我們的探訪說明了今天經文的3個部分：你們祈求，就給你們；尋找，就尋見；叩門，就給你們開門。在這種情況下，我們甚至沒有敲門。這次經歷之後，我有天使陪同的保證。

主題：回應禱告

亞比蔑・洛佩斯　墨西哥

上帝在尋找

「耶和華上帝呼喚那人，對他說：『你在哪裡？』」
創世記3：9

如果把《聖經》歸納為一個詞，就是「上帝在尋找」。從開始到結束，我們看到上帝到處在尋找人。以下故事就發生在巴西利西腓市的阿拉姆‧萊昂身上。

我遊走各教會，看不一樣的書，只為了尋求上帝。某天清晨，閱讀了雅各書1：5－8之後，我向上帝求智慧，讓祂的光引導我瞭解真理。我確信會得到這個光，因我已厭倦被欺騙。

那天我去工作，相信上帝會垂聽我的禱告。中午的時候，有一名男子拿著一些書走近我。他似乎很累，好像走了很長的路。但他有一個完美的笑容，謙遜的外觀，他的話很少但很有力。我認為書的價格公道，於是選擇了馬可‧芬尼的著作《希望之日》（Time of Hope）。他祝福我後離開了，我感覺在跟一位天使在談話。

我急切地開始讀這本書，但當我意識到它特別強調守安息日時，我就停止閱讀下去。然而，那天晚上回家的路上，我在公車上又開始讀一遍。我很快開始明白一些真理。心中有了感動之後，我幾乎無法停止閱讀。我喜出望外，上帝應允了我的禱告。我對天使向我推廣這本書而讚美上帝。我求上帝寬恕我的過失。我開始從星期五午夜到星期六午夜守安息日，我想知道更多關於安息日的信息。

我把這消息分享給我的妻子瑪西婭。起初她抗拒，但她也降服於《聖經》的真理。最後，我們都受洗了。我們現在在教育幼小的女兒們，使她們能在耶穌的愛中成長。

現在我知道那個人是文字佈道士。我相信是上帝的天使在引導他和我相遇，因為那書改變了我和我家人的生命。我對文字佈道的事工而感謝上帝。我能輕易理解那本書的內容，那本書就是天使藉著文字佈道士交到我的手中。

阿拉姆‧萊昂在尋求上帝，其實是上帝在尋找並拯救他。知道上帝一直在尋找祂的子女是多麼令人感到安慰和喜悅的事啊！

主題：重生

弗拉維奧‧羅克珊　巴西

成功的培訓

「我要教導你，指示你當行的路；我要定睛在你身上勸戒你。」詩篇32：8

　　雖然在基督化的家庭長大，但馬文不知不覺地陷入流行音樂和夜總會的享樂之中。當他決定要返回教會時，他也帶領了非復臨信徒的女朋友羅莎。有一次安息天的證道聚焦於文字佈道工作。他們深受感動，便立即結婚並開始文字佈道工作。即使他們尚未受洗，馬文也沒有接受過很多培訓或鼓勵，但他的妻子視文字佈道工作為她終身的職業。馬文的工作沒有好成績，所以他改行了。

　　馬文和羅莎發現很多人期待加入文字佈道工作，但培訓不足。他們開始夢想建立專業培訓中心，向文字佈道士提供密集正規的培訓。他們辛勤地工作，使他們的夢想成真。

　　在1970 年代末期，這概念在非洲進行了測試，並1980 年代初期第一屆的文字佈道培訓班在菲律賓設立了。由於這些課程，文字佈道士的離職率大幅下降，銷售和拯救生靈率增加。

　　在1987 年，馬文和羅莎協助保羅柯德瑞在加拿大設立一個培訓中心。在非洲大陸上的第一所永久培訓中心在盧安達成立。他們在其他地點購買並整修現有的樓房。當然，他們無法負擔所有的開銷，但神感動一些朋友協助他們在世界各地增加培訓中心。

　　在1988 年，羅莎去世後，馬文和支持者費伊結婚。當馬文在1999 年亡故之前，10所永久培訓中心在非洲運作，使教會快速增長。無數的人將會由於馬文、羅莎、費伊等人的願景、犧牲和慷慨得救。他們及其他捐助者一起訓練下一代的文字佈道士。

主題：引導

戴爾‧湯瑪斯　美國

燃燒但沒燒光

「上帝是我們的避難所，是我們的力量，是我們在患難中隨時的幫助。」詩篇46：1

2011年7月22日星期五，陽光普照，沒有烏雲或強風。一切都很平靜，看起來像一個充滿希望的好日子，但死亡的陰影一直圍繞著我。我早上靈修和禱告之後，便離家去工作。像往常一樣，我按照約定的時間向潛在客戶介紹新的書。我在往克雷辛的路上沿途探訪客戶，之後去了代爾馬，在那裡我遭遇了一件嚴重事故。

中午我決定在一個熟悉的餐廳吃午餐。在等待我的餐點時，我上面的高壓電電纜斷了，掉在我身上。我立即失去知覺。在醫院昏迷幾天之後，我恢復了知覺，我看到90%的身體包紮著繃帶。當人們聽說我清醒了，便來醫院看我。那些親眼目睹這次事故的人對我說，當電線打到我的時候，我的頭、臉、手臂、背變得像燃燒的火炬。沒有人認為我能活，我差點死了，但上帝對我有其他計畫！

在醫院2個月後，我可以大聲讚美上帝，因我的身體已安全康復了！在這次悲慘事件期間，主和我在一起。即使是在火中，祂總是與祂的僕人同在。我對上帝為我和家人在醫院治療的這2個月期間所做的事讚美祂。上帝的善良無法估量！

我們可能無法總是知道或瞭解為什麼不好的事情會發生，尤其是當我們正在為祂工作。但我們可以相信祂總是忠實兌現祂的承諾。對每個正在主的葡萄園裡幹活的同工，請記住你並不孤單。讓我們繼續當勇敢的文字佈道士，去面對困難和挑戰。祂永遠是我們的避難所和力量，在困難中隨時幫助。如果這是我們的命運，祂的憐憫會延續甚至超越死亡。

主題：神蹟

雷米・瑟莫波利斯 海地

在監獄裡找到了上帝

「有一個長大痲瘋的來拜祂，說：『主若肯，必能叫我潔
淨了。』」馬太福音8：2

埃比爾於1976 年開始在松巴自治市當書記官。飲酒、吸菸、沉溺於女色，成為了他的生活中心。他沒有時間信耶穌。1980 年，查帳員在他的辦公室發現他曾挪用公司一大筆的錢。因此他被逮捕定罪並判刑14年的苦役。

有限的食物配給、擁擠的牢房、迅速傳播的疾病，如疥瘡，使他在獄中的生活幾乎無法忍受。他的大部分獄友都是慣犯。對他們而言，監獄是他們第二個家，他們似乎不關心他們的困境。但埃比爾並非如此，他後悔挪用政府的錢。他感到絕望，確信沒有人關心他。

在監獄一個月後，埃比爾收到了一名文字佈道士捐贈的一些書，其中包括《善惡之爭》、尼揚賈版本的《聖經易懂》（the Bibe Made Plain）、《喜樂的泉源》、《黑暗中的光》（Light in Darkness）。埃比爾讀完這些書，他意識到他是個罪人，需要一位救主。當他發現安息日的真理時，他下定決心甚至要在監獄裡守安息日。他結識了一些來自復臨教會的囚友，便開始與他們聚會。他後來是由附近的復臨牧師施洗。

埃比爾請求教友為他的減刑禱告，好讓他可以離開監獄服事上帝。教友為他禱告，上帝垂聽了他們的禱告，使他的判決最終減為8年，然後進一步縮短至3年。上帝的回應使他欣喜若狂。這「痲瘋病人」被醫好了。

當埃比爾在 1985 年從監獄釋放時，他加入了文字佈道工作，因為上帝用這項工作來挽救他的生命。他現在是馬拉威中央地區的一名文字佈道士。他喜歡把改變他人生的書分享給凡願意讀這些書的人。

主題：重生

高衛・納卡沃里 馬拉威

尋找復臨教會

「起來，下去，和他們同住，不要疑惑，因為是我差他們來的。」使徒行傳10：20

　　西伯利亞新庫茲涅茨克的佈道會剛剛結束，一個名叫迪米特里的年輕人受洗了。他到家庭教會聚會。我問他如何認識復臨教會，所以他跟我分享他的故事。

　　有人給了迪米特里一本基督教書籍，他讀了之後非常喜歡。在書上他找不到發行者的地址。有一天，神召會的一位朋友邀請他去崇拜。他拒絕了。他的朋友帶了更多的朋友來嘗試說服迪米特里參加神召會的聚會。但迪米特里表示神召會教的東西和基督教書籍所教的不盡相同，所以他不會去的。

　　某天，下班回家途中迪米特里在市場遇到在推廣書的婦人。他購買了亞歷杭德羅・德門多薩所寫得《第三個千禧年》（the Third Millennium ）。迪米特里從這本書得知「生命出版社」和復臨教會。讀完這本書，他開始尋找一個復臨教會。

　　這時，有一個人來到迪米特里的家，邀請他參加一系列的佈道會。迪米特里告訴那個人：「我不會去參加那個佈道會，因為我在尋找復臨教會。」

　　那個人感到驚訝的說：「來，我帶你到這個復臨教會！」該名男子叫伯里斯・普羅塔謝維奇，是一位新到城裡的復臨牧師。這場佈道會開始的前一天，牧師決定更認識城市。他與教友盡可能發出佈道會的邀請卡。就在此時牧師拜訪了迪米特里的家，他們兩人直接去了正在舉行佈道會的場地。

　　迪米特里出席了佈道會，接受耶穌和《聖經》的真理以及受洗。 現在他感謝上帝，祂藉著書報帶領他到餘民教會。

主題：介入

盧博夫・科茲洛夫　俄羅斯

工作、禱告、等候

「靜默等候祂的救恩，這原是好的。」耶利米哀歌3：26

2年前，我在博爾沙工作。當我探訪公共機構時，我向民眾推薦各類的書籍。有一家商店的銷售員對我的書感興趣，並且要我把新書帶給他選購。我還會見了女老闆。一開始她話不多，但後來友善的聊天並為她檢查血壓後，她願意聽我介紹書。我鼓勵她買一些書。我鼓勵她買《善惡之爭》，她同意了。訪問她以後，我發現她來自一個良好的天主教家庭，是熱心的信徒。事實上，在18歲那年，她去了羅馬的修女學校。3個月後，她聽到有聲音告訴她應該離開學校，似乎是上帝為她安排了其他計畫。

去年冬天我再次探訪她，我看到她臉上帶著平安。她叫我另外安排時間探訪她，再帶更多宗教書給她看。一段時間之後，我回到她的小鎮工作，當我們終於又見面時，她似乎很高興見到我。她說她一直在等待我，因為她想要參加我的教會。下個安息日我帶她到鎮上的復臨教會。從那時起，她沒有錯過任何一次安息日的敬拜。她告訴我當她讀《善惡之爭》時，她看到了馬丁·路德·金的經驗和她自己有許多相似之處，促使她去讀整本書，她相信書中的真理。

現在她正在上《聖經》函授課程，並準備受洗。她有傳教士熱心服事的精神。她請我給她一些屬靈書籍，她要放在店中銷售。她並為她的丈夫和父母祈禱他們能接受耶穌為救世主。

讓我們以耐心、希望、信念與主建立個人的關係，同時也幫助他人。願《善惡之爭》成為媒介改變人心，使他們嚮往天國。

主題：重生

瑪麗亞·塗摩咖　羅馬尼亞

珍藏的記憶

「操練身體，益處還少；惟獨敬虔，凡事都有益處，因有今生和來生的應許。」提摩太前書4：8

　　當有意義的那一天來臨時，我還是個小學生。那一天，文字佈道士悦子探訪我們家。她是一個既愉快隨和又有敬虔風範的婦人。由於悦子和我們相識，我媽媽每個月訂購《時兆》雜誌來看。

　　幾年以後，初中和高中的歲月裡，在悦子的邀請下我參加了幾個《聖經》研討會和教會營隊。隨著我長大和成熟，我期望能更認識上帝並更認真地研究《聖經》。這時復臨牧師來探訪，並且邀請我們上教堂。這是我人生的轉折點。經過早年在探索其他宗教所受的幾次曲折之後，牧師的鼓勵使我能夠歸屬於一個教會並熱心參與教會活動。

　　當我回想起悦子第一次的訪問時，我心存強烈的感激，對她文字佈道工作表示讚賞。她多次的探訪及對我和母親的關懷帶來了珍藏的記憶。當我的孩子長大後，這大大影響了我去參加文字佈道工作。所以我現在加入了日本的文字佈道工作。雖然，我可能沒辦法在工作上像悦子那樣有效率，但我覺得能為上帝工作是件美事，這工作代表我對上帝的愛。

　　當一位客戶買一本書並閱讀時，他就會想起那位來推廣書的文字佈道士。這就是我的母親和我的情況，我祈禱我可以造福日本人。

主題：相遇 林洋子 日本

從密宗得釋放

「凡仰望耶和華的人，你們要壯膽，堅固你們的心！」

詩篇31：24

　　魯比是我的舊客戶，她曾參加佈道會。然而，她搬家後大約與我失聯了一年半，然後在2011年10月，她打電話給我，說她又回到小鎮了。

　　魯比一直在與一位積極參與密宗活動的男士來往。她受夠了長期邪惡靈魂的騷擾。她請求教會協助，但教會冷淡的反應使她灰心，她轉向從我購買的《家庭聖經》求助。這時，她注意到她其中一個女兒在閱讀《聖經預言中最後的事件》（Final Events of Bible Prophecy），這是《善惡之爭》最後的10章。魯比翻閱這本書。當她看到「死人可以對我們說話嗎？」這一章時，深深受到感動便讀了3回。這本書中的真理使她和女兒認清罪，她們要把心獻給耶穌。

　　這時，魯比與我聯絡，我把她介紹給馬克牧師。我們與魯比一家人一起為他們以及屋子祈禱。當每位家庭成員在祈禱時，一位未接受耶穌的女兒掉下眼淚，把她的心也獻給耶穌。魯比和她的4個女兒、4個孫子一直定期來教會，熱切地接受洗禮的查經。

　　魯比想送《家庭聖經》給她的女兒們。馬克牧師和他的妻子慷慨地買來當作禮物送給她們。懷愛倫的話：「有些人買了本會的書報，將之放在書架上，或是擺在客廳的桌上，很少去閱讀。但上帝仍會照料自己的真理，時候到了，必定有人找出這些書報來讀。或許有一天這家中發生了疾病或不幸的事，上帝就會藉著這些書報中的真理，賜給憂苦的心靈平安，希望，與安息。」──懷愛倫著，《證言精選》第二輯，第532頁。

　　我的朋友們，繼續奮鬥和祈禱。正如今天經文所說的，你們要壯膽，堅固你們的心。上帝會保佑我們，擊退黑暗的勢力。

主題：引導

克林・霍林斯沃思　澳洲

只要主在帶領

「人帶你們到⋯⋯官府和有權柄的人面前⋯⋯不要思慮⋯⋯說什麼話；因為正在那時候，聖靈要指教你們當說的話。」路加福音12：11－12

　　某天早上六點半，我離開家開始工作。我搭上一輛到市場運送貨物的卡車。不久，我們被警察攔下來。令我失望的是，所有的男人都逃走了，留下我一個人。員警把我帶到警察局，他們要求我付保證金等待法院聆訊。我得知卡車運送非法物品。到了法院聆訊的那天，我利用等待訴訟的時間把書推廣給在法院的人。當法官到達時，我發現他曾經向我買過幾本書。感謝上帝，在這種情況下，聖靈幫助我們表現出最好的言行。我讚美上帝，法官釋放了我，使我可以繼續為上帝推廣書。

　　有一天，我到學校的教員室與教師談話。他們詢問關於屬靈教導和巫醫。我盡我所能解釋《聖經》的真理。我也向他們推廣一些書，然後我聽見一個嚴厲的聲音在我身後說：「對不起，這是一間教員室，如果你想要講道就去教堂。每個人有自己的宗教，不要把你的宗教帶到這裡來。」我試圖解釋，但校長不肯聽。他叫警衛護送我離開學校，並告訴我不要再來，甚至禁止我回去收書的尾款。

　　之後可怕的事情開始發生在那所學校。神祕火災、學生之間的毆打，以及其他不能解釋的事件。老師們相信邪靈在騷擾學校，他們指責校長該負責任。他們抱怨校長允許他人出售產品，但趕走了上帝的女僕人。他們想讓我返回以便我能為學校祈禱。後來我可以返回，並為教師和學生祈禱。教師們再跟我買書，自那時候起，學校一直很平靜。

　　當我們做上帝的工作時，祂與我們同在，即使有時我們不明白為什麼有些問題被允許發生。但如果我們聽從上帝的帶領，聖靈會幫助我們迎接挑戰。聖靈將不可能的情形翻轉成福氣，為此我將榮耀歸給上帝。🎧

主題：引導　佛羅倫斯・波賽　肯亞

我記得黛安

「我赤身露體，你們給我穿；我病了，你們看顧我；我在
監裡，你們來看我。」馬太福音25：36

我受聖靈感動要去探訪最近在醫院裡遇見的一位婦女。那間病房裡還住了其他4個婦女，她們是都從我的家鄉紐西蘭開可赫來的。在醫院的時候，我們經常聊天、禱告、一起唱讚美詩。我向她們要地址，承諾一旦出院會回來探望她們。在離開醫院之前，我送《善惡之爭》給她們。我看到黛安幾乎立刻開始讀它，即使她必須拿著書非常靠近她的眼睛。我出院後決定探望普里西拉，她是病房裡的婦人之一。當她的丈夫打開門，他認出了我並說：「手術進行得如何？」我說：「我很好。」我給他看我的頭。「我明天拆線。」我向普里西拉和她的丈夫介紹《飲食療法》（Foods and Their Healing Power）。我告訴他們書中的原則幫助我復原。我說：「普里西拉，你有高血壓。你需要這本書。」她的丈夫捲起他的襯衫給我看他心臟繞道手術的疤痕。他們的確非常需要我們的健康書。他們購買這本書和其他書，看來他們似乎很激動。

在離開前，我向他們要黛安的地址，因為我想探望她。可惜的是，他們告訴我，黛安在前一天去世了。上帝給了我們很多的機會在我們的有生之年作見證。當人生病時他們更珍惜屬靈的事，這是珍貴的時刻。

我感謝上帝給我機會在醫院為黛安祈求。我對黛安最後的記憶是她抱著《善惡之爭》靠近她的眼睛使她可以讀它，讚美上帝她有這樣的機會。

主題：相遇　金莫內　紐西蘭

進入未知

「有一個文士來，對祂說：『夫子，你無論往哪裡去，我要跟從你。』耶穌說：『狐狸有洞，天空的飛鳥有窩，人子卻沒有枕頭的地方。』」馬太福音8：19－20

這節經文中所述說的經驗是上帝呼召人的啟示。當上帝把責任交給祂忠實的僕人時，有時他們要離開穩定和安全的環境。

雷迪拉爾多是一個典型的例子，他離開了安全舒適的環境成為一名文字佈道士。他曾是有經驗的餐廳經理。身為一個獻身的復臨信徒和地方的領導人，他得到教友及同事們的尊重和信任。

有一天，他被邀請在鄰近地區參加一個文字佈道士招生的活動。他感受到上帝在呼召他加入這項工作。他決定後，領隊警告他說，誘人的優惠和考驗會使他有一天想放棄文字佈道工作。

第二天，一家餐廳老闆聯繫他，並給他在薩爾瓦多市一家餐廳的管理職位。經過多次禱告，他意識到上帝對他生命更大的目標是參加文字佈道工作。他完全獻身當了文字佈道士。

經過多年的專心工作和領導力，使他晉升為副幹事的位置。他現在致力於指導和輔導其他的文字佈道士，教導他們有關上帝呼召之重要性和如何才能成為傑出的文字佈道士。

上帝繼續呼召男女致力於祂的工作。此呼召的回應可能不一定是你夢想中的生活，但肯定會為現在和永恆帶來獎勵和滿足。

主題：引導

荷賽・利馬 巴西

使人認識耶穌

「耶穌出來，見有許多的人，就憐憫他們。」馬太福音14：14

　　一天的工作開始時，每個文字佈道士都希望能比前一天銷售更多的書。每次按了門鈴在等待應門時，因未知有何反應就開始感到焦慮。當客戶帶著微笑開門時，我們的心情才放鬆下來，更期待客戶會買書。

　　某天，我騎著摩托車到一個草地整齊的庭院。我看一看庭院，計劃要如何開始。這時，我注意到有一扇門是打開的。我走近門但尚未敲門，一個婦人笑容滿面歡迎我。我覺得會有一筆交易完成，因她已經向我敞開了她的心。簡要的介紹之後，我注意到婦人流下了眼淚。我想知道是否說錯了什麼。她告訴我，她正處在癌症的末期，既漫長又痛苦。她哭是因為她意識到我以推廣書謀生，可是她沒有辦法幫助我，因為她很長時間沒有工作了。她沒有能力買書，即使她認為這些是有趣的書。

　　這次經歷打動我的心，因為我意識到我試圖為自己的利益向她推廣我的書。然而，她的需要比我更大，她很想得到健康。我看到她眼中的恐懼，因不久的將來她要面對死亡。我曉得這個婦人需要耶穌比需要一本關於大自然或食譜的書更重要。我從公事包拿了《喜樂的泉源》和《山洞裡的富豪》免費送給她。她不可能會有另一個機會認識基督了，我作為一名傳教士有責任把她介紹給我的救世主。

　　我的同事們，我們不要忘記我們的使命，要讓所有人認識基督。我們可能要走第二里路，卻沒有金錢上的獎勵，但這可以拯救靈魂。幫助我們在一天之內銷售17本書的上帝，當我們只銷售一本書時也予安慰。上帝是同一位主，祂要我們把祂介紹給即將要淪亡的人。

主題：相遇 但以理・古吉　肯亞

向好方面變化

「耶和華啊，求你將你的道指示我，將你的路教訓我！」
詩篇25：4

當我在頓內次其中的一個小城鎮工作時，遇見了一個婦人，她是當地幼稚園學校的主任。她是一個東正教信徒。每次她跟我買的書都是有關健康的，她從來沒有購買過任何宗教書，因她害怕看非東正教的書。

3年來，我向她推薦《歷代願望》。某天，儘管東正教牧師兼精神導師的警告，她還是買了這本書。

一個月後，這婦人打電話給我，叫我帶2本《歷代願望》，一本是給她的妹妹，另一本是給她的母親。此外，她想要讀《歷代之爭叢書》。

當我們再次見面時，她滿心喜悅。她開始跟我說她的生活發生了變化。她原先打算要離婚，但想到還有更好解決的方法。她改變了對丈夫的態度，設法挽救他們的婚姻。

她看了兩次《歷代願望》，在感動下她告訴她的精神導師那是她曾經讀過最好的書。她叫牧師不要反對這本書，因為她覺得書中有耶穌基督的真理。她把書的內容告訴牧師，她想要效法基督的生活，也告訴牧師他的生活也能被改變。她把書給牧師，讓他能讀它。

那婦人說服了牧師，他把書帶走了。這本書是她送過最好的禮物。然後，她購買了《歷代之爭叢書》其他2本書。我們繼續探望她。她祈禱、看宗教書、研究《聖經》。上帝在領導她，現在她正在準備洗禮。

主題：重生　伊蓮娜・米洛玉　烏克蘭

專靠他

「你們要順從耶和華——你們的上帝，敬畏祂，謹守祂的
誡命，聽從祂的話，事奉祂，專靠祂。」申命記13：4

　　在1987年，我兒子其中一位前任教師諾福克到我們家來訪問。她已經放棄了教學當文字佈道士。我向她購買了一套《聖經故事》，她送一本小本的《喜樂的泉源》給我。每當我讀這本書就得到啟發，所以我總是把它放在我的包包裡，只要有空閒就拿出來看。我期待著她的探望，因為她成為我最好的朋友和知己。她的禱告總是帶來福氣。我圖書室的屬靈書籍帶給我喜樂，接受耶穌成為救主彷彿得到世界的財富。

　　諾福克正式幫助我查經。我對所有的學習感到高興，特別是第七天安息日和上帝的印記。在失眠的夜晚，我思考自己違反上帝法律有多長的時間。透過懷愛倫的著作，我深信復臨教會是上帝真正的教會。

　　當丈夫說我們要搬家時，我感到難過因為要離開我最好的朋友。她提醒我要仰望耶穌，但丈夫勸阻我，因為他是信奉另一種宗教。然而，我無法抗拒聖靈的感動，便決定要受洗。

　　受洗不久，我們接到兒子垂死的消息。我的丈夫無法在難過中給我安慰，因為我已成為復臨信徒。我的兄弟姐妹也都反對我。可悲的是，我的兒子死了。但感到欣慰的是，他已相信耶穌了。教會的新兄弟姐妹協助我度過這艱難的時刻。我兒子死後，我要求在我們的家舉行查經。我的一個兄弟最終接受了耶穌作為他個人的救主。現在我們在另一個兒子的家裡成立了安息日學分校。

　　我透過書報得重生，所以今天我也藉著書報分享耶穌。我已經成為一名文字佈道士。我讚美上帝，因祂使用我作為祂的僕人之一。我要堅守信仰，作為家人的榜樣。當耶穌復臨時，我希望他們會在上帝的羊群中。能當文字佈道士是一種榮幸。

主題：重生　舍利拉‧拉迪卡拉冉達　菲律賓

瘋子尋求上帝恩典

> 「眾人都驚訝，彼此對問說：『這是什麼道理呢？因為祂用權柄能力吩咐污鬼，污鬼就出來。』」路加福音4：36

一個星期天早晨，我在烏干達英國聖公會教堂的入口處展示書。精心整理之後，我坐下來等待正準備散會的信徒來看，並希望他們購買我的書。我整個早上坐在那裡，但似乎沒有人對我的書感興趣。只有一個人光臨，他買了小本的《兒童聖經》。這是我第一次在那間教會展示書，我也不清楚問題出在那裡。我請求上帝幫我做好準備，使更多的人能聽到福音。那間教會每個星期天通常會舉行3場聚會，到了下午一點鐘，我仍在期待客戶的光臨。現在只剩下最後一場聚會了。

等待的時候，一位可怕的瘋子突然直往我和我的展示處走來！我感到害怕想要呼救，但我不想打擾教會的敬拜。我做了禱告，並且留在原地。我內心深處感到害怕，但我假裝鎮定和勇敢。當他走到我的桌子時，他粗魯地碰了每一本書，似乎要撕裂或至少弄髒那些書。我禱告：「主啊，這些都是你的書，如果這個人毀壞了它們，這是你的事。你叫我來這裡是要做你的工作。」在恐懼不安之下，我只好把一切都交托給上帝。

幾分鐘後，他脫了鞋走進教堂。他在教堂裡面停留了一段時間。當他回來時，他再次碰了每一本書。然後，他舉起了《上帝的恩典》（God's Little Book of Grace）問價錢。我告訴他價錢，他詢問是否能有這本書。我假定他想免費得到書，我以答覆測試他：「如果你有錢就可以買它。」令我吃驚的是，他將綁成像一粒球的骯髒塑膠袋拆開。打開幾層之後, 他拿一些錢交給我。我給了他這本書，他把書放在同一個塑膠袋後離開。

我在疑惑和不可置信中默默問自己，如果一位受困擾的瘋子想要知道更多上帝的恩典，那我是否更應該渴望上帝的恩典呢？當下我重新獻身給上帝。我意識到甚至一場可怕的經歷可以使我們更接近上帝。

主題：相遇

利百加‧娜塔姆

烏干達

屬天的膽量

「他們就都被聖靈充滿，放膽講論上帝的道。」使徒行傳
4：31

　　康妮的一席話：「當你要放棄時，救星來了！」這是她很久以前當文字佈道士時，其中一個學習的教訓。這令人震驚的教訓是她某天在克利普挨家挨戶推廣書時學到的。這位63歲的前任學校老師還記得這件事。

　　康妮說：「一個個家庭拒絕坐下來看我所展示的書。」這是多麼令她沮喪以致想結束行程，趕快回家。然而，當她來到一間房子時，一切都改觀了，如今她還心存感恩。

　　康妮回想地說：「一個婦人從房子出來，看到我還在遠處就表示無論我推廣什麼她都不感興趣。」不想看到這機會溜走，康妮告訴那個婦人她想要討論有關健康的事。婦人回答：「我沒有什麼健康的問題。」

　　康妮正想要放棄，但她突然脫口而出：「你抽菸嗎？」康妮不知道她那裡來的勇氣說出了這麼大膽的話，但這句話令婦人停下腳步。

　　然後那個婦人問：「那又怎麼樣？有什麼不妥嗎？」然後，她邀請康妮進入她的家。康妮與她分享吸菸的害處，以及如果她想要戒菸的話可以怎麼做。她們就這樣開始了友誼一直持續到今天。

　　康妮微笑地說：「我向她介紹從健康信息到屬靈的事。」最終，康妮介紹她讀「時兆之聲」的《聖經》函授課程。她最近完成了這課程。她表示相信安息日是崇拜日以及洗禮的重要性。過去她強烈排斥這兩個題目。康妮的客戶也把她介紹給她的2個朋友，她們也購買了　些關於健康的書。

　　康妮自信地給她的故事作了結論：「我見到上帝的手在引導我的客戶發現真理，她是否加入教會只是時間的問題。」

主題：相遇

紀特・姆文巴　南非

簡單的探訪

「但向你們敬畏我名的人必有公義的日頭出現,其光線有醫治之能。」瑪拉基書4:2

拉文答臘・薩海是一位勤奮的文字佈道士。每天都可以看到他在印度東南部沿海擁有25萬人口的奇拉拉市騎著自行車,隨身攜帶書籍。他帶著大小書、各式各樣的雜誌和單張,為他的客戶服務。他是一個虔誠的復臨信徒。他相信他的使命是透過書報傳福音。

娜迦瑪是一位印度教信徒,他住在奇拉拉。拉文答臘・薩海説:「在佈道會期間,我們邀請娜迦瑪和她的家人參加。但她拒絕了,因為他們寧願去印度教寺廟向他們的神明祈禱。」

但這並未阻止拉文答臘繼續探望娜迦瑪和她的家人。他和他們聯繫,並且為他們祈禱。最近他一直和他們查經,並且告訴他們宇宙創造主的屬性。他如何認識這一家人?藉著免費的書籍。

某天,娜迦瑪像往常一樣去稻田工作。當她回家時,她被踩到的昆蟲咬了一口。她不理會,並繼續在晚上工作。令她驚訝的是,第二天早上醒來她發覺她的腿紅腫和疼痛。她去看了醫生,醫生給了她一些藥,但沒有效。疼痛和紅腫沒有消退。不久,她必須待在家裡休息。過了一個星期,情況卻沒有好轉。然後,有一位文字佈道士到她家。告訴她關於耶穌的愛和邀請她信耶穌。他為她得醫治祈禱。在一週內紅腫和疼痛消退了,她讚美上帝。

和拉文答臘・薩海進一步的查經之後,娜迦瑪終於接受耶穌並且受洗。的確,公義的日頭已出現了,其光線有醫治之能。上帝的力量常常在忠實和熱心工人的簡單探訪中彰顯出來。

主題:神蹟 以利沙 印度

市場佈道

「願一切尋求你的，因你高興歡喜！願那些喜愛你救恩的，常說：『當尊耶和華為大！』」詩篇40：16

　　豪利蒂‧西緬是一名來自霍尼亞拉的文字佈道士。她在馬姆雷市場展示書。某天，一位婦人走近她，表示對她所推廣的書感興趣。那婦人向她購買了一些書。這些書讓婦人接受了查經。最近我收到一封信，是由負責查經的婦人所寫的：

　　「親愛的約書‧拉布維利歐：

　　我是那霸復臨教會的信徒，我要讚揚豪利蒂文字佈道士所做的工作。她對推廣書籍和作見證有很大的貢獻。很多人被感動和得福氣，我是其中一位。

　　有一天豪利蒂在馬姆雷市場推廣書。有一位南海福音派教會的婦人走近她。這婦人是鎮上其中一所中學的女校長。在她們的談話過程中，這婦人表示有興趣查經。我有榮幸跟她查經，後來她洗禮了。

　　這位婦人繼續分享她對耶穌的愛。有7個人也跟著受洗，其中一位是她之前福音派教會的牧師。他在馬拉納塔大會堂受洗，並承諾回到他的村莊和他的信徒分享這好消息。在上帝的幫助下，他希望帶領以前的信徒加入復臨教會。

　　這一切是豪利蒂的功勞。感謝上帝使用這位婦人透過書報傳揚福音。」

　　我們感謝上帝有這些忠心的文字佈道士。無論他們的成果是否顯著，聖靈會澆灌撒下的種子直到它開花結好果子。

主題：相遇

約書‧拉布維利歐　索羅門群島

全新開始

「但那等候耶和華的必從新得力。他們必如鷹展翅上騰；他們奔跑卻不困倦，行走卻不疲乏。」以賽亞書40：31

我在2003年受洗。之後, 我開始與我的家人分享耶穌的福音。在2007 年他們也受洗了。

我年輕時就不喜歡吃肉，但教會教友認為肉是健康飲食的重要成分。當我拒絕肉食品時，他們覺得我很奇怪。但我很難相信上帝會要我們吃肉。有一天，當我讀《舊約聖經》時，我發現上帝的原始飲食是水果、堅果、種子、穀物， 以及從地面成長的其他食物（創世紀1：11－12，29）這項研究使我了解我所參加的教會之教義與上帝的旨意並不完全相符。

我開始積極地研究臺灣各派教會的教義和常規。我深深希望能找到一個鼓勵素食生活方式的基督教教會。最後，在聖靈的引導下，我找到了復臨教會。他們的《聖經》教義和膳食理念是根據《聖經》的指示和原則。

我感謝上帝讓我在5年前讀了《善惡之爭》。當時我深受感動，並堅定地認為這就是我多年渴望尋找的真理。我感謝上帝對我一路走來的引導，也讓我到台灣三育基督學院進修。這是一個無法比擬的福氣。上營養學課程時，老師指定我們去讀《論飲食》。這本書也感動了我的心。學校放假期間我當了一名文字佈道士，我開始把書推薦給其他人。

在上帝偉大的愛中，我相信祂對我有一個明確的計畫。上帝要藉著我的文字佈道工作帶領人認識耶穌。文字佈道工作開始了我全新的生活！

主題：引導

劉佳華　台灣

上帝來電

AUG 8月
22日

「你或向左或向右，你必聽見後邊有聲音說：『這是正路，要行在其間。』」以賽亞書30：21

當了多年的教師之後，我成為了一名全職的文字佈道士。在我新的工作中每日藉著書報分享福音使我得到福氣。

在一個陽光燦爛的日子，快接近中午時，我受感動要打電話給福音堂兒童中心的校長。她認出我的聲音，她興奮地說：「西蒙夫人，從昨天開始我一直在找你的電話號碼想打給你。你還記得前一陣子你銷售給我的書嗎？書的內容跟德育有關，書名是《好兒童故事集》和《良友耶穌》（Jesus, My Best Friend！）。這些書在我教導兒童個人價值的德育課程中產生極大幫助。

然後，她告訴我將在那天下午舉行家長教師會議。她問我是否能去和家長介紹我們對兒童養育價值的書籍。她希望家長讀給幼兒聽，她也希望家長讓年級較大的孩子閱讀優質圖書。我向她保證很樂意協助她。

我挪開其他計劃，出席了會議。在她介紹我之前，她談到書的好處，並鼓勵家長把握這個美好的機會協助他們孩子的發展。介紹書籍之後，一位家長說她和妹妹一直想知道在哪裡可以找到這些書給她們的孩子看。她們記得父母給她們讀過這些書。這些道德故事幫助她們得到全人均衡的發展。她和其他家長高興地訂購《好兒童故事集》和學齡前兒童靈修書。

這些書正迎合孩子們易受感動的心靈，並教導他們要遵循上帝的律法。有了這個基礎，孩子們更有可能會順從主的道。我感謝上帝，那一天聖靈帶領我打了那一通電話給校長。當上帝的器皿向父母的孩子提供永恆價值的書籍糧食時，是何等喜樂。

主題：相遇　埃米・西門　特立尼達和多巴哥

跟隨領導

「你們必曉得真理，真理必叫你們得以自由。」
約翰福音8：32

　　我在1976年看了《新非洲》（New Africa）後，發現了安息日的真理。在這之前，我對復臨教會或安息日很陌生。後來，我和復臨信徒交了朋友。他邀請我上教會，但很長一段時間我拒絕他的邀請。然而，當我想到書中讀過的信息，便決定接受他的邀請，看看教會是什麼樣子。

　　雖然我是屬於星期天教會，我將這本書與我的許多教會朋友分享。當我最後決定去拜訪復臨教會時，教會的26位朋友願意和我一起去。剛好那天，牧師的講題跟安息日有關。結束之前，牧師邀請任何有興趣受洗的人到台前來。我站起來跟我的26位朋友走到前面。我們這一組人參加了浸禮查經班後受洗。

　　懷愛倫的話：「我蒙指示知道，縱使是在人民能夠聽到傳道人演講之處，文字佈道士也當進行其工作，與傳道人合作；因為傳道人雖忠心宣揚信息，而聽的人卻未必能完全保持所聽到的。因此，印刷品便不可少了，不但能把現代真理的重要性提醒人，也使人在真理上根深蒂固，建立他們抵抗欺人的異端。」──懷愛倫著，《文字佈道指南》，第78頁。

　　我感謝上帝的話，使我和朋友得知關於安息日的真理。我還要感謝上帝，牧師那天的講題是安息日。上帝用這兩種方法來帶領我們27位接受基督為救主並受洗。在我受洗後，我加入了文字佈道工作。我主要的目標是用安息日的真理引導他人，就像當初我和朋友一樣。我一開始工作上帝就賜福我。11年來，我在我的地區銷售最多書，並在上帝的幫助下帶領很多人認識耶穌。我祈禱上帝繼續賜福文字佈道工作，使很多人藉著書報認識祂。

主題：相遇
以西結・姆亞宏古　盧安達

部隊兄弟（上）

> 「夜間，主在異象中對保羅說：『不要怕，只管講，不要閉口，有我與你同在。』」使徒行傳18：9－10

　　我是一名海軍軍官，但在空閒時我會挨家挨戶推廣宗教書籍。我照著一張城市地圖探訪每一條街的房屋或公寓。大部分的人很樂意與我說話，但也有些人的反應相當負面。在每一戶的家門前，我祈求上帝幫助我有正面影響，也保護我免受傷害。我很感謝上帝把我引到真正最需要我的地方。

　　某天，有一位老伯伯開門，我邀請他看我的書。我注意到他似乎相當不健康。他說話不清楚，並且古怪地看著書。我覺得毫無進展，所以我禮貌地向他說再見。

　　接下來的一家，是一個穿背心的大男人來應門。他憤怒地問：「你想要什麼？」我和搭檔伊蓮娜對他的態度感到驚訝。我們一時不知道該說什麼。他以懷疑的眼光看著我們大聲說：「為什麼沉默？講話呀！」

　　我們告訴他我們是俄羅斯「家庭健康教育服務中心」的員工。我說：「晚安，願平安臨到你的家。」這句話我重複10次以上。該名男子終於大笑了，他以海軍軍官迎接長官的方式歡迎我們。

　　伊蓮娜從她的公事包裡拿出一本書說：「我們為你提供一些關於家庭生活和健康的書。」

　　那人微笑說：「健康是件好事。更好的事是你不是警察！」伊蓮娜緊張地問：「這跟警察有什麼關係？」

　　他解釋說：「當附近發生事情的時候，他們總是拿搜查令來找我，因為他們懷疑我是共犯。他們不相信我是一名海軍官員。」

　　警察、共犯、海軍軍官？我和伊蓮娜都想知道我們正面臨何種情況！

主題：保護

安德列·伽爾巴杵

俄羅斯

部隊兄弟（下）

「夜間，主在異象中對保羅說：『不要怕，只管講，不要閉口，有我與你同在。』」使徒行傳18：9－10

　　我站在海軍軍官的家門口，他對我說：「我曾經被審判過，但不是因為盜竊，而是濫用權力。我被關進監獄，後來被釋放。我已經自由一年了，但警方不放過我。他們今天上午帶搜查令來。你看，他們翻箱倒櫃。」他走到一邊，邀請我和伊蓮娜看他的公寓。的確，每一樣東西被打翻了。他繼續說：「如果他們只是在找東西我不會在意，但他們把我所有的錢都拿走了。」

　　我向他自我介紹說：「我也是一位海軍軍官。」他問：「如果你是海軍，你為什麼要挨家挨戶探訪？」我告訴他我想要幫助人。我安慰他：「我對你的遭遇感到同情。我的經驗是軍中有很多不公正的事。但上帝愛你，如果你做錯事，只要向祂說對不起，祂會原諒你。耶穌用自己的生命付出了代價。因為我們的祖先為戰爭流血，使我們可以活著交談。」

　　然後，我聽到門鉸鏈在吱吱響。隔壁的人顯然沒有關門而在門後聽我們談話。他站在我的側邊，我幾乎沒有注意到他手中握著斧頭預備從門口衝向我。通道很狹窄，他可輕易傷到我，但海軍軍官快如閃電衝向那個人，奪下他手中的斧頭將他推回到他公寓。然後，海軍軍官把門關上，轉身向我說：「繼續說，我被你說服了。」

　　最後，他購買《聖經》、《聖經偉大預言》（ the Great Prophecies of the Bible ）、《喜樂的泉源》。幾天後，我送書給他，再一次感謝他救了我的命。他和我握手回答說：「你的上帝救了你。」

　　經上說：「不要怕，只管講，不要閉口，有我與你同在。」

主題：**保護**
安德列・加爾巴杆　俄羅斯

《聖經》改變生命

「雨雪從天而降，並不返回……我口所出的話也必如此，
決不徒然返回，卻要成就我所喜悅的。」以賽亞書55：10

　　羅伯托沒料到赫克托的探訪會改變他的人生。羅伯托曾是個有朝氣的人，
但不幸的遭遇、痛苦折磨著他的過去和現在。他曾被遺棄在孤兒院，但經過許
多年不斷的尋找才找到母親。他和妻子羅莎及3個女兒建立了家庭。但一個惡
劣的環境和錯誤的決定導致他漸漸失去所擁有的一切，甚至他的妻子和孩子也
失去了。

　　悲傷充滿羅伯托的心，但上帝派一名文字佈道士將福音傳給他，使他的
人生永遠得到轉變。赫克托送《基督生平》給羅伯托，並提到上帝有能力挽回
他的家庭。羅伯托開始有了期待，也充滿了活力。赫克托開始幫他查經。他很
渴望更瞭解上帝。他從〈出埃及記〉得知上帝可以除去罪的咒詛，挽回他最愛
的家人。他瞭解到安息日。之前他不理解的事現在卻使他歡心。赫克托感到高
興，因為羅伯托欣然地接受了他們一起研究的每個《聖經》教義。

　　2011年，與赫克托認識幾個月後，羅伯托公開受洗表示把生命獻給上
帝。幾天以後，羅伯托打電話給赫克托說他與女兒們、女婿和孫子在一起。但
上帝要賜給羅伯托更多的奇蹟。不久，羅伯托的妻子打電話鼓勵他要有耐心，
因為她計劃要回家重聚。羅伯托現在正準備在他所參加的復臨教會當執事。

　　赫克托讓聖靈用他對羅伯托說他需要聽的真理。羅伯托打開他的心接受了
耶穌。透過一名文字佈道士，上帝的話永遠不會落空。

主題：重生

馬蒂亞斯‧涅托　阿根廷

255

上帝隨時的幫助

「上帝能從這些石頭中給亞伯拉罕興起子孫來。」

馬太福音3：9

　　某天，我被邀請擔任畢業典禮的主講人。畢業生已經完成了「時兆之聲」《聖經》函授課程。儀式將開放給市民觀禮，預計許多人將會出席。

　　我的信徒應邀購買書籍作為禮物饋贈給出席儀式的來賓，但許多信徒無法協助此活動。因此，我向上帝祈求，因為我渴望發送可以改變生活的好書給數百位來賓。當我在等待上帝的回應時，有一個安息天，某學校校長來探望教會，我送他一本書。在簡單翻閱這本書之後，他告訴我他想要更多本。他給我100萬坦尚尼亞先令（約美金635元），叫我購買書籍送給畢業典禮的來賓。讚美主，祂垂聽了我的禱告。上帝透過一位善心人士買書去接觸了數百人。

　　以類似的方式，上帝用一位婦人接觸她甚至不認識的人。作為文字佈道士，我們經常送書作為聖誕節禮物。這個婦人遇到一個不是復臨信徒的男子，所以她決定要送他一本書作為聖誕節禮物，不過這個男子不喜歡這本書。但是，他不想把它扔了，所以他給了另一個婦人。這婦人把書讀完。透過這本書和進一步的查經，她接受了上帝的真理，並受洗。然後，她與其他6名婦人分享那一本書。結果發生了連鎖反應，她們6位都重生和受洗。

　　當我們與朋友分享宗教書籍時，我們可能永遠不知道那本書對別人的生活有什麼影響。如果我們不服事主，當忠實的證人，上帝將興起其他人做這項工作。朋友們，讓我們祈禱忠心地利用書報的驚人力量。讓我們成為世界有力的見證人，指引人知道基督將迅速復臨。

主題：回應禱告

腓利門・瑪筑　坦尚尼亞

喜悅

「義人所結的果子就是生命樹；有智慧的，必能得人。」

箴言11：30

　　某天，我去探訪崎嶇山坡上的一個家庭，需要爬很多步才能達到山上。因為我的同事布蘭達不能爬上陡峭的臺階，她送我到山坡，而她去小鎮不同的區域工作。在山坡其中的一間房子裡我遇見了瑪西婭，我覺得這位婦人很特別。她有2個男孩，即將生第三個孩子。我順利地介紹我的書，她訂了《食品百科全書》（Encyclopedia of Foods）。我離開前與她一起禱告，並承諾再來探望她。

　　我很喜歡與瑪西亞交談，因為她總是談到她對主的愛。她很高興我分享《聖經》，並與她一起禱告。我發現她也相信守安息天。隨著時間過去，她購買了一些書，因為我到她家中訪問了許多次。她的哥哥也購買書籍，包括《得勝的生活》（Living for Triumph）和《下一個超級大國》（the Next Superpower）。

　　一段時間之後，土納普拿復臨信徒邀請瑪西婭參加復臨教會的聚會，她也出席了。她的孩子出生後我繼續和她查經，並與她的家人禱告。當她面臨某些個人的挑戰時，我在她的身邊。她對我和其他復臨信徒的探訪表示謝意。她說她生病時，她教會的人從未來看她。因為我們經常去看她，她決定當她康復時將參加復臨教會。

　　復臨信徒繼續和她取得聯繫。不久，復臨教會舉辦佈道會。瑪西婭帶了她的兄弟馬龍參加佈道會。當牧師在呼召參加浸禮查經班時，他們都願意加入。幾週後，他們和瑪西婭的大兒子一起受洗。

　　今天他們是復臨信徒，他們樂意事奉上帝和遵守安息日。其他12位也在那次佈道會後受洗，這些人都是我在文字佈道工作時所接觸的。目睹他們每一個人把心獻給主受洗使我感到高興。在救人的工作中有分是何等的欣喜。

主題：重生

格特魯德・拉納特　特立尼達和多巴哥

建立關係

> 「我必堅固你，我必幫助你；我必用我公義的右手扶持你。」以賽亞書41：10

在2010年，我和普羅迪決定在達卡大學附近的一個新區域推廣書。首先我們探訪了附近派出所的負責人。然後，我們去了一間商業辦公室，公司老闆是議會議員。那一天老闆不在，但他的兒子招待我們。我們給他看書籍和雜誌。他問：「你們有沒有證件或你們辦公室的推薦函？」我把總部的一封推薦信給他看，但他還是不滿意。他想叫員警來逮捕我們。我告訴他我們已經探訪過警務人員，他已經購買了我們健康和教育的書。

他有點憤怒的聽著。「先生，我們不是恐怖分子，我們是復臨信徒。我們是這個國家的好公民。政府的許多高級官員是我們的客戶。」我們給他看了幾張官員的名片。與此同時，我們默默地祈禱，求聖靈幫助我們說合適的話。經過3個小時的解釋，他終於明白了我們的身分。我們也介紹了復臨信仰和健康的原則。結束時，他評論說我們是比他更好的穆斯林。事實上，他讚賞我們的工作。

文字佈道事工既特別又崇高，即使具有挑戰性且需要艱苦努力。我感謝上帝，從1988年擔任文字佈道士至今，我領受了祂的慈愛和福氣。我要感謝上帝，當我有需要時，祂垂聽我的祈禱，在平安時陪伴我。我也感謝那些培訓和鼓勵我留在這一行的人。我要在這項工作上盡最大的努力。如果是上帝的旨意，我會繼續做這份工作直到我生命的結束。

懷愛倫說：「有許多地方是傳道人的聲音所不能及的……本會的書報應當散布各處……基督應許賜每位工人以神聖之效能，使他們的勞苦有效果。」——懷愛倫著，《文字佈道指南》，第4頁。祂的承諾是肯定的，祂的同在是不變的，祂的保證是真實的。

主題：引導

摩西・蒙多　孟加拉

小冊子難以置信的見證

「上帝在你們心裡運行，為要成就祂的美意。」
腓立比書2：13

某天，當我像往常一樣正在挨家挨戶推廣書時，我的手機響了。我收到消息說哥哥的病情惡化，並已危及到生命。醫院所用的處方藥對他的病情沒有任何作用。

當然，我想給予他身心靈方面的協助。我猜他也許想閱讀，便拿了一本叫《尋找休息日》（Searching for the Day of Rest）的小冊和一些或許對他有益的活性碳前往他家。

抵達後，我為哥哥大聲禱告，然後叫他吞活性碳。他照做了。我無法留下來，所以我把小冊子給他，建議他看。

第二天他打電話來說：「妹妹，你給的黑色粉末是什麼東西，我只吃了一包幾乎立即感覺好多了。我讀了你留下來的小冊子之後，激動到無法入睡。」這是他第一次對屬靈的東西表達興趣。

我哥哥的身體仍未痊癒，但他似乎在康復中。所以我邀請他和我一起查經。我說：「就這一次！」我希望他能同意，雖然他不太願意並覺得好像他必須要做些什麼承諾。但他同意了，他的妻子陪他一起來。在那第一次的查經，他們都表示對《聖經》真理有了新的興趣。我讚美主。一本小冊子能發揮如此大的力量。有些人只需要看到一絲的真理就能再領受更多。

不久之後，更多的查經使我哥哥和嫂嫂都受洗了。後來，他們的2個兒子也接受了真理，加入他們父母的受洗行列。福音也傳到其他的家人，讓2個親戚受洗。目前有2位正在查經。

在適當的時間，上帝在我心裡運行，為要成就祂的美意。讚美祂的名！

主題：重生

米宿苟 韓國

韋恩的成長

「主啊，你本為良善，樂意饒恕人，有豐盛的慈愛賜給凡求告你的人。」詩篇86：5

我敲門後看到一名男子拿著手機走過來。他結束通話之後打開門向我介紹他是韋恩。他親切地和我握手歡迎我。我向他推廣書，但他很禮貌地拒絕。不過，我們繼續聊天。不久，我發現韋恩是監獄官，他在週末擔任業餘的傳道人。他分享他是如何離開羅馬天主教成為新教基督徒。

我開始分享最近我作了一個信仰的選擇，以及上帝如何帶領我完成這項決定。我選擇這個故事是因為是最近發生的，而且仍然清晰的留在我記憶中。但我還沒講完這故事之前，韋恩打斷了我的話，他說：「我不敢相信你現在與我分享這特別的故事。」

我說：「韋恩，故事尚未完成，好戲還在後頭。」

他回答：「不，你不明白你剛才的分享對我的重要性。我剛才與教會領袖通電話。他們要我辭去我的工作成為一名全職傳道士。我一直在祈禱上帝在這件事上會明確地告訴我祂的旨意。現在你跟我分享你的故事。」然後，韋恩表示我的故事內容似乎吻合他那天早上禱告的話語。

接著我們聊了半小時有關他的教會。我自願在星期天講一則兒童故事。他再次難以置信地搖了搖頭，他告訴我他們最近在教堂堂董會上提出在崇拜聚會為兒童講故事的想法。他接受了我的提議，並建議我來講兒童故事時在門廳展示我的書籍。

我拿出《善惡之爭》並簡單地介紹，他很喜歡便高興地買了。

在服事上帝時，我們的工作計畫和時程表無法每次都能隨心所欲。但有時如韋恩與我的相遇，振奮了我們的精神，給我們勇氣和信心繼續往前走！

主題：相遇

尚恩　澳洲

9月

September

遇見神恩

365則來自全球各地
因神翻轉生命的故事

用各種方法

「我若從地上被舉起來，就要吸引萬人來歸我。」
約翰福音12：32

在下著雨的星期日，文字佈道士馬特賓利和琥珀正挨家挨戶探訪，他們來到珍妮弗的家。當他們逐漸熟悉時，珍妮弗表示她是一個不可知論者，她從來不覺得上帝是真實的。信奉浸信會的祖父母曾不斷設法叫她上教會，但珍尼弗是眼見為憑的那種人。

進一步交談後，琥珀願意免費為珍妮弗查經。珍妮弗很快就拒絕了琥珀的提議，說她不感興趣。馬特賓利邀請珍妮弗參加加州錫里斯的佈道會，還提到有免費的食物。珍妮弗很快插話表明自己是素食主義者。馬特賓利回答：「所有的食物都是素食的！」

珍妮弗感到震驚表示她會考慮。珍妮弗回憶說：「有聲音告訴我應該改變關於查經的想法，我現在知道我是受了聖靈的感動。」珍妮弗報名了查經班並出席佈道會。透過佈道會和琥珀的查經使珍妮佛決定受洗，光這件事就是一個有力的見證，但這些事件的影響才剛剛開始。

受洗一年後，珍妮弗決定成為一名文字佈道士。她加入加州中部的「青年行動」並開始與其他年輕人挨家挨戶探訪。當談到她的經驗時，珍妮弗說：「這是很大的福氣，我學到了很多。文字佈道工作可以培養品格，教導我如何更加信任上帝。」

我們不知道我們工作的全面影響。珍妮弗在聖靈的引導下開始挨家挨戶傳福音。懷愛倫的話：「文字佈道士應當秉著上帝的話前去……並且一個真正悔改的人，必會再引別人歸向基督。這樣，福音的工作就必向新的地區推進。」——懷愛倫著，《證言精選》第二輯，第534頁。

我們的禱告應該是為了真正悔改的靈魂。讓我們一起促進我們主的即將復臨，一次拯救一個珍貴的人。

主題：重生

莉莎・曼薩納雷斯　美國

很棒！

「你口中的訓言與我有益，勝於千萬的金銀。」詩篇119：72

　　某天，巴西塞爾希培州維德角小鎮來了一位貴賓。他是一位文字佈道士。當這位文字佈道士在鎮上時，理髮師維吉爾不知何時拿到一本《基督生平》。因他饑渴慕義上帝的話，他讀了每一個字。他開始把一切所學習的都教導他的孩子里瓦爾多和雷蒙多。孩子們與他們的朋友分享一切他們所學習到的。在短短幾天內，12個人讀《基督生平》和守安息日，他們甚至沒聽過復臨教會。

　　今天，在維德角有一間美麗的教會，這要歸功於9個人受洗後開始建立的。其中一些教友成為宣教士，其他的成為教會領袖。2個年輕人原本是夢想成為天主教神父，卻成為復臨牧師。其中一位甚至當了18年的文字佈道士，如今他可現身說法分享書報如何引領人得救。

　　一位年輕文字佈道士的客戶一直續訂《生命與健康》雜誌。每年他會給她一本《基督生平》。她會說：「去年你已經給我這本書了。」他總是回答：「這本書太好了，你需要多一本。」結果，隔年也發生同樣的事。

　　若干年後，這位年輕人已經是一名牧師了。有一位婦人走近他跟他說：「我是你的客戶。每年我續訂雜誌時，你總是給我一本《基督生平》，表示這本書太好了，我需要多一本。我把多出來的書都拿去送人了。」牧師想知道關於她自己那一本書。她深歎了一口氣，說：「我讀完了。」牧師又問她的讀後心得。她回答：「我成為住家附近復臨教會的宣教領袖。我很高興再見到你，讓我有機會向你表達謝意。」

　　我就是那位年輕的男子。如同那婦人感謝我，我也感謝當初把《基督生平》帶到我城市的那名文字佈道士。這帶領了復臨教會的成立並讓很多人接受耶穌為他們的救主。

主題：重生　瓦爾特‧多斯桑托斯　巴西

繞道

> 「耶和華說：我的意念非同你們的意念；我的道路非同你們的道路。」以賽亞書55：8

蒙特內哥羅的7月通常不會下雨，但那天是陰天，而且所有的跡象顯示會下雨。我和博伊薩已決定不論天氣如何惡劣，我們要前往海灘傳福音。

我們決定開車到科托。在路上我注意到一個叫科尼茨的小地方。這個地名的意思是「生氣」。就在我們急速前進時，我大叫：「轉彎！」雖然我自己也嚇一跳，但博伊薩迅速轉彎，然後我們立即看到了另一個號誌，表示我們朝著錯誤的方向前進。我感覺我們仍必須去科托，我們終於找到了路，從另一個方向到達小鎮。

我們的計畫是從海灘的兩端開始，然後在中間會合。然而，強風把海灘遮陽傘吹散在海灘上，遊客也開始離開了。此時在海灘走似乎毫無意義，但我們受到聖靈感動而行。

我們走的時候，博伊薩遇到一個婦人，當她看到博伊薩在推廣書時很激動。她詢問是否能看那些書籍。他們在交談時我加入對話。我們向她介紹每一本書。她逐一看過後選擇了20本，說：「這些我都想要，它們是好書，我讀完之後，我會送給我的朋友當她的生日禮物。」她購買了其中的《歷代願望》和《善惡之爭》。

上帝啟示我們為何儘管天氣惡劣，祂還想讓我們在那天去海灘，特別是去科托，因為不僅這位婦人會從我們的書報中得到福氣，收到書的人也會。

上帝對人的計畫確實令人驚訝，在祂豈有難成的事。如果我們讓祂來帶領我們的工作，祂會同時滿足我們，賜給我們成功和喜悅。感謝上帝，當我們傳福音時，祂使我們充滿歡樂。

主題：引導
尼古拉・谷汝吉　賽爾維亞

傳揚上帝的話

> 「我的心畏懼你的言語。我喜愛你的話，好像人得了
> 許多擄物。」詩篇119：161－162

一個星期五早晨，我在文具商店前展示我的書。一名神父買了一本《在家研讀聖經》（Bible Reading for the Home）。然後，他走進萬那杜國家銀行辦事。很多人站在出納員的窗口排隊，所以神父坐在椅子上開始讀他新買的書。

幾分鐘後，一位高階政府官員來到銀行。閒聊後，他問神父可不可以看看他的書。神父把書遞給他。翻閱幾分鐘後，神父要拿回書。令神父驚訝的是，那位高階政府官員給了他11美元，叫他再去買一本給自己，而這本書的價錢只有5美元。

讀了4天後，那位高階政府官員開始尋問，試圖找出是誰推廣書給神父。在其他人的協助下，他終於找到了我，並邀請我到他的辦公室。我向他介紹書籍，他付了現金買下6套不同的書，幾本個別的書，包括《妙手仁醫》（Gifted Hands）、兒童圖書光碟、《彩圖聖經故事》。多麼令人驚歎的探訪！

誰知道結果會是什麼？懷愛倫的話：「上帝選擇了功能強大的出版社當成工具來結合文字佈道士把福音傳給各國、各族、各方、各民。許多人可以得到福音是沒有其他辦法可做到的。——懷愛倫著，《懷氏傳略》，原文第217頁。「如果我們的文字佈道士忠心盡責，從上帝給我亮光，我知道，現代真理的知識將增加一倍和三倍。」——懷愛倫著，《懷氏傳略》，原文第446頁。

上帝正在工作。凡珍惜和敬畏上帝之訓詞的人祂都喜悅。這是在閱讀屬靈書報時所發生的情況。為此，文字佈道士的工作被稱為是書報的佈道。

主題：相遇

謝爾達·塔利　萬那杜共和國

愛的信息

「所以你們要彼此認罪，互相代求，使你們可以得醫治。
義人祈禱所發的力量是大有功效的。」雅各書5：16

　　我整個上午沒有銷售任何書，回到家時感覺很氣餒。吃完午餐後，我祈禱上帝讓至少我向一個人傳福音。然後，我就出門了。一轉彎，我看到一棟獨立的房子。當我敲門時，一位青年人開門。我開始推廣《抑鬱緊張和焦慮》（Depress, Strees, and Anxiety）。他打斷我的話，邀請我到很暗又充滿菸味的休息室。這位青年人泰瑞說他患有抑鬱症，正是我剛向他介紹書的主題。我意識到上帝安排了一個神聖的約會。

　　泰瑞熟悉基督教，但看不出這個信仰對他的生活有什麼實際意義。他分享如何到澳州訓練馬賺錢，但是，他沉迷于賭博和同性戀。

　　我與他一起禱告，告訴他上帝愛所有的人。他買了《抑鬱緊張和焦慮》、《妙手仁醫》（Gifted Hands）、《立志做大事》（Think Big）。我注意到咖啡桌上放了一本關於靈媒的書，我問他是否喜歡看。他說喜歡。

　　我說：「假如你喜歡靈媒的書，你會喜歡《善惡之爭》。」我給了他一本免費的《善惡之爭》。我在書的前面簡短寫了鼓勵的話。當我分享上帝在我生命中的意義時，我看到泰瑞的2個室友在聽。最後，我們4個人短暫但正面地討論屬靈的事。我告訴他們在我身上看到的善是從上帝而來。最年輕的一位分享他如何與一名復臨牧師查經，另一名男子詢問上帝如何看待同性戀，我告訴他上帝愛所有的人。

　　我指名為他們每個人祈禱。歡樂和幸福的感覺充滿了房間，我求上帝保護他們，因他們認為邪靈在我們談話時打開我們屋內的一扇門，然後又關住它。我一點也不害怕，因我們奉耶穌的名禱告。當我離開家時，我聽到那3名男子在交談。看來我的探訪產生了作用。我一直祈禱能至少找到一隻迷失的羊，但上帝帶領我找到3隻。🎧

主題：引導

安德烈　澳洲

早餐相遇

「你們要給人,就必有給你們的,並且用十足的升斗,連搖帶按,上尖下流地倒在你們懷裡;因為你們用什麼量器量給人,也必用什麼量器量給你們。」路加福音6:38

2011年5月 我參觀了南非誇祖魯納塔爾省的紐卡索區。我住在加農小旅館。吃早餐時,我注意到一個人在看電視。他似乎對勞工遊行抗議市府的新聞報導感到難過。他說:「這些人怎麼了?他們需要主。」

我找到機會跟這個人談話。經過一番交談後,我告訴他,我有一本書要給他。當我去拿書時,另外2名男子擋住我,表示剛才有聽到我們的談話,也想要那一本書。所以我給了他們每人一本《上帝說當紀念》(When God Said Remember)。

當我返回早餐室將這本書給第一個人時,他正和一對印度夫婦說話。我也把書送給他們。服務我早餐的那名婦人也要一本,然後她又回來幫她的同事要了5本。

一個月後,我再次造訪了小屋。我問那天服務我早餐的婦人杜麗是否看了這本書。她表示還沒有,但告訴我有一位名叫寶貝的同事有一封信要交給我。她把寶貝找來,寶貝把她母親芬迪的一封信拿給我。

讀這封信的時候我很驚訝。信中寫到:「我想藉此機會感謝你,即使你不認識我。上帝的工作令人驚訝。」然後,她寫了關於她如何禱告,哭了一整天尋求主直到午夜,之後,她心中感到平靜。隔天,寶貝給她《上帝說當紀念》這本書。

芬迪讀了整本書,在下個安息日她走進了在紐卡索的復臨教堂。今天她是教會的熱心教友。我可能永遠不會再見到其他拿書的人,但我知道書中有上帝的真理。如果他們閱讀,並把信息放在心上,我們將在天國見面。

主題:相遇

法蘭西斯 南非

邪不勝正

「上帝啊，你的寶座是永永遠遠的；你的國權是正直的。」詩篇45：6

比起其他的興趣，弗拉基米爾最喜歡閱讀了，尤其是偵探和歷史小說。邪不勝正的故事使他感到興趣。他的妻子稱他為「克里姆林宮的夢想家」，因為他堅信邪不勝正。弗拉基米爾有間私人書庫，因為占了家中很多空間而使家人不高興。所以，與其買更多的書，他覺得不如去當地的圖書館借，藉此讓家庭維持和睦。

某天，一位名叫亞歷山大的年輕人提著一大袋新書邀請弗拉基米爾來看。他心存懷疑的想這是什麼垃圾。他看一看《善惡之爭》的書名，問：「書的內容講什麼？」亞歷山大告訴他是關於善與惡之間的鬥爭。弗拉基米爾斷定是小說或童話故事。但亞歷山大表示這是真實故事，弗拉基米爾問：「誰贏了？善或惡？」

亞歷山大回答：「善贏了。」弗拉基米爾說：「不可能！這只會發生在童話故事中。」亞歷山大鼓勵他讀這本書，因為它記載了歷史事件。這使弗拉基米爾更加好奇。然後，亞歷山大給他看了一本關於早期基督徒的書《使徒行述》。弗拉基米爾越看越有興趣，更加確信他需要這些書，但他想，當大家看到我買這些書是否會把我當成傻瓜。幸運的是，他對書的渴望如此強烈，因此買了2本書。這事發生在14年前。

弗拉基米爾讀完了書，也要買其他2本關於基督和正義勝利的書。他花了很多時間跟亞歷山大學習和尋找答案，並從《聖經》中汲取日常生活的智慧。當他加入復臨教會時，帶領了12位家人，也帶領了其他許多人進教會。他愛讀《聖經》並幫助別人查經，他現在是當地復臨教會安息日學的主理。他當了文字佈道士，在推廣改變他生活的書報。這些書報讓他相信最終邪惡還是無法勝過正義。

主題：重生

亞歷山大　俄羅斯

他是天使嗎？（上）

「耶和華的使者在敬畏祂的人四圍安營，搭救他們。」
詩篇34：7

　　我從小的夢想是當一名護士，所以高中畢業後我申請到哥倫比亞復臨大學唸書。為了賺學費，我報名參加文字佈道工作。我的第一個任務是去伊皮亞萊斯，它是位於厄瓜多爾的邊境城市。我急忙回家準備行李，寫下寄宿家庭的地址，搭上一輛會帶我到目的地的公車。

　　一切都很順利直到公車午夜抵達這座城市。我準備下車，當我伸手到背包裡找寄宿家庭的地址時，驚惶地發現那張地址不見了。我瘋狂地尋找了背包的每個空間和可能遺漏的地方，但我的尋找是徒勞的。現在我是唯一留在公車上的乘客。司機和他的助手奇怪地看著我，問我是否一切都好。我不知所措，於是我默默地祈禱，求上帝指引我該如何行。然後司機對我說：「小姐，我們已經到達目的地了。我們需要知道你要去哪裡。」我繼續祈禱：「上帝啊，我單獨一人在此地，現在已經是深夜了，我害怕，請指引我。」一絲微弱的希望開始出現。上帝提醒了我，我本來要在小鎮的第一個加油站下車，那是我所能記住要前往的方向。

　　我跟司機說：「請帶我到城裡的第一個加油站。」他回答說：「你確定嗎？現在是深夜，你單獨一個人。要不要讓我帶你去我家？」我不信任這位公車司機，所以回答說：「沒關係，有人會在加油站等我。」

　　我繼續默默地祈禱：「耶穌，請差遣天使在加油站等我。」當公車到達了加油站，我下車獨自在黑夜中行走。我繼續祈禱，大聲復誦〈詩篇〉23篇，「我雖然行過死蔭的幽谷，也不怕遭害，因為你與我同在。」

主題：回應禱告

萊達・鮑威爾　開曼群島

他是天使嗎？（下）

「耶和華的使者在敬畏祂的人四圍安營，搭救他們。」
詩篇34：7

午夜，我單獨站在加油站，遺失了寄宿家庭的地址。我很害怕，但我祈求保護。我突然感覺到要往加油站的對面走去。我開始走，即使不知道我究竟要去哪裡。不久我便看見一位男士在前面走著，他手上抱著嬰兒，旁邊跟著一個孩子。我決定接近他，因為我覺得他有2個小孩不可能傷害我。當我追上他時，我說：「先生，我迷路了。你可以幫我嗎？你認識這個城市推廣宗教書籍的人嗎？」他看起來有點困惑，然後回答：「有趣的是，我今天搬到一棟新的公寓，我遇到了一位向我推廣兒童書籍的人。你有興趣看看這是你要找的人嗎？他住在我同一棟樓的3樓。」

我跟著他到公寓大樓。他把我帶到他新鄰居的公寓。我猶豫了一會兒，然後敲了門。當門打開時我感到非常驚喜，這個家正是我要住的地方。我們都跪下流淚感謝上帝的指導和保護。上帝應許的實現再次鼓勵了我們。這應許是——耶和華的使者在敬畏祂的人四圍安營，搭救他們。

上帝的作為很奇妙！祂安排人搬進新公寓，這人遇見了他的新鄰居（正是我要見的人），同一天我抵達城市卻迷路了。然後，祂叫那人帶他的小孩子半夜去散步。這樣他才會遇到我，指引我到目的地。上帝真是太奇妙！我想起了以賽亞書65：24所記載的，「他們尚未求告，我就應允；正說話的時候，我就垂聽。」這發生在伊皮亞萊斯漆黑的夜晚。我經常在想那人是否是一位天使。你覺得呢？

主題：回應禱告

萊達・鮑威爾　開曼群島

工程師兼文字佈道士

「他們本是製造帳篷為業。保羅因與他們同業，就和他們
同住做工。」使徒行傳18：3

上帝對我確實很好。這就是為什麼我定意要讚美祂，一生為祂服務。當我完成機械工程的教育並開始我的職業生涯時，我從當地的出版社主任得知文字佈道的工作。我受感動要兼職文字佈道工作。我在國家電信部門工作，但能兼職文字佈道工作使我快樂，甚至因此認識了我的妻子。

某天，我向汽車經銷商公司的一位婦人推廣我們的書。她買了幾本。我感覺她大部分員工的壓力似乎很大。我和她談到健康，她邀請我跟她的員工分享有關健康的問題。我們約定好日期，但到了那天，我接到一通來自機械工程公司的面試電話，請我去面談討論。然而，我強烈認為上帝給了我機會去汽車經銷商分享，於是我謝絕了面試機會。

我到了汽車經銷商公司時，由於秘書對這個安排不知情而拒絕我進入。我直接打電話給我的客戶，她立即邀請我進去。我會見了員工，討論了如何處理壓力的問題和其他有益於健康生活的原則。員工有好的回應，並且許多人購買有關健康的書。事實上，那天我推廣了比之前更多的書！我甚至不得不回到出版社來補充我的庫存，以便每個人都能買到他們想要的。

雖然我繼續當一名工程師，但我堅持我的兼職工作。我從來沒有失去我的呼召，因為這些書，我的朋友和客戶戒掉了酒精和其他不健康的食物。我很幸運在兩個領域工作！

像使徒保羅，一個帳篷製造商，向哥林多同行的人傳福音，我很幸運在作類似的事，藉著推廣書報我也向社區的人傳福音。

主題：**相遇**

丹尼斯‧蘇卡米　剛果共和國

渴望分享

「所以，你們要去，使萬民作我的門徒，奉父、子、聖靈的名給他們施洗。」馬太福音28：19

　　我有6個月的時間在納雄耐爾港居住和推廣書，但我有責任要在錫爾瓦諾波利斯的一座城市傳福音。這地方有6,000名居民，卻沒有復臨信徒。拯救他人的願望使我的妻子、女兒和我搬到這城市租房子住了7個月，而我我從事文字佈道工作。

　　不幸的是，第一項挑戰是我的健康。我常常必須待在家裡，而我的妻子去推廣書。很多次我想要放棄，回到以前的家，但我的妻子鼓勵我繼續留下來。依靠上帝使我們得力量來完成我們所相信祂要我們去做的事。我們挨家挨戶探訪，如果第一天門沒開的話，第二天我們會確認，再試一次。

　　一位名叫璐晶妮蒂的年輕女子看到我經過她家很多次，她告訴我當我在探訪時，她看到一位穿著白色衣服的人走在我旁邊。當我回去送書給她時，她想跟我談話，因為她覺得可以信任我。

　　最近她的父母離婚，她曾想要成為一個應召女郎，還好她已決意這樣做並無法解決她現在的問題。她問上帝如果祂真的存在就派人探訪她的家人，這時候我出現了，她認定我是上帝派來的使者。

　　我開始幫璐晶妮蒂查經，她接受了所有學到的東西，在2011年1月受洗。不久，她當了一名文字佈道士。我學會信心的功課，我要效法朱尼爾為上帝拯救生靈。

　　一年後，有13個人受洗歸入教會，他們成為此城市的第一批復臨信徒。所有的一切都要歸功於上帝，祂給了我和妻子這個使命。今天你也可以持相同的使命去救別人。

主題：引導

朱尼爾‧伽瑪　巴西

被忽略的書

「愛我的，我也愛他；懇切尋求我的，必尋得見。」

箴言8：17

許多人正在尋找真理，雖然撒但試圖把真理隱瞞起來，但對於那些真誠渴望得到的人，上帝有一個計畫來引導他們。

1997年夏天，一位浸禮會的信徒參加復臨教會的佈道會後領到一本《母親的愛》（Mother's Love），因為他不想要這本書就把它送給喜歡看書的趙殷。趙殷把書翻了一下，認為這可能是一本小說，便把它放在他的穀倉裡，讓灰塵覆蓋了6個月。

有一天，當雨季期間工作較少時，他到穀倉休息了一會兒。當他的眼睛落在那本滿是灰塵、幾乎被遺忘的書時，他伸手撿起來翻閱，他看到自己感興趣的《聖經》經文，因為他喜歡看宗教書。最後，他讀到有關安息日和不潔淨的肉。他想要知道更多，所以他去找浸信會的牧師詢問關於安息日和其他似乎有違教會做法的《聖經》論點。牧師回答說，如果我們作了禱告，所有的食物都是潔淨的，而當基督死在十字架上時，星期六的安息日就被廢除了。

趙殷想了想，不滿意這些答案，他回去自己研究《聖經》。他再次閱讀《母親的愛》，並仔細與《聖經》經文作比較。聖靈感動他的心，他想要瞭解更多。然後，他遇見了一位朋友，他的父親是一位復臨信徒，趙殷從朋友的父親那裡學到更多的《聖經》知識。

某天，一位平信徒打電話到他們家，談話中提到〈啟示錄〉。平信徒清楚地向趙殷解釋預言，趙殷瞭解了安息日的神聖、獸的記號、上帝的印記。稍後，他參加了家附近村莊的佈道會，在那裡他完全接受了耶穌，然後在2011年11月他參加了培訓班並加入文字佈道的工作。上帝的作為真奇妙！

主題：重生

妙丹捷　緬甸

273

她所需要的

「大龍就是那古蛇，名叫魔鬼，又叫撒但，是迷惑普天下
的。牠被摔在地上，牠的使者也一同被摔下去。」
啟示錄12：9

安妮是一名不怕狗的文字佈道士。雖然我訓練她推廣書，但她訓練我應付狗。所以當鬥牛犬跑到大門口時，我很鎮定地走進去。塔尼亞是鬥牛犬的主人。她出來迎接我，我發現她相當親切，即使她自稱是魔鬼崇拜者。

我告訴她我也曾經歷過。我給她看我16歲時在腳踝上所刺的邪惡符號，她覺得很酷。然後，我告訴她之後我很後悔有了這個紋身，因為當我試圖除掉它時卻沒有辦法，所以我在另一邊的腳踝上刺了十字架的符號作為抗衡。

我告訴她耶穌如何把我引導到十字架，以及我如何把我的人生交託給祂。她很感動，開始向我敞開心扉。她告訴我當她還是個嬰兒時就經歷了身體和性虐待。她讓我看她用刀砍傷手腕的疤痕，我幾乎是在淚水中告訴她上帝多愛她，且耶穌可以治癒她的創傷。

我還未向塔尼亞表明我帶了書，我只祈求上帝告訴我該說什麼。聖靈指示我把書給她看，所以我做了。她喜歡那些書也想買，但她卻沒有錢。她的丈夫是一名卡車司機，掌管所有的錢。他在晚上開卡車，白天睡到晚上6點才會醒來。

我再次禱告，因為我真的很想讓她有這些書。我看到她在傷害和痛苦中有著一顆愛上帝的心。在那一刻，一個人影出現在門口，出聲大喊：「嘿！你幹什麼？」然後他消失了。

塔尼亞追著他，把他拖回來，告訴他必須買這些書。他看著我，我既快速又精彩地向他介紹書。他想了想對妻子說：「你一週只能花20元。」讚美上帝，這筆錢的數目正是她所需要的！

主題：相遇

亞當．維利　紐西蘭

向機會敞開

「我們曉得萬事都互相效力，叫愛上帝的人得益處，就是按祂旨意被召的人。」羅馬書8：28

多多伊是中亞地區最大的服裝市場。每天有一萬多人參觀這市場，我在那裡推廣基督教書籍，祈求上帝指導。

某天，推廣書幾小時後，我進入一家商店，並邀請店員來看書。她幾乎聽我介紹了半個小時並翻閱書，然後卻告訴我她沒有興趣。我失望地離開了商店。我問上帝：「主啊，為什麼我花這麼多寶貴的時間和她在一起，她卻什麼都沒買？」然後我感到羞愧。「天父，為什麼我不信任你呢？也許你已經為我準備特別的東西。」

我站在店外，一名女子從鄰近的店走出來。我問：「你想看看這些書嗎？」她回答：「不，謝謝。我沒有時間！」但她告訴我一家縫紉店的女生喜歡閱讀。我去了那裡。我問：「你想看一些書嗎？」他們說他們很渴望看這些書，並買了6本。然後我明白了。如果我不花時間在第一家店，我不會認識那位建議我到縫紉店的女子。

同一天，市場中賣香蕉的一個婦人告訴我關於她生活的困難。她賣水果，但收入幾乎不夠付清她的賬單。她說她經常閱讀《聖經》，讀經讓她得安寧。她說：「我常去教會，但現在不去了。看來是上帝派你來的。」沒有給她一本《喜樂的泉源》，我覺得自己不能離開。她感謝我，並答應讀它。

另一位婦人在賣物品。她翻閱我的書並挑選了許多有關健康的書，我懷疑她是否有能力買所有挑選的書，但令我驚訝的是，她有足夠的錢。她問：「我可以用剩餘的錢買什麼書？」她剩餘的錢可以買一本《喜樂的泉源》。她說：「真巧！」，我想這是上帝的旨意！我感謝上帝介入並指導我，給我機會成為祂神蹟的一部分。

主題：介入　亞瑟‧蘇爾茨　吉爾吉斯斯坦

《聖經》仍舊說話

「亞伯……卻因這信，仍舊說話。」希伯來書11：4

　　某天，當我在清咖市場賣玉米時，有一位文字佈道士來找我。他向我推廣《聖經易懂》（the Bible Made Plain）。起初我沒有興趣看這本書，所以我就開始使用一些內頁紙當捲菸紙，很快的，超過一半的內頁紙用完了。

　　3年後，我開始讀這本書，即剩下的部分。我認識到《聖經》的道理，特別是第七天安息日的真理。我出生在回教的家庭，所以這是我第一次接觸基督教，被安息日的道理說服以後，我決定上教會。

　　一個安息日早上，我離開家去一間教會，我以為這間教會是書中所指的教會。在等待一段時間之後，我發現這不是我要找的教會，因為沒有人來教會。路過的一位婦人告訴我那間教會的人在星期天聚會崇拜，不是星期六。此時，我失去了興趣，並回家。

　　2年後一個安息日早晨，我看到一位老人帶了《聖經》、《讚美詩》、一些其他的書走過來，我問他是否知道《聖經易懂》和這本書的教會。他告訴我那本書是由復臨教會出版的，並且指引我到教堂的方向。

　　第一個安息日我參加了松巴復臨教會。有一位友善的人歡迎我，讓我有家的感覺。最後，我受洗成為了復臨信徒。從那時起，我一直是一位忠實和堅強的教友。

　　直到後來我才知道，第一個安息日歡迎我的人就是很多年前銷售那本書給我的人。不幸的是，我卻不認得他，他也不認得我。可悲的是，直到莫約牧師死後我才發現拯救我生命的就是他。雖然他亡故了，他銷售給我的書仍舊對我的心說話。等到基督復臨時，他會很驚喜看到他工作的成果！

主題：重生

布朗．奇塔咯　馬拉威

基督徒傳基督徒

SEP 9月
16日

「我另外有羊，不是這圈裡的；我必須領他們來，他們也
要聽我的聲音，並且要合成一群，歸一個牧人了。」
約翰福音10：16

　　我和同事一起推廣書，我們決定探訪該地區的牧師們。我們探訪了幾個福音派牧師，把《人生的財富》（Treasure of Life）這本書介紹給他們。我們都受到這些屬靈領袖的歡迎，他們告訴我們這些書非常有用，書中還附有注釋和講道材料。

　　這些書走進思想領袖的家和圖書館使我非常滿意。再者，他們的推薦會產生良好的公共關係，使信徒接納我們的探訪。我們不應忽視這些領袖，因為他們對所服務的社區極其重要。

　　當我和夥伴喬爾探訪某位教授時，他誠摯地對待我們。他是當地教會熱心的信徒，也是對屬靈感興趣的老師。我們發現他願意接受個人查經，我們現在定期在他家與研究上帝的話語，並一起在安息日結束時舉行送夕陽會。他和他的妻子喜愛我們的信息，我們會繼續進行查經。當我們與這些優秀的基督徒查經聯誼時，我們自己的心靈也得更新。遇到棘手難懂的地方時，我們祈求上帝指引讓我們得到明確和有效的解釋。

　　懷愛倫的話：「為使本會信仰的屬靈基礎簡明易曉，本會的出版物負有一種其神聖的使命……此時此際上帝所給世人的信息，必須以卓越而具有能力的方式傳出，使人們與真理發生面對面，心對心，思想對思想的關係。」——懷愛倫著，《證言精選》第三輯，第152頁。

　　我相信上帝會重視我們的努力，祂要我們去找其他基督徒並超越一般的民眾，向教育界和地位崇高的人作見證。但願我們在各地方堅持藉著書報傳揚福音。

主題：引導　阿爾多瑪律‧埃爾南德斯　墨西哥

美甲師改行文字佈道士

「耶穌對他們說：『來跟從我，我要叫你們得人如得魚一樣。』他們就立刻捨了網，跟從了祂。」馬太福音4：19—20

2007年的夏天，在青年暑期活動期間，一名文字佈道士到捷克共和國伊欽市，我的美甲沙龍店探訪我。起初我想請他離開，但後來我改變主意。我意識到他在某種程度上與其他的推銷員不同。我相信我感受到這位獻身文字佈道士的生活中有上帝的氣息。我們談了之後，我向他買了《喜樂的泉源》。

當文字佈道士發現我對保健食品有興趣時，他給了我關於新起點生活的單張，新起點課程是由「布拉格鄉村生活」舉辦的。好奇心促使我和丈夫決定參加這課程，僅僅一週我們就經歷了明顯的成果。我們減重了，精神上感受到更多安寧。

我發現「鄉村生活」在布拉格附近的醫療佈道學院提供經營生活方式的課程，所以我申請並被錄取了。修讀課程使我認識更多的基督徒，也改變了我。這是我生命中最美好的歲月之一！當我瞭解到身心靈的健康時，我開始接近上帝和祂的真理了，我意識到以前的生活沒有朝著正確的方向。

這段時間我愛上了耶穌並決定追隨祂。我申請在醫療佈道學院多修一年的課，並被接受了。我讚美上帝，在祂的領導下差遣人指導我們，然後在2010年2月19日我受洗了。我的生活有了新的意義和目標，今天我明白我為什麼會在這裡。

2010年5月，另一名復臨教會的文字佈道士邀請我跟他一起去探訪並推廣書。在同一年的10月，我開始當一名半工的文字佈道士，並在2011年1月1日，成為一個全職的文字佈道士。我祈求上帝會給我祂的香氣並使用我去傳福音，讓他們學習有關我們救主珍貴的真理。

主題：重生

達納‧科扎克瓦　捷克

從來沒有單獨旅行

「我豈沒有吩咐你嗎？你當剛強壯膽！不要懼怕，也不要驚惶；因為你無論往哪裡去，耶和華——你的上帝必與你同在。」約書亞記1：9

　　在1981年，我開始在巴基斯坦的拉合爾當文字佈道士。同一年，我在旁遮普省南部各城市推廣書。因為我以前曾與員警合作，出版社主任認為我在巴基斯坦北部會有好的工作成績。那裡生產並供應巴基斯坦內外許多地區毒品和彈藥。

　　那時候我不認為向塔利班和其他組織推廣書有什麼問題，當時教會職工警告我要小心，因為有些地區綁架率很高。他告訴我不要在這些地方工作，但我對自己說，我為上帝工作，照顧自己不是我的問題而是上帝的問題。

　　我在這些地方發生了許多事情，但我永遠忘不了一個特殊的經歷。在1986年，我靠近阿富汗邊境的一個地方，那裡是塔利班的總部，我遇見了可汗（即國王），並向他推廣了一些懷氏著作，他還訂閱了我們的健康月刊。

　　在同一地區我還會見了邊境員警部隊。指揮官向我訂購250份《哪裡有沒有醫生》（Where There Is No Doctor），我必須坐飛機，因為這些地方沒有很多道路。由於這是我第一次坐飛機，我不知道我必須買一張回程機票。交貨後，指揮官問我是否有一張回程機票。當他得知我沒有時，他說：「我會為你解決。」。他在我的手上蓋了橡皮圖章，因此機場出境處和航空公司的機組人員讓我登機。我花45分鐘回到家，若是坐車就要3天的時間，我甚至還住過白沙瓦總督的房子。

　　我知道上帝在巴基斯坦這困難的地區帶領我傳福音，很少有人有勇氣去這些地方。當我們推廣上帝的書時，我們從來沒有單獨旅行。我們必須記住「主，你的神，隨時與你同在」。👤

主題：保護

埃賈慈・吉爾　巴基斯坦

279

夢的引導

「以後，我要將我的靈澆灌凡有血氣的。你們的兒女要說預言；你們的老年人要做異夢，少年人要見異象。」
約珥書2：28

推廣書的幾個經歷中，對來我來說最珍貴的是發生在我擔任玻利維亞西部出版社主任的時候。在一個特殊的活動裡，許多資深的文字佈道士和新手都希望能贏得復臨大學的獎學金。

大衛和查士丁尼諾是兩位文字佈道士。他們在熱帶地區科恰班巴熱情地銷售書，即使有很多的祈禱，他們依然沒有體驗到所期望的結果，所以他們跪下尋求上帝的幫助和指導以實現他們的目標。

一天晚上，其中一位作了一場夢。他看到一座群山環抱的雪白城市，有很多樹木和紅色的岩石在城市的入口處。一個聲音告訴他去這座城市。當他醒來時，把他的夢告訴朋友，他們確信他們的獎學金將從那裡來。他們向我描述那座城市，請我幫助他們到達那裡。

城市聽起來像蘇克雷，所以我們搭一班公車到那個城市。當我們接近蘇克雷時，那位做夢的年輕人開始大喊：「就是這裡！就是這裡！」他看到和夢中相同的樹、丘陵、岩石和房子。

我們下車後去其中一間大型水泥廠，我拜訪經理，請求准許讓2位文字佈道士向他的員工推廣書。他很歡迎我們，並給了他的許可。我們跟經理介紹書，但員工在還沒聽到書籍介紹的情況下就排隊買書了，原來經理已經向他們介紹過了。員工購買許多書的事令人驚訝。僅僅2天，兩位文字佈道士所賺的就足以達到獎學金的要求。當我給經理員工所買的書單時，他開了一張支票付清。2位年輕人從未見過如此大筆的金額。

凡願意把自己擺上的人，上帝有祂做事的方法。

主題：介入　桑達里歐・奎佩　玻利維亞

帶我們去你的教會

「義人所結的果子就是生命樹；有智慧的，必能得人。」
箴言11：30

SEP 9月
20日

　　丹尼斯是我的一位客戶，我們在他的辦公室見面時他時常問我《聖經》的問題。有一天，當我們在進行一項嚴肅的查經時，丹尼斯的主任進入他的辦公室，並問：「辦公室現在成為一座教堂了嗎？」從那時起，每個星期六下午，我們改在他的家裡查經，查經的主題則是根據丹尼斯看了我們的書之後所提出的問題。

　　幾個月的查經後，有天安息天我照約定去了他家。他的大女兒興奮地向我打招呼。她說：「你教我們的是真理！你沒有必要再來這裡查經，你只要明天來帶我們去你的教堂！」我回答說我剛從教堂崇拜完畢後來到這裡。她說：「不，今天是星期六，明天帶我們去你的教會敬拜。」

　　我重述崇拜聚會已經結束，但補充說：「如果你允許我，我們今天可以研究安息日的道理。」她說：「好的，我們要一直研究，絕不能半途而廢。」

　　我坐了下來，與全家人從整本《聖經》中研究安息日的真理，然後，大女兒問家人：「你們覺得如何？請表達看法。」

　　丹尼斯和他的妻子回答說：「顯然，這是《聖經》的教導，我們沒有意見。」下個星期六，大女兒讓我帶她去雅恩德的復臨教會。一週後，整個家庭，父母和5個孩子出席了安息日的崇拜聚會，他們7個人很快的都受洗了。榮耀歸於上帝！

　　當我跟丹尼斯一家人查經時，他們的朋友感到興趣，並且邀請我去他們的家查經。經過數月的查經，夫婦和先生的兄弟接受了信息，受洗進入教會的大家庭。

　　今天這兩個家庭是獻身熱心的復臨信徒，丹尼斯現在擔任教會的其中一位長老。在一年內我帶領了10個珍貴的人信主，我感謝上帝，祂賜予我特權和喜樂。

主題：重生

伊娃・啊寇諾　喀麥隆

為了一磅的米（上）

「我從天使手中把小書卷接過來，吃盡了，在我口中果然甜如蜜。」啟示錄10：10

某天，我正在辛塞萊霍市場的店裡作生意。有一個年輕人拿了一本書說他是否可以用書交換一磅的米。我不想要這本書，我把米給了他之後便將書放在架子上。我繼續工作，但沒有久由於我雜亂的生活方式和很多債務，我最終破產了。

有一天我注意到書架上的那本書便開始閱讀。我越讀越愛，很快就看完整本書。當我讀的時候，我感覺需要尋求主。我拜訪了一位朋友告訴他書的事。他說：「哦，我讀過這本書，這是一本好書，繼續閱讀。」

我聽了他的建議。第二天我對他說：「我想要成為一名基督徒。」他也想要成為一名基督徒，所以我們開始到幾個教會尋找上帝，但他們的信息與書本相悖。我問牧師，但是他們不能解釋為什麼在星期天敬拜而不是安息日。

時間過去了，我仍然繼續過著以往的生活方式。某天，我去見我的朋友說：「我仍然想要成為一名基督徒。」他說：「下星期天晚上我會帶你去教堂，晚上六點半在聖卡羅的社區活動中心找我。」我同意了。

週日的時候，我和朋友喝啤酒。下午4點的時候我已經醉了。我想起約定便急忙趕回家洗澡去見我的朋友。我跟他打招呼，但保持距離，我不希望他發現我喝醉了。我們走到一間屋子，有5個老人和一名年約35歲的傳道士在聚會。我們坐下，但因為我醉了，我便靠著牆壁。

傳道士講了一個簡短的信息之後便呼召說：「有誰想要獻身給上帝嗎？」我立即站了起來。之後，傳道士和我跪地祈禱，但我還是醉醺醺的。我俯身向前把額頭靠在地板上避免跌倒。當我們站起來時，他們都給了我一個擁抱，並歡迎我成為新成員。然而，我的朋友沒有擁抱我。

主題：重生
法蘭西斯・莫拉萊斯　哥倫比亞

為了一磅的米（下）

「我從天使手中把小書卷接過來，吃盡了，在我口中果然甜如蜜。」啟示錄10：10

　　雖然我在小組聚會上將自己的生命獻給上帝時是喝醉的，但我想知道為什麼我的朋友沒有和我一樣高興。當我們離開會場時，他問：「為什麼你跟上帝開玩笑？你所做的只是因為你喝醉了！」

　　我回答：「我這樣做是出於良心。」他說：「好吧！我帶你到另一個教會！」下星期日晚上，他帶我到一間大型教會，但他沒有跟我進去。我拿著我的書坐下來，牧師在講第七天安息日是真正的崇拜日！我很高興，因為我終於找到了我的教會。當我離開教堂時，我的朋友已經離開了。

　　隔天，我到朋友的家，他帶我到一個安靜的房間，在那裡他開始哭泣。他解釋說，他帶我去的兩間教會都是復臨教會，他曾經是大型教會的熱心教友。他啜泣說：「我甚至擔任教會的青年部幹事！」他還說那一小群老人是復臨教會的先賢。

　　經過許多的查經之後，我和妻子、弟弟和弟媳、好朋友和他的妻子都受洗了，一些感興趣的朋友也來分享我們的喜樂。這一切都是因為上帝藉著一磅的米交換了一本書。這本書就是《歷代願望》。

　　自1989年以來，我一直擔任文字佈道士。我第一次將心獻給上帝的那個地方現在已成立了教會。這教會也組織了其他的小組聚會。除此之外，上帝賜福予我，使我成功地銷售我們的書報。我有信心銷售的每本書都會改變人的生活，並結出果實。這時，有越來越多的教友在我們的家聚會，其中大多數人是透過閱讀我們的書相信耶穌。不久，我們將在鄰近地區蓋一座教堂。我和妻子、2個孩子是因為文字佈道事工而有幸得到福惠。

主題：重生　　法蘭西斯‧莫拉萊斯　哥倫比亞

283

世界需要這信息！

「我倚靠上帝，我要讚美祂的話；我倚靠上帝，必不懼怕。血氣之輩能把我怎麼樣呢？」詩篇56：4

我從來沒有錯過一本好書。某天，我在市場看見一輛汽車的引擎蓋上擺了很多書。我停下來買了一本叫《聖經研究指引》。看完這本書後我想要買一本《聖經》，但不知道去那裡買，所以我祈求上帝幫助我找到一本。同一天，我在一個小攤子發現一本《聖經》。

看了之後，我不明白如果《聖經》說第七天為安息日，那為什麼全世界在週日崇拜上帝，我祈求上帝讓我得到真理。

某天，我看見一張福音佈道會的海報，這是我禱告的回應。我參加了佈道會，將主講人的信息與《聖經》進行比對，他所講的都與《聖經》吻合，我決定要受洗。受洗一年後，我感到上帝呼召我成為一名文字佈道士。

不久前，我們的國家通過一項法律，限制宗教書籍的發送。我認真地思考並禱告聖靈會引導我接觸凡願意接受救贖好消息的人。某天，我從復臨書店提了一個裝滿書的袋子，但這些書重到我無法將袋子背在我的肩膀上。當我試圖走到車站要趕上公車時，我請一位站在附近的年輕人幫我拿袋子，他答應了。我給他《善惡之爭》作為謝禮，他感到非常高興。在公車上的時候，聖靈催促我把《善惡之爭》給車掌。他很高興，並且說：「我愛看書。」

隔天早上，我感覺要去探訪一位經常向我買書的婦人。她看了之後把所有的書都買了，並訂了更多的書。她一共訂了58本書，其中8本是《善惡之爭》。她表示要將這些書當禮物送給她的同事。她還吩咐每次我有新書時要與她聯繫。

只有靠聖靈才能完成這神奇的工作。「我靠著那加給我力量的，凡事都能做。」（腓立比書4：13）

主題：相遇

賈琳娜‧瓦西里耶娃　哈薩克

284

光明的未來

「你求告我，我就應允你，並將你所不知道、又大又難的
事指示你。」耶利米書33：3

　　巴勃羅出售從阿根廷和玻利維亞進口的服裝。他的生活方式包括與朋友
飲酒和參加派對。某天，去參加派對的路上，他和朋友們臨時停下來休息，導
致他喝了很多酒。有一位陌生人加入他們喝酒，並且開始挑釁和言語攻擊巴勃
羅。正如人們喝醉時經常發生的事，他們開始打架。可悲的是，巴勃羅殺了那
名男子，導致24年的牢獄之災。

　　那一瞬間，對巴勃羅和他的家人來說一切都改變了。他從一個商人變成一
個囚犯，他還能有什麼未來呢？雖然人在監獄中，他開始參加五旬節派教會的
聚會，他發現了永生的上帝，他還遇見了一位來自復臨教會的獄友丹尼爾。丹
尼爾告訴巴勃羅真正崇拜上帝的日子。某天，福音派牧師被禁止進入監獄，但
幾位復臨信徒去巴勃羅的牢房探望他。

　　巴勃羅僅服刑4年就被減刑獲得釋放。他立即找到一間復臨教會，3年後受
洗了。在此同時，他需要工作賺錢養活妻子和2名子女，因有前科記錄，他找
不到工作，他不知道上帝對他的計劃是什麼。

　　有一天晚上，巴勃羅在教會決定放棄他的信仰。但那天晚上他遇見了多明
戈，多明戈把《喜樂的泉源》送給巴勃羅，並鼓勵巴勃羅去推廣書。巴勃羅不
相信自己能勝任這項工作，但有一天晚上，他夢見他的妻子在推廣書。當巴勃
羅找不到工作機會時，他感到上帝呼召他成為一名文字佈道士。

　　2007年，巴勃羅開始在阿根廷圖庫曼省當文字佈道士。第一週他完全無
法把書銷售出去，正準備放棄時，他銷售了第一本書。今天他持有文字佈道士
推廣書的許可證，也正在申請成為有證書的文字佈道士。他在獄中找到了上
帝，現在他有光明的未來。

主題：重生

費德里科‧席爾瓦　阿根廷

如今我看見

「趁著白日，我們必須做那差我來者的工；黑夜將到，就沒有人能做工了。」約翰福音9：4

　　我於1970年在坦尚尼亞東北部出生。雖然我是個視障兒童，但仍然能夠上學，於1984年完成小學教育。那時候我只能看到部分的東西，如今我已完全失明。但幸運的是，我學會了使用盲文語言，透過這種方式我可以進行溝通。儘管面臨挑戰，我感謝上帝使我能夠在坦尚尼亞成為文字佈道事工的其中一名領隊。成為文字佈道士之前，我是一位成功的農民，能靠自己做很多事。現在我可以很獨立地做文字佈道工作，唯有離家工作遠行時我必須依靠我的同事來協助我。

　　參加了文字佈道大會之後，我成為了一名文字佈道士。我充滿了活力，有強烈的渴望去事奉上帝，但因失明感到自憐，我自覺不可能以這種事工事奉上帝。那時候上帝帶領我聽到瘸子的故事，雖然他無法走路，但他邀請人到他家聽他唸《聖經》，因此他引領許多人歸向基督。我對自己說，為什麼我不能做呢？如果上帝可以使用有身體缺陷的人，祂應該也能夠使用一個瞎子。

　　為了把握時間，我決定當文字佈道士。我拋開失明的擔憂，對上帝說：「親愛的上帝，我需要你。請依我的狀況使用我。」我被錄取了，我從來沒有後悔事奉上帝。如今我在沒有任何人的幫助下能夠銷售我大部分的書。上帝的恩典使我學會了如何進行交易，輕易地收款和找零。

　　上帝對我一直忠實的，所以我要鼓勵文字佈道士，提醒他們趁著白日，我們必須做那差我來者的工；黑夜將到，就沒有人能做工了。我喜愛《奇異恩典》這首歌。在現實中我曾經瞎眼，但如今我看見。藉著文字佈道工作，上帝給我一種新的見解。我清楚地看見人們家庭在這個罪惡世界的困境，未來我會看到耶穌即將在清晨金色的光芒中復臨迎接我們。讓我們永遠對上帝忠誠！

主題：引導

馬丁・關辛達　坦尚尼亞

日益擴大的圈子

「耶和華啊，你是我的上帝；我要尊崇你，我要稱讚你的
名。因為你以忠信誠實行奇妙的事，成就你古時所
定的。」以賽亞書25：1

2012年1月我和丈夫邀請北卡羅萊納州小克里克復臨教會的長老和教友為我們和文字佈道的工作祈禱。我們剛加入教會，但我們已委身文字佈道事工。

小克里克復臨教會教友知道文字佈道士在前線為基督服事的價值。我們的復臨教會丹扎藍牧師曾經是一個五旬節派的牧師。有兩名文字佈道士進入他的家與他分享了他們的書和他們的故事。丹扎藍牧師已經擁有了幾本書，但這次的會面進一步確認了他對復臨教會的興趣。

蓋特夫婦住在小克里克復臨教會不遠的地方。他們看到教堂建築第一期的工程。閒聊下，蓋特先生向妻子建議當教堂落成時他們應該去參觀。不久，妻子在醫生的候診室看到一套《聖經故事書》的廣告單張。她填寫了卡片並寄出去，卡片上聯繫的資料被轉寄給我，這就是我認識蓋特夫婦的過程。那一天我們聊得很愉快，他們購買了幾本書，包括《聖經故事集》。我邀請他們拜訪小克里克教堂，他們很高興的答應了。自從他們開始上教會後就再也沒有離開過。他們開始查經，並盡情興奮地學習和吸收。

2012年10月20日，他們夫妻一起受洗。復臨信徒為他們感到高興。最重要的是，聖父、聖子、聖靈和所有的天使都很高興，因為上帝的福惠剛臨到北卡羅萊納州。

蓋特夫婦直接應驗了小克里克復臨教會的祈禱和文字佈道工作的成果。

主題：重生
帕蒂和莫里斯　美國

向州長推廣書

「你們當剛強壯膽……祂必不撇下你，也不丟棄你。」
申命記31：6

1996年夏季運動已經過了2個月，但我的銷售量很低。我們15位文字佈道士暫時住在恩卡納西翁市的一所教會學校。每一天，領隊對我們的工作進行評估。朋友們有好的成績，有些人已經取得了獎學金，而我還未達到我的目標，銷售成績墊底。我試圖找出表現差強人意的原因，但我想不出任何答案。活動已經結束了一半，讓我很擔心。

我決定在每晚午夜祈禱，此時朋友們都已睡覺。我這樣執行了一個星期。有天晚上，我禱告到清晨5點，我感覺到內心在變化。我渴望出去工作。

在靈修之後，我為那天做好了準備，一大早就出去推廣書。我走了15條街道來到了市中心，我經過州長辦公樓時感覺警衛招手叫我過去，他們沒有問我問題就讓我進去。我詢問秘書州長是否在辦公室，她說他很快就會到。我很擔心要如何向這州權力最大的人推廣書，我祈求上帝的幫助。

不久，秘書把我帶進州長的辦公室。我作了自我介紹，並說明我是為了社會福祉而來。他問了幾個問題，我把公事包裡大約12本書給他看。他只大略看了一下，便問了全部書籍的總價，我告訴他大概是500元，因為我不能很快的加總每一本書的價錢。

他要主持訪談而不得不離開，所以他迅速的開了一張支票給我，金額是我剛提出的。然後他問起同事和我們的醫療保健，當我告訴他我們沒有醫療保健時，他給了我一封推薦信介紹我們到一所免費的醫院。

我問是否能為他祈禱。他同意了，我們一起禱告。他送了一個漂亮的文件夾給我，表示如果需要什麼他會打電話給我。

當我們全心全意地祈禱，不在乎地點或時間，上帝必大大地賜福我們。我們不應該停止祈禱和委身，我們應該永不懼怕任何事，因上帝與我們同在。

主題：回應禱告 古伯托·瑪曼尼 玻利維亞

在雨中被困

「我雖然行過死蔭的幽谷，也不怕遭害，因為你與我同在。」詩篇23：4

我祈求有機會去挪威工作，因為我已經聽了很多美好的故事，並看到在那裡工作的文字佈道士生命得到改變。我終於在2011年有了機會，我請求上帝讓我成為一名成功的文字佈道士，但我沒有心理預備去面對某些人的反應。

一名文字佈道士告訴我在挪威推廣書的秘訣是習慣人的回應：「謝謝，但我並不需要。」而且事實上，大部分客戶的反應就是「謝謝，但我並不需要。」我的經歷也不例外。

某天，我去了一間房子，敲了門。我向應門的婦人自我介紹，並且用一分鐘介紹書籍。她聽完後以不友善的口氣說：「謝謝，但我並不需要！」便關上了門。

時間是晚上6點鐘，但我卻連一本書都銷售不出去。我離開房子，準備騎我的摩托車時突然下起大雨。我該怎麼辦？我把摩托車推到人行道，靠近剛才拒絕我的那間房子。我站在那裡撐著雨傘避免書和自己被淋濕。

不久，那婦人和她的丈夫走出房子開車離開了。雨持續了約45分鐘。這對夫婦返回時發現我仍然站在房子外面，那婦人一句話都不說就走進房子，但她的丈夫邀請我，所以我跟著他進了房子。我們開始聊天，他問我是誰，在做什麼。我們聊得很愉快。最後，他說他想要買2本書。我想肯定是上帝在幫忙。我感謝上帝當天降下了雨。

往往我們只會看到障礙。那天我銷售不到一本書，天色已晚了，雨帶來不方便，我也很不耐煩，情況看似不樂觀。然而，到了晚上我一共銷售了9本書！朋友，鼓起勇氣！上帝與我們同在。🕐

主題：介入　弗甘茲・晉瓦　坦尚尼亞（在挪威工作）

小牧師

> 「念這書上預言的和那些聽見又遵守其中所記載的，都是有福的，因為日期近了。」啟示錄1：3

　　唸小學的時候，我聽到我們區會的出版社主任鼓勵年輕人培養對文字佈道工作的興趣。這使我想到要當文字佈道士。加入這工作後，我請求分派到海地北部的故鄉工作。我很快就明白耶穌的意思，當祂說：「大凡先知，除了本地、親屬、本家之外，沒有不被人尊敬的。」（馬可福音6：4）

　　許多人嘲笑我，叫我「小牧師」。一位賣咖啡和可可粉的商人願意聽我介紹書。完畢後，他說：「為什麼你的牧師不請教會裡富有的教友給你獎學金呢？還是牧師喜歡你推廣書？」

　　我說：「先生，我不是生意人，我是文字佈道士。」幸運的是，我也遇見了其他人，他們對我表示熱烈歡迎，有一名神父跟我買了書和雜誌，並讚揚我的工作。如果我再次探望他，他甚至要幫我付學費。

　　文字佈道工作的收入足夠支付我唸完復臨高中，並且繼續取得大學的神學、心理學、家庭和婚姻研究的學位。我因文字佈道事工而感謝上帝。

　　儘管作為一名青年而被人們開玩笑地叫「小牧師」，實際上這是一個預言。全職文字佈道工作許多年後，我當了牧師。在這一職位上它比我想像中還要盡更多責任，但我很感謝上帝的領導。雖然我的父母剛開始反對，他們最終成為復臨信徒，並且因我在傳揚基督復臨的信息而感到高興。而原本朋友們對我的工作也不看好，現在他們尊重的對待我。

　　我們服事奇妙偉大的上帝，為人服務是一種特權。勝利是肯定的！完全委身事奉上帝，祂必賜福！

主題：引導

弗雷德‧阿道夫　海地

290

建堂

「務要傳道，無論得時不得時，總要專心，並用百般的忍耐、各樣的教訓責備人，警戒人，勸勉人。」提摩太後書4：2

　　文字佈道工作帶領新會眾的成立。納拉巴教會的22位會眾是文字佈道工作所收割的果效。

　　納拉巴復臨教會的起源是由文字佈道士拉和她的丈夫伽馬在玖蘭迪一所高中推廣書而開始。學校當局邀請這對夫婦與學生一起舉行晨禱。拉解釋：「我們認為這項邀請是讓一些學生修讀『時兆之聲』函授課程的機會。」

　　幾個星期之後，7名學生決定跟從基督，並要求受洗。

　　但在舉行洗禮的那一天，只有一人出現。拉、伽馬和他們的牧師不氣餒，決定進行洗禮儀式，他們繼續跟其他6位查經，最後他們也受洗了。

　　拉回顧時喜悅地說：「第一批的受洗者陸續帶領其他人受洗，使會眾穩定增長。」距離最近的復臨教會是在超過12英里的地方。這是相當遠的距離，尤其是走路去。最初拉和伽馬自掏腰包開車接送教友。然而，他們發覺這不是一個長久的作法，必須要有永久的解決辦法。

　　該區教會的職工最終協助購買了一棟房了供納拉巴的會眾崇拜。22名教友不久就有一所教堂了，拉正在計畫成立教會。教會的誕生要歸功於文字佈道的工作。

　　拉和伽馬繼續當文字佈道士，在其地區事奉上帝。納拉巴的小型會眾將成為一座燈塔直到耶穌復臨。🎧

主題：重生

紀特・姆文巴　南非

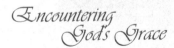

Encountering God's Grace

藉著各式屬靈書刊，真理的亮光照遍邊僻地區那些沒機會聽到福音信息的人，
這是一種最蒙福的佈道工作，文字佈道士可以作主的助手，為真理的進展開闢門路。

10月
October

遇見神恩

365則來自全球各地
因神翻轉生命的故事

諾埃米的恩典神蹟

「所以我們可以放膽說：『主是幫助我的，我必不懼怕；人能把我怎麼樣呢？』」希伯來書13：6

這經歷對諾埃米有深切的影響。它發生在菲律賓南部棉蘭老島的巴科洛德市。諾埃米跟其他文字佈道士採取團隊工作方式一起推廣書，她急於分享福音，以下是她的故事。

有一次，團員遇見了一位女熟客，她過去常向文字佈道士購買很多書。她們給了她更多的書，但她似乎不太感興趣。然而，當她們向她介紹《善惡之爭》時，又引起了她的興趣，並購買這本書。這些年輕的文字佈道士們想要幫助這婦人明白上帝的話，所以她們決定再去探望她。

在前往拜訪她之前，她們為平安和分享耶穌信息而禱告。諾埃米正要進入車內，但坐在車上的朋友沒有看到諾埃米的手指還放在車門的鉸鏈旁，便大力將把車門關了起來。諾埃米的手指被壓碎了，她立即感覺到手指和胳膊一陣劇痛。然後，當沒人在這緊急情況下作出反應之前，諾埃米感覺到有一隻強壯的手輕輕地將她的手指從門鉸鏈上移開。每個人向前圍著她，仔細看著她的手指，但她的手指看起來根本不曾受傷過。諾埃米簡直不能相信她的眼睛，而她的疼痛感也迅速消失了。諾埃米感謝上帝，她知道祂派一位天使來保護她，使她脫離可怕的傷害。不論是看到的人或聽到這意外的人，都只能驚訝地用「神蹟」兩個字來形容。這群女孩最後完成的是拜話那位婦人的任務，而不是要去醫院就醫。

這個經歷加強了諾埃米的信心，和那些見證這則意外的人他們的信念。的確！她有理由相信這節經文：「主是幫助我的，我必不懼怕；人能把我怎麼樣呢？」但願諾埃米的經歷有助於鼓勵人去傳福音。

主題：神蹟

金博·庫皮多 美國

珍貴的書

「耶和華啊，因此我要在外邦中稱謝你，歌頌你的名。」

撒母耳記下22：50

當我見到迪安、瑪莉安和他們的4歲兒子里奇時，迪安訂購了一套《家庭醫療護理集》（Family Medical Care Set）和另一本有關營養的書。迪安坐在輪椅上，因為一名酒醉的司機撞上他停放的汽車後方。諷刺的是，司機跑掉了，但迪安卻無法再走路了。

當他們付完首次訂購的書款之後，我再次去探望迪安，向他介紹一些我們其他的書。這次他訂購了《飲食療法》（Foods and Their Healing Power）。在他完成付款之後，我又去參觀了他們的新居，並且向他們介紹了《彩圖聖經故事》套書、《麋鹿叢書》（the Moose Series）和大本的《家庭聖經》。里奇在客廳的電視機前打電動遊戲。我所能聽到的就只有螢幕中機關槍的槍聲和人們大聲喊著「殺！」的聲音。我告訴迪安和瑪莉安有關《聖經》中以斯帖的故事，他們也都全神貫注地聽。我快速默默地禱告，希望他們會購買這些書。瑪莉安對迪安說：「這些書對你的兒子有益。」迪安就訂購了。

後來，2011年1月發生了洪災，迪安和瑪莉安的房子浸泡在5尺深的水中！當我到達他們家時，瑪莉安正在把他們搶救到的物品放進車子裡面，而房東後來也不得不拆了這棟房子片，所以他們不知道要搬到那裡，才能找到無障礙空間的房子。瑪莉安拿了我的名片，跟我說再見。我想他們之後會取消他們的訂單，我也再看不到這個家庭了。

但幾週後我發現他們的新住處，所以就將他們所訂購的《彩圖聖經故事》套書的第一冊送去給他們。他們很高興見到我，我也很高興能再次與他們聯繫。下次當我再去送書時，瑪莉安燦爛地笑著跟我說，小里奇不管到哪裡，都隨身帶著那本《彩圖聖經故事》，幾乎與它形影不離！

在2011年文字佈道大會上，出版社社長捐了一些錢來補助像迪安這些在洪水中失去書的人。那晚我發了簡訊告訴他們夫婦這則消息，瑪莉安回覆我說：「謝謝你的這些書，願上帝賜福你！」我向上帝祈求，願這些書能繼續賜福這個家庭，並帶給他們正面的影響力。

主題：引導

腓力浦・巴桑　澳州

一小時的神蹟

OCT 10月
03日

「原來人也不知道自己的定期。」傳道書9：12

1998年我開始在巴西從事文字佈道工作。我沒有上過培訓課程，此外，我也沒想過自己會去推廣書。先前我已錯失了很多推廣書籍的機會，直到我終於了解到我錯過了許多來自上帝的賜福。那一年我的家人發生了一些問題，當我回到學校找文字佈道幹事的助理談論文字佈道的工作。有8隊要去巴西、巴拉圭、厄瓜多爾、智利等國家，但我沒有路費，助理說他願意協助我把握這個機會。

當我們的團隊抵達巴西時，我與其他3名組員，2名玻利維亞人和一個秘魯人被派到一個小城市。我們都是第一次從事文字佈道工作。雖然12月和1月是個艱辛的季節，但我們學到了一些功課：要不斷祈禱、有信心、尊敬父母、謙卑忍讓，並且堅持不懈地從事文字佈道工作。

2月9日助理把帳單給我。旅費、食物、疫苗接種和其他開支總額為720元，但我沒有錢可付。與助理會面之後，我覺得他對我非常不友善，所以我出去散心問上帝為什麼祂要把我帶到巴西。當我一邊走一邊想著時，突然有一位婦人叫住我，邀請我到她家裡坐坐。她擁抱我，說她的兒子最近因心臟病發作而過世。當我告訴她我的問題時，我們都哭了。

婦人的丈夫回來，聽到我的故事之後跟我說不要哭了。他們會想辦法幫助我。我在他們家過一夜。隔天我們去了市政廳，婦人的丈夫是市政廳的司庫，我們帶了6個箱子的書向每個部門的員工推廣銷售。婦人的丈夫告訴員工我是來自玻利維亞的基督徒，在推廣有關健康和家庭的書籍。一小時的神蹟出現了！我所有的書都銷售完畢，只留下空箱子！在我的一生中我從來沒有拿過那麼多的錢，我賺到我的獎學金了。感謝上帝！

不管我們銷售如何，我們都絕不能放棄或感到氣餒。我們不只是書的推廣員，我們也是聖靈的信差，跟隨祂的引導。

主題：神蹟　威利‧馬馬尼　玻利維亞（在巴西工作）

第二次機會

「我以永遠的愛愛你，因此我以慈愛吸引你。」
耶利米書31：3

一大深夜，雖然又累又餓，我和搭檔決定再多敲一扇門。就這樣，我們認識了一位叫琳達的年輕女子。她不像一位會對屬靈的事感興趣的人，但她請我們進去。

我告訴她我們正在她的社區派報，並向她介紹我們其中一本有關健康的書。她似乎很喜歡這本書，然後我又介紹了《上帝的解答》（God's Answers to Your Questions）。然而，當她看到這本書時她的臉頓時變得很生氣，快速地說她不相信上帝，也不想買有關「上帝」的宗教書。她低聲抱怨地說，她父親如何被殺，以及她不能理解──如果上帝存在，為什麼祂會允許這些事發生。

這些年來我學會了傾聽。因為有時候話本身不是重點，而是話的弦外之音或是沒有說出來的話，才是重點。所以我冒著風險問她：「如果上帝真的存在，你不想要問祂為什麼讓你的父親死去嗎？這本書或許能回答你的問題！」她仍拒絕了這本書，因此我們繼續交談。過一陣子後，她決定購買那本健康的書。當她從另一個房間拿錢回來時，我的搭檔再次問她是否真的不想買《上帝的解答》。我們可以看到她的掙扎，但她後來還是拒絕了。

臨走前我受聖靈感動要跟她禱告。我知道她的生命空虛，需要上帝的安慰和賜福。我說：「我知道你不相信上帝，但你介意我為你祈禱嗎？」她勉強擠出笑容跟我說，我可以做任何我想做的事。我為她的健康、需要、未來禱告。那是一個簡短的禱告，但當我結束時她卻流下了眼淚。等到我們準備離開時，她很安靜，然後她看著我說：「約翰，我想我要跟你拿《上帝的解答》那本書。我準備給上帝第二次機會。」

有很多人像琳達一樣，他們需要給上帝第二次機會。他們的生命很空虛，但他們不知道向誰尋求幫助。琳達以抽菸、喝酒、做不道德的事來過日子，然而，她知道她的生命缺少了什麼。上帝要透過我們向別人伸出援手，讓我們成為上帝有用的器皿。

主題：相遇

喬納森・契塔 加拿大

297

OCT 10月
05 日

上帝的道路

「人所行的，若蒙耶和華喜悅，耶和華也使他的仇敵與他和好。」箴言16：7

　　泰西雅和來自當地教會的另一名婦人在北高加索地區從事文字佈道工作。某天，他們挨家挨戶的敲門，但都沒有賣出任何一本書。她們累了，她的搭檔便建議泰西亞，說：「也許我們應該回家了。」但泰西雅還想繼續工作，所以她們敲了隔壁家的門。一位婦人應門：「請進！」

　　這2位文字佈道士對這喜悅的問候語調感到驚訝。泰西雅手上拿著《善惡之爭》，這位名叫塔蒂亞娜的婦人立刻對她們說：「你們一定是上帝親自派來的！我已讀過一些懷愛倫的書，還有，我必須把我的什一奉獻交給你們。」

　　塔蒂亞娜 在1999年就讀過《善惡之爭》。她說：「當我讀這本書時，我覺得好像有一層面紗從我的眼睛被移開，我明白到我是一個罪人，我開始祈求上帝潔淨我。祂開始一個一個地除去我的壞習慣。我已抽了42年的菸，但我知道上帝是能夠幫助我擺脫這種和其他的壞習慣。」

　　塔蒂亞娜開始讀《聖經》並瞭解什一奉獻。她說：「我知道我必須向上帝奉獻我所得的十分之一，即使我不知道我該把錢捐到哪裡，但我還是會把錢存起來。」

　　之後，泰西雅同意跟塔蒂亞娜查經。不久，她的一個朋友加入了他們。2010年3月這兩位婦人受洗成為復臨信徒，塔蒂亞娜現在是一位熱心的文字佈道士，她還邀了幾個人來她家研究《聖經》。

　　泰西雅經常說：「讚美上帝！」這句話已成為她的名片！雖然生活艱難，但她的樂觀態度甚至令許多基督徒都感到驚訝。當她成為復臨信徒後，她的親屬試圖從被他們視為「邪教」的復臨教會中把她解救出來，但後來大多數的親屬都放棄她了，而她的丈夫為另一個女人離開了她。沒多久，醫生們發現她得了癌症，但上帝治好了她。她見證了〈箴言〉16章7節的應許。而泰西雅對這些事的回應呢？「讚美上帝！」

　　泰西雅的家鄉在10月舉辦了巡迴佈道會，她決定返鄉探望親人。出人意料的是，她受到熱烈的歡迎，甚至她還送了他們一些屬靈的書。「讚美上帝！」

主題：重生

柳德米拉

俄羅斯

298

平安的意念

OCT 10月

06 日

「耶和華說：『我知道我向你們所懷的意念是賜平安的意念，不是降災禍的意念，要叫你們末後有指望。』」

耶利米書29：11

從事文字佈道工作使人學會凡事倚靠上帝。藉著經歷上帝的祝福和祂持續不斷且直接的看顧，使我們在跟隨祂的路程中獲得和平和喜悅。我個人和妻子在福音擴展事工上得蒙真實的福氣，特別是在2011年。那一年我們分發了一千多份單張和雜誌，體驗到許多其他的福氣，這其中包括以下：

我們其中的一位客戶是非復臨信徒，他在一家大醫院上班，他跟病人分享超過100份有關但以理預言的單張。在12月，我們分發了超過20套的「但以理和啟示錄課程」給客戶，和5本《與耶穌連接》（Connecting With Jesus）給家庭，以及超過20本《喜樂的泉源》和《全國星期日法案》（National Sunday Law）給慕道友。6個月內我們銷售超過一百萬奈拉（奈及利亞錢幣名，約美金6,329元）的書。這績效勝過我們過去的努力，甚至也超過我們一整年的努力。而在監獄佈道方面，妻子給囚友們一些禮品和單張。我們希望這些東西能滿足他們身心的需要。

這是妻子服事時的其中一個經歷：她到某家店時遇見了店主，他對他的人生感到很絕望，覺得生命沒有希望，不知道下一步他該怎麼走。妻子在幫助他時，他主動揭露他一直在計畫想要做的事。他解釋說他正在策劃作一些壞事來使自己富有。但和她交談後，他決定要取消這些計畫。他見證說，他從她那邊獲得了新的希望，她的探望使他大大受益。此外，他還答應要和我們一起上教會。那天當她離開他的店時，她給了他一本《喜樂的泉源》作為他的心靈指導，直到她下次再來探望他。在我們接觸的許多人當中，他是其中一位渴望得鼓舞和安慰的。

我們每天為我們所接觸的人們祈禱。從他們的見證中，我們看到上帝垂聽了我們的禱告。當我們學會依靠上帝，祈求祂賜我們成功、希望、未來時，我們可以真正得平安與喜悅。

主題：相遇

伊容亞夫婦 奈及利亞

《善惡之爭》失而獲得

「當記念安息日，守為聖日。」出埃及記20：8

在2010年的一個安息天下午，我出去分發傳單小冊。我探訪了當地社區的教師宿舍，把《善惡之爭》分送給他們，每戶家庭似乎很高興地接受了。

然而，一對年輕夫婦似乎有點質疑。起初他們只是笑笑，但最後他們還是收下了，並感謝我。接著，我懇求聖靈能感動那些收到書的人去閱讀。我回到教會要求信徒們也為收到書的人禱告。

隔年，我返回同一所學校推廣書籍。我遇見去年那對曾表示不太相信我的夫婦。先生說：「去年我開始讀《善惡之爭》，但沒多久我就對它失去了興趣，所以把它扔進一個紙箱準備燒掉。不過，今年年初我覺得不自在，因為我記得我在那本書中讀到一些事情，於是我又開始在屋內四處尋找，最後到紙箱中找到。我高興地抱住它，心想我已把它弄丟了。我讀到虔誠的天主教徒馬丁路德發現到上帝的真理時，離開了羅馬天主教會。我也了解到什麼是安息天。我把書寄去另一個島嶼，妻子在那裡分娩。她讀了這本書後也明白了上帝的真理和安息天。」

這對年輕夫婦與我分享了這個故事之後，說：「現在我們了解上帝的愛是多麼偉大了！」他們買了其他的書，如《喜樂的泉源》、《歷代願望》、《健康和幸福》（Health and Happiness）、《聖經》和一些兒童圖書。我送給他們《先祖與先知》當禮物。不久後，他們決定開始守安息日。他們每星期五下午前往幾英里外的教堂，在那裡守安息天直到星期天早上才返回學校。牧師開始跟他們查經，他們在2011年9月受洗加入了復臨教會。拉費里和安娜都因上帝的真理感到喜樂。

主題：重生

佩妮・尤拉　斐濟

沒有門的房子

OCT 10月
08日

「從前你們是暗昧的，但如今在主裡面是光明的，行事為人就當像光明的子女。」以弗所書5:8

完成文字佈道培訓後，我相信自己第一次工作就能達到我所設定的銷售目標。在巴拉圭工作時，我發現到當地形形色色的生活型態。當我走在我的推廣地區內的街道時，心中一直有著這樣的念頭：「我要挨家挨戶的拜訪，直到最後一戶人家。」一旦你開始從事這項工作，就會遇到誘惑：越過某個家。

順利工作了3星期後，在一次探訪時我發現有一間房子沒有前門，還位於兩棟又大又漂亮的房子之間。因為天色已晚，而我又必須完成一天既定的行程，所以對是否有人住在那間小屋子裡心存質疑，並且就算有人住在裡面，但他們會買我的任何書嗎？因為心中一直有著質疑，所以想要越過這間房子。但我記得我所學過的——絕對不可遺漏任何一間房子。由於房子沒有門可敲，我便朝著門內大聲喊著打招呼，然後心想：「裡面沒有人。我已試過，也叫過，我已做了我該做的事。」我真的很想把希望的信息帶給另外那兩棟大房子的人，但那天上帝教了我一些非常重要的功課。

我正打算要離開時，有一位婦人從那小房子出來。她骯髒凌亂，在她背後有8個小孩望著我，等著要聽我說些什麼。我看得出來這個家庭沒有能力買任何書，但賣書不是我們出來推廣的唯一原因。我們的工作主是將希望之光分享給生活在黑暗中的人。

當我向婦人和她的孩子介紹書之後，她說：「年輕人，我一直在等候你。長久以來，我需要有人對我說鼓勵的話，有人告訴我耶穌愛我們這樣的人。」我離開那間房子時，感到非常開心。我在做上帝的聖工。那算是半買半送吧！我在這間連門都沒有的小房子裡，向婦人和她的孩子銷售了2套《生命的護照》（Passport for Life）。

還有許多家庭不知道創造主所賜給我們的希望之光。懷愛倫寫道：「上帝已命定推廣書報的工作是將本會書報所含的真光照耀於人前的一種方法。」——懷愛倫著，《文字佈道指南》，原文第5頁。

主題：相遇

馬里奧・薩巴特拉　玻利維亞

在乾旱之地降雨

「主人對僕人說：『你出去到路上和籬笆那裡，勉強人進來，坐滿我的屋子。』」路加福音14：23

正如使徒保羅聽到邀請便前往馬其頓一樣，我感受到上帝要我去傳福音給失落的人。因剛受洗不久，我對上帝回應說：「主啊，你要我如何回應這個呼召？」上帝呼召我成為一名文字佈道士，資深的文字佈道士奈吉爾·雷克則教我如何打這美好的仗。

幾個月的文字佈道活動後，我們開始在鐘斯鎮上舉辦佈道會。在佈道會前幾個月，我開始認真地禱告和探訪鎮上的家庭。有一項調查顯示這個地方販毒、吸毒、賣淫滿天飛。當地居民生活貧困，地方遼闊但人煙稀少。鐘斯敦鎮是個乾旱之地，且在過去10年人民就業不易，然而，那裡的人需要聽到耶穌榮耀復臨之前的警告。

每當上帝想要為祂的子民成就一件大事時，敵人就試圖削弱他們的信心。以這個例子來說，作工的人很少，但要收的莊稼地區卻很艱困。然而，我們不氣餒，我們不斷地禱告祈求上帝給我們勇氣去預備，直到佈道會開始前的兩個小時才停止禱告，然而天忽然下雨了，敵人並不放棄阻擋我們！傾盆大雨不能攔阻文字佈道士的獻身及祈禱。唱完主題歌《我們一起讚美主》後，上帝的真理立刻被傳講。白天我們繼續做家庭探訪，並跟他們一起禱告。最後，有31位寶貴的生靈透過浸禮將他們的生命獻給耶穌。此外，還有很多已經冷淡或迷路的教友，現在重新復興、更新、恢復他們起初對耶穌的愛。聖靈已降雨澆灌在鐘斯鎮的上帝兒女身上。

能服事上帝，與祂同工是身為文字佈道士的喜樂和特權。今日的經文提醒我們所有文字佈道士，上帝已為我們開了路。讓我們繼續為這些人代禱，並靠著上帝的恩典在祈禱中傳揚福音，使失落的人體驗心靈的賜福。當然，造福他人，自己也得福氣。

主題：回應禱告

馬可·格拉斯哥　蓋亞納

來自他人的靈感

「鐵磨鐵，磨出刃來；朋友相感也是如此。」箴言27：17

我51歲加入文字佈道事工，工作了37年。即使我現在退休了，但我仍然喜歡這項工作。但願我能更早開始從事這份工作，有較長的時間任職。當初我被這項工作吸引是因為我讀了一些雜誌的文章，它深深地打動我的心，我決定委身當文字佈道士。

我所讀的其中一個故事是文字佈道士將書報從美國帶到巴西的經過。這位文字佈道士來到了亞馬遜河，試圖穿越邊界某大橋，但他被警衛攔住了。一名天主教的警衛檢查他的公事包時發現一本《善惡之爭》，在憤怒下他將書撕成碎片扔進河裡說：「你就是散佈反對教皇之書籍的那些人。」上帝奇蹟般地保護了那些被撕下來的書頁直到它們漂浮到河的對岸。一些泳客找到破碎的書頁，把它們搜集拼湊起來，直到勉強能夠被閱讀。他們喜愛書中的信息，甚至他們最後成為復臨信徒。

我也讀過坦尚尼亞文字佈道士的故事。當他在推廣書報時，他遇見了一位正在指導一些年輕人的神父。那一天，神父負面地談論馬丁路德。當神父講完他的教學時，他問大家是否想要發問。文字佈道士便舉手說他有一本書能幫助他更了解馬丁路德。神父要求看這本書，神父大略翻閱了《善惡之爭》，但他很快就生氣地說：「這是一本污衊教皇的書。你這本書裡面不是稱『教皇是獸』嗎？」當神父舉起手想要打他時，神父的手卻在空氣中凍結了。他無法收回或拉直他的手，文字佈道士趁著那一刻抓住機會教導那些年輕人。他們稍後為神父祈禱，他的手就好了。然後，神父決定要買這本書。

這些人的故事啟發我去與他人分享上帝的話。我從未後悔加入文字佈道事工。我現在是個老人，但我想要鼓勵更多的年輕人參加這工作，因為它是上帝的工作！

雷納找到上帝的平安

「我留下平安給你們；我將我的平安賜給你們。」
約翰福音14：27

在一個寒冷的冬天中，我敲了一扇門，那扇門的外側貼了一張死者25年前已身故的訃文。我按了門鈴後便等候回應，沒多久就有一個年邁的婦人來開門。我跟她打招呼說：「我是『新生命出版社』的代表。我想與你分享可以帶來平安與希望的書報。」她邀請我到她的客廳坐。自我介紹之後，我打開公事包開始展示我所帶的書，並逐一做簡介。她被我最喜歡的《歷代願望》吸引了。我在心中默默地禱告：「親愛的主，我感受到這個婦人真的很需要你的平安。你曾承諾，『我留下平安給你們；我將我的平安賜給你們。』所以懇請天父感動她，知道她自己的需要，使她買下這本書，透過書中的信息撫慰她。」

很快地她就表示想購買《歷代願望》這本書，她還購買了《為你的健康》（For Your Health）。探訪結束時，她同意我為她祈禱，所以我跪下祈禱。這感動了她，使她敞開心門和我簡單地分享她的過去。她確實是一個孤獨的婦人，她仍然為了25年前丈夫的過世感到悲傷。他們沒有孩子，她說：「我一人獨居，有時我自己都受不了！」眼淚比言語更深地表明了她的心痛。

2個星期後我再次探訪她。她微笑著歡迎我說：「我正在讀那本奇妙的書！」她指的是《歷代願望》，我開始跟她查經。

一年後，我站在多瑙河岸邊看著我的教會牧師緩慢地走入水中，握住身邊年邁婦人的手。我聽到他清晰的聲音說：「我親愛的雷納姐妹，因為你相信主耶穌，我現在奉聖父、聖子、聖靈的名為你施洗。」我好高興！上帝對我的事工表示讚許。雷納的確得到平安了。

懷愛倫曾說：「推廣書報的工作，若能行之得當，便是最高尚的傳道事業。」——懷愛倫著，《證言精選》第二輯，第532頁。我很榮幸能成為此福音工作的一部分。

主題：重生

羅斯季斯拉夫　保加利亞

三次、三地方、三人

OCT 10月
12日

「太監說：『看哪，這裡有水，我受洗有什麼妨礙呢？』」使徒行傳8：36-37

　　2009年12月，文字佈道士卡門・貝瑞達遇到了維克托，當時她正在喬治亞州亞特蘭大市郊的桑迪普林斯區推廣書。維克托是一位來自墨西哥的畫家，卡門向他推廣一套西班牙文的《家庭聖經》，這套書包括一本《家庭聖經》、一本《兒童聖經》，和其他三本書《善惡之爭》、《基督生平》、《幸福文摘》（Happiness Digest）等。維克托深受感動，但他沒有買任何書。

　　2個月以後，另一位文字佈道士雷納・裴瑞茲在購物中心的停車場推廣書，她同樣遇見了維克托，並且向他推廣同樣一套的西班牙文《家庭聖經》。他很禮貌地聽他介紹，雖然再次受到感動，但他還是沒有購買。

　　3個月以後，卡門和雷納遷往桑迪斯普林斯另一棟公寓。在上帝的巧妙安排下，他們新租的公寓正好就在維克托隔壁。每天維克托都好奇地觀察這些裝扮整齊的年輕人進進出出，還不時地聽到他們早上靈修時唱的讚美詩歌。

　　幾個星期以後，另一位文字佈道士——尼爾斯・桑雷諾再度探訪了維克托，並且向他推廣他以前見過兩次的同一套書。維克托強烈地感受到，這是上帝在找尋他。畢竟，他曾經歷過3次，在3個地方，由3個不同的人推廣過同一套書！這一次，維克托不只買了書，他還問了很多問題。在接下來的日子裡，尼爾斯幫維克托查經，並邀請他下安息日到教會來。維克托確實到了教會去，第2次上教會時，在中午用餐後，他便立刻留下來開始參加查經，甚至在全套20個單元的查經課還未完成之前，維克托就已經相信真理並要求受洗，這幾乎跟腓利和衣索匹亞太監的故事如出一轍，維克托也是很快就受洗了。

　　我最近剛好有機會到那間公寓探望文字佈道士們，很幸運地我遇見維克托正在讀《聖經》。他如今是一位快樂、熱心、有抱負的人。事實上，現在他本人也在接受培訓，預備將來成為文字佈道士！ 🙋

主題：相遇　迪米桑・雷伊斯　美國

拯救（上）

「我樂意將至高的上帝向我所行的神蹟奇事宣揚出來。」
但以理書4：2

　　我的一個兄弟曾經好幾次主動邀請我加入文字佈道事工，最後，我終於明白這是上帝對我人生安排的旨意。自那時迄今，我已經當了16年的文字佈道士。每當我們需要新書時，我們都必須親自到基輔市一趟，有些時候，我們不得不一個人單獨前往目的地，但是在路途中我總是會得到救主始終如一的照顧和幫助。

　　某天，我向一位男士傳講上帝的愛，他幫我提著沉重的行李。他問我：「你說上帝愛你，那祂為什麼讓你提這麼重的東西？」但過了不久他便停下來自己回答說：「等一下！祂肯定是愛你的，因為我從來沒有幫過任何人，但不知為什麼，我今天卻決定要幫你。」

　　後來復臨書房終於在我們的小鎮中心成立了。那地方位於市中心，街道的兩旁有其中一條通向市場，而另一條直達公車站，在那兒我們擺放了一張桌子，展示了我們的書。

　　在另一個生活實例中，我看到聖靈如何在娜塔莎的心中運作，我可以清楚看見兩個超自然力量之間的鬥爭。她是由在東正教教會當牧師的祖父帶大的，她因此也嚴格遵守所有的傳統。她的家中有很多偶像，包括「聖水」，她的祖父去世後，娜塔莎日夜不安，她無法睡，她請神父來舉行儀式，希望藉此讓死者安息，娜塔莎一直覺得她的祖父在監視她，因為他不喜歡，也不贊同她的所做所為，她甚至覺得家中的偶像也都在監視與譴責她。

　　當我告訴她死去的人沒有意識時，這很難讓她信服，她有很多疑問，她買了《聖經指南》（Guidance through the Bible）開始研究。我用《聖經》裡的章節來回應那些困擾著她的問題，並且介紹了我認為對她有幫助的書。她買了這些書來讀，並且接受了真理。但隨著時間的過去，她的疑惑又更加深了一層，她開始思考：「難不成我過去所相信的一切，全都是謊言嗎？」

主題：重生

斯維特拉娜‧貝斯奇諾瓦　烏克蘭

拯救（下）

OCT 10月
14日

「我樂意將至高的上帝向我所行的神蹟奇事宣揚出來。」
但以理書4：2

　　研讀《聖經》和一些宗教書之後，娜塔莎出席了一系列的佈道會。她聽見了很多新的東西，但她的心依然與過去有著無法斷開的連繫。每回參加了東正教教堂的聚會後，她的健康情況就更加惡化。然後，她又想到我，就會回過頭來找我祈求治療。

　　後來她告訴我，對我傳講的事、推廣的書，她常常告訴自己：「把她說的都忘了、拋開逃離她所傳講的、把她分享的書全扔掉。」可是她又不得不坦然面對自己：「我的想法並不是這樣，我其實非常認同這位文字佈道士傳講的一切。」

　　娜塔莎曾經是一位大學教授，除了《聖經》之外她還閱讀過許多其他的書。她一直是熱心的基督徒，也主動來找我幫忙。我仔細看過那些她所讀的作品，是為了讓她看見《聖經》與那些書之間的差異。我試圖說服她只需要單單信靠《聖經》的話語，並且向活著的上帝祈禱。她花了很長時間才明白這一點，但後來娜塔莎也注意到，每當我為她祈禱她就能感覺好一些。她告訴我上帝在幫她，她可以不再需要透過偶像和聖徒作為媒介，直接向上帝祈禱。

　　一天晚上，她覺得自己頭暈目眩，很不舒服。她想來找我，以便我能為她祈禱，但她的情況越來越糟，最後她和她的丈夫跪在一起祈求上帝的幫助。上帝垂聽了他們的祈禱，隔天早上她說：「直到現在我才明白，我該如何直接對著那又真又活的上帝祈禱。」過去當她遭受這種情況時，她總是去醫院才能好轉。

　　那天晚上我去了她的家，我們把偶像、「聖水」、不潔淨的書籍等東西一股腦的全扔掉了。她終於能鬆一口氣，緩緩地呼吸，上帝的平安進入了她的心。受洗前一天晚上，娜塔莎仍遭受超自然力量的攻擊，但上帝終究戰勝一切。不久後娜塔莎的丈夫也受洗了，今天她也在努力幫助其他人認識那位又真又活的上帝。

主題：重生

斯維特拉娜·貝斯奇諾瓦　烏克蘭

不再是陌生人

「那落在好土裡的，就是人聽了道，持守在誠實善良的心裡，並且忍耐著結實。」路加福音8：15

文字佈道士永遠無法預知，自己會在何處遇見一個願意敞開心門，想認識上帝的人，也就是在《聖經》中所說「那落在好土裡的」。因此，我們要把握每一個機會和人建立關係。

我參加在和撒那酒店舉行的退修會，而在會議行程即將結束時，我決定到旅館接待櫃台處，向員工推廣書。我很幸運地能認識其中5位職員。這其中一位是和藹可親的梅納德夫人，她買了《食品百科全書》（the Encyclopedia of Foods）並且同意以分期付款方式來購買。像這樣的付款計劃是很好的安排，如此一來我更能經常拜訪我的客戶，也可以更充分的了解他們。並且，這樣的方式通常也會促進客戶更進一步的購書，現在梅納德夫人不但是我的朋友還是我的常客。

不幸的是，梅納德夫人後來病倒了，不得不動手術。手術前她來到復臨教會的區會，來拜訪文字佈道部的主任和副主任，他們為她和她的家人祈禱。讚美上帝，她的手術結果非常成功，我持續地探望她，為她祈禱，時間一久，她也開始分享上帝是如何引導她的人生。

過了一段時間後，她的家人出席了我丈夫策劃的佈道會，他也是一位牧師。當地復臨教會區會的其中一位幹事是這次佈道會的主講人，梅納德一家非常受聖靈感動，但尚未準備好作出重大的決定。

後來又過了一段時間，他們出席了我的丈夫主持的佈道會。在佈道會結束後，他們對復臨教會的信息更感興趣，也更能明確地接受，但他們仍然有一些疑問，我們持續地到他們家，與他們一同研究那些令他們不解、困惑的問題，直到他們滿意為止。然後他們終於決定受洗，完全獻身給上帝。不久之後他們的兒子也加入了教會。

上帝今日依然繼續在人間奮力工作，當找到「好土」或與陌生人成為兄弟姐妹時，就不難看出文字佈道事工是何等的重要！

主題：重生 艾爾勒・菲爾伯特 千里達和多巴哥

祂顧念你

「我未將你造在腹中，我已曉得你；你未出母胎，我已分別你為聖；我已派你作列國的先知。」耶利米書1：5

在許許多多的日子裡，我常感覺沮喪，並且覺得我這份文字佈道事工，也許沒辦法再撐下去了，但上帝似乎是要我做這項工作。在我灰心的日子，上帝藉著我的工作改變我的生活。難道上帝是為了這些人，想讓我繼續堅持這份工作嗎？沒錯！但我完全相信上帝讓我持續做文字佈道工作，也是在為我預備天國的道路。

上帝要拯救我們每一個人，當我們在思想祂的工作時，我們也領受屬靈的醫治。文字佈道工作不僅是一種銷售活動，它是最重要的服事工作，上帝藉著這事工為我們和我們所接觸之人得拯救。

某天，我敲了一棟豪宅的門。一位氣質良好、看來教育程度頗高的婦人邀請我進屋，她名叫梅西蒂斯，她告訴我她在聯合教會當牧師。我當時年紀甚輕，所以我對事情總是小心翼翼。她問我屬於那一個教會，當我回答她之後，她問我復臨教會是否屬於聯合教會的一部分。我表示我不太清楚，但我認為應該不是。梅西蒂斯有聯合教會的名單，她看了之後沒有找到復臨教會。那天我們進行了一場很有趣的討論，當我準備離開時，我把《善惡之爭》送給她。

「這次探訪的經驗真好！」我關上身後的門離開時這樣認為，禱告之後我去了下一家。

3個月後，我接到梅西蒂斯的一通電話。她説：「派翠克，我是梅西蒂斯。我讀了你送給我的書，我想再買一本，送給在我的教區服務的牧師，我希望他也能讀一讀這本書。」

藉著這次和其他許多的經歷，上帝告訴我祂使用我做為器皿與人接觸，並在這過程中不斷加強我的信心。

當你事奉上帝時，記得祂凡事都顧念你，以及每一個你今天將要接觸的人。

主題：相遇

派翠克・羅莎　巴西

在文字佈道事工中成長

「惟有義人必然歡喜，在上帝面前高興快樂。」詩篇68：3

卡姆蘭‧巴蒂出生在印度旁遮普州的一個小村莊，他的父母非常窮苦，生的孩子又多。幸運的是，卡姆蘭至少還能夠去村裡的學校就讀，完成了他小學和中學的學業。

我在他的村莊擔任當地復臨教會的牧養工作，卡姆蘭他們一家人很快就開始參加復臨教會的聚會，他們查經，接受了耶穌的信息，全家人也受了洗。

卡姆蘭是一位天資十分聰穎的年輕人，因此我鼓勵他考慮繼續升學，我甚至作出必要的安排，讓他可以到史賓瑟紀念大學就讀。在那裡他學到更多上帝的話語，耶穌也成了他永遠的摯友。

幾年後他完成大學學業，愉快地回到了他的村莊，準備為上帝服務，村子裡的每個人都以他為傲。2000 年時他成為復臨高中的老師，該校位於山區的喜馬偕爾郡。隔年，他和一位在昌迪加爾工作的護士結婚了。一年後，他們生下了一個兒子。

不久之前，卡姆蘭改行當文字佈道士。因為夫妻兩人同時都有工作，文字佈道彈性的工作安排使他們較容易照顧寶寶，後來卡姆蘭成為了一名全職優秀的文字佈道士。

2004年我被任命為北印度聯盟出版社的副主任，現在卡姆蘭是我的下屬，我有幸看到他在事工上的成長和成熟。他的成長與進步讓我想起了「預言之靈」的一段深具意義的話：「世界最大的需要，是需要人——就是不能被賄買、也不能被出賣的人；忠於正直而又誠實的人；直指罪名而不在乎的人；良心忠於職責、猶如磁針指向磁極的人；雖然諸天傾塌下來而能堅持正義的人。」——懷愛倫著，《教育論》，第48頁。

願上帝能差遣更多的工人加入我們的行列，繼續忠實地傳福音。🕊

主題：引導

基尚爾‧吉爾　印度

310

排除萬難講道

OCT 10月
18日

「因我們並不是與屬血氣的爭戰，乃是與那些執政的、掌
權的、管轄這幽暗世界的、以及天空屬靈氣的惡魔
爭戰。」以弗所書6：12

　　2011年3月，我在格蘭德平原參加了為期3週的文字佈道活動，白天的時間我努力推廣書籍，晚上的時段則用來講道。我意識到這個地區很難以佈道會的模式與人接觸或傳福音。即使他們先前面臨了各種的危險和與魔鬼爭鬥，但舉辦佈道會的方式仍然成效不佳，通常聚會是冒著危險，幾乎是在被投擲石塊的氛圍之下舉辦的。

　　我拒絕受到這些消息的恐嚇，我開始祈禱，並努力工作。當地居民很驚訝地看到第一週的聚會並沒有發生像過去被扔石塊的問題。然而，隔週情況急轉直下，敵人用其他方式擾亂聚會同時恐嚇來參加的民眾。當我們在講道時，巫術和密宗傳教士們在聚會地點附近也沒閒著，到處放置一些神祕的宗教標語或圖像來嚇唬人。然而，上帝向祂的僕人履行祂的諾言，居民沒有因此停止來參加佈道會，在聚會結束時，很多人決定跟從耶穌，最後共有12位慕道友奉聖父、聖子、聖靈的名而受洗了。

　　將一切榮耀歸於上帝，祂排除萬難使這場充滿風險的聚會獲得成功。海地北部的文字佈道士不只敲門推廣書而已，只要有機會我們也查經。我們與教友合力舉辦佈道活動。我們常常想起那些鼓舞人的話語所描述的成功制勝法寶：「成功的秘訣乃在乎神的能力與人的努力相配合。凡成大功立大業的人，都是最能信靠全能之膀臂的人。」——懷愛倫著，《先祖與先知》，第504頁，2003年版。

　　我們心存感恩，因為上帝的保護，以及祂所賜的傳教士精神，這些都加速促進並加強我們的意志，還有聖靈力量的同在，幫助我們傳揚福音。

主題：保護

喬爾・西爾弗　海地

紀念

OCT 10月
19日

「在主裡面而死的人有福了！聖靈說：『是的，他們息了自己的勞苦，做工的果效也隨著他們。』」啟示錄14：13

　　我在首爾遇到了「人人出版社」的執行長莊先生，他參加了復臨教會在光州的語言學校課程，他同時也是衛理公會一間教堂的執事。當我第一次去探訪他時，我向他推廣了《時兆》雜誌。他訂購了10份作為監獄佈道使用。然後，隔年他加訂了30份，第三年甚至加到了50份。當訂閱期滿時，我帶了一塊表達感謝的匾額去他的公司探望他。然而，他的秘書卻告訴我他不在公司，而且會有很長一段時間不會來工作。我離開他的公司大樓時，一名好心的警衛告訴我，莊先生已被診斷患了癌症，目前正在醫院裡。

　　我決定帶水果籃探望住院的莊先生，當我進入他的房間時卻差點認不出他，因為他掉了很多頭髮。當他看到我時他問我：「傳教士先生，你怎麼會知道我在這裡？」

　　我把過程告訴了他，然後問：「你之前看起來那麼健康，為什麼會這樣呢？」他回答說：「或許我做了太多超過我體力負荷的工作，如果我能好好的休息就會很快好起來。」我給他看那塊牌匾，他叫我把內容唸給他聽。然後，他把牌匾放在他的枕頭旁邊，要求我為他祈禱。我邀請了他的妻子和他的兒子也一起過來，靠近他，握著他的手，我真誠地祈禱他能夠忍受癌症療程中的辛苦，戰勝病魔並恢復健康。莊先生眼中滿溢淚水地感謝我，並說：「傳教士，現在公司很忙，但如果3個星期之後你能來我的公司，我會吩咐擔任行政經理的弟弟訂購雜誌給光州監獄。」我誠心希望他能快速康復離開醫院。

　　3個星期後，我到他的公司去，見到了莊先生的弟弟，他告訴我他的哥哥已經過世了。在他的遺囑中他立下遺願，如果文字佈道士繼續來探望公司，公司將會發送雜誌給監獄。莊先生的弟弟說：「現在公司的經營狀況不佳，但照我哥哥的吩咐，我們將以他的名字捐贈50份雜誌。所以請用他的名字和相片發送雜誌給監獄。」我鼓勵他的弟弟要有信心，當耶穌復臨時，他會與復活的哥哥相見。我在離開前為他祈禱。在這困難的情況下，上帝的引導成為何等寶貴的經歷。

主題：相遇

宋哲康　韓國

312

絕不喪失勇氣

「我的上帝必照祂榮耀的豐富，在基督耶穌裡，使你們一切所需用的都充足。」腓立比書4：19

2010年6月10日，從一大早雨便一直下個不停。我起床一段時間了，因為我必須運送大量的書給一位男客戶。家裡的存糧僅夠接下來的午餐食用。我打算把書銷售給我的客戶並取款後，再去買些食品雜貨。雖然外面下著大雨，我照樣去了我客戶的工作場所。雖然兩地之間的路程雖只有10英里，卻由於交通堵塞我花了3個小時才到。

踏進我客戶的辦公室時，我才得知他那一天休假不在公司。我感到很失望，我口袋裡的錢沒多少了，甚至不夠讓我買車票回家。我開始揹著書去其他的地方，希望能找到人買，但我連一本書都無法銷售出去。到了中午時分我餓極了，我跪下祈禱，向上帝傾訴我的困難，我祈求祂幫我推廣我的書，同時我也想起了〈以賽亞書〉41章10節的承諾：「你不要害怕，因為我與你同在；不要驚惶，因為我是你的神。我必堅固你，我必幫助你。」

作了禱告，並回想經文的應許之後，我決定繼續工作。我繼續敲門拜訪和推廣書，我希望，也相信會有人向我買書，但拜訪的人當中卻沒有任何一個有積極的回應。眼看著太陽下山，已經是接近傍晚時分了，我覺得不安，也非常緊張。一路餓著肚子，我拖著疲憊的身體，走到一間辦公室，看見有一個人坐在一張大桌子後面，我猜想他應該是老闆。我開始向他介紹我的書，他邊聽邊迅速地翻閱這些書，沒有多久，他便開始詢問書籍的價格。我仔細計算後便告訴他，沒有任何討價還價之下，他購買了我所有的書，我驚訝之餘，也感謝上帝的憐憫和恩典！祂深知我們的需要。

懷愛倫的話：「永遠不要失去你的勇氣。永不懷疑……因缺乏支援會加深你的壓力，但上帝會垂聽並回應你所求的幫助。」──懷愛倫著，《證言》第七輯，原文第244頁。上帝是忠實可倚靠的！

主題：回應禱告

詹姆斯‧羅伊 孟加拉

目標

「耶和華──你的上帝是施行拯救、大有能力的主。」
西番亞書3：17

某天，我發送簡訊給我的客戶，詢問他何時方便我去取款，他的答覆是星期一。於是那天我一大清早便騎著我的摩托車到我客戶任教的學校去。一路上，我不停地祈求上帝的保護，因為此行我不得不路過叛亂分子猖獗的一個省，而他們經常與政府軍隊發生血腥暴力衝突。事實上，這條路上有好幾個檢查站，我被攔下來審問我的身分。我一點都不曉得叛亂分子其實一直在監視我，因為他們誤認為我是軍事情報局的成員。

當我到達學校時，我很高興收到我客戶的付款。於是幾分鐘後我又返回了原路，這一次我被攔下檢查時，有3名男子迅速地把我從摩托車拉下來，其中一名吆喝地問：「你身上有沒有帶武器？」

我猛力搖頭，因過度恐懼，口吃地回答：「沒有、沒有、沒有。」我在心中不斷呼求：「上帝幫助我！」我知道我很有可能會被他們丟進河裡淹死。

他們要求我脫光衣服確保我沒藏任何東西，隨後他們搶了我的公事包、手機、錢。另一個人問：「你在這個地方有認識的人嗎？」。

我給了他們2個人的名字，這2人我非但認識，他們還是叛亂分子的指揮官。聽到名字以後，他們對我的控制就鬆懈了下來。我鼓起勇氣說：「我聽說你們是紀律嚴謹，也值得尊敬的部隊，絕不會無故殺人。」他們驕傲地點了點頭。最後，他們決定放我走。我再度鼓起勇氣，壯著膽子要求說：「先生，如果你們要，你們可以拿走我的手機和東西，只是請把錢包裡的錢還給我，這錢真的不是我的。」他們把錢包扔回給我，命令我別再回來。我後來聽說那群攔下並審問我的其中一人本身就是政府的頭號敵人，許多人認為我能活著走出那地方真是個神蹟。

我要呼籲大家，永遠不要停止為那些在外頭服事的文字佈道士的安危祈禱。過去18年我目睹了上帝的信實，是的，我們的上帝確實有強大能力保護人。

主題：**保護**
弗雷德・弗爾迪茲
菲律賓

314

這樣的我

「主——耶和華啊，你若究察罪孽，誰能站得住呢？但在你有赦免之恩，要叫人敬畏你。」詩篇130：3-4

「昨晚我讀了從你那裡買來的書，它告訴我現在就可以來跟從耶穌，這便是我今天來的唯一原因！」莫塞斯·賈西亞對里卡多·卡麥卓如此說。他站在加州薩利納斯復臨教會的玄關中，凝視著耶穌的圖片。

幾天前，里卡多和學生文字佈道士凱倫探訪了莫塞斯。他是個安靜的人，但他向他們購買了4本書，並問他們是屬於那一個基督教派的。他向他們要了地址，所以他們道別時把地址留給他，隨後就繼續探訪下一戶人家。他們讚美上帝，因他們已經把書留在他的家了。

幾天後，莫塞斯在安息天走進了教堂。散會後，里卡多在前門遇見莫塞斯，莫塞斯告訴他，這些天他經歷了書所帶來的變化，里卡多邀請莫伊塞斯留下用餐。他們坐在一起邊吃邊聊，互相進一步的認識對方。莫塞斯告訴里卡多，3年前曾經有文字佈道士在亞利桑那州時拜訪過他，他買了《在家研讀聖經》（Bible Reading for the Home）。他讀了之後瞭解了安息日的道理，他把安息日的道理告訴他的父母，但他們都說他瘋了。他的牧師也告訴他：「你可以相信，但別把這件事告訴別人。」

莫塞斯還是選擇相信，儘管此舉讓他受到家人的批評。幾年後，他搬到加州居住，如今文字佈道士再一次敲了他家的門探訪他，這次他買了《喜樂的泉源》。讀完之後，他對上帝的品格有了一些基本的認識。我們在任何情況下都可以來就耶穌，這就是為什麼他會在那次安息天來到復臨教會。

莫塞斯開始查經，不久後便受洗成為復臨信徒。今天他是一個熱心的教友，也是里卡多的好朋友。最近他向里卡多表示：「謝謝你以文字佈道士的身分，為我所做的一切事工。」

世界各地的人有時由於撒但的欺騙手段，常使人對上帝產生了誤解。我們必須禱告，讓世上迷失，以及受傷害的人可以明白上帝真實的品格。

主題：相遇　莉莎·曼薩納雷斯　美國

因爆胎得福（上）

「所以我告訴你們，不要為生命憂慮吃什麼，喝什麼；為身體憂慮穿什麼。生命不勝於飲食嗎？身體不勝於衣裳嗎？」馬太福音6：25

在2009年至2010年的暑假期間，我到巴西帕蘇豐杜市推廣書。我們一行人是從巴拉圭前往巴西境內，但我想要順道經過阿根廷，藉此探望我那高齡90歲的曾祖母，我的領隊同意了。不料過了幾天我被人搶劫，我的旅費因此全被奪走，我只好謹慎的把剩下來的錢存在銀行，只有在必要時才提出來用。

探望過阿根廷的曾祖母之後，我前往巴西邊界附近的波薩達斯城。抵達後我才得知開往帕蘇豐杜的公車在一小時前就出發了，下一班公車則得等到隔天上午11點才會來。我身上只有一點錢，所以我去鎮上找一台提款機提錢，然而卻沒有一台提款機能讓我領到錢。我算了一算我身邊的錢，發現錢只夠買一些食物，或回到公車站的車資，以及一個小時的網路服務。我決定回車站，並且使用網路來聯繫我的家人和在巴西的文字佈道士，請求他們能提供援助。

不幸的是，除非要等到週一早上銀行營業，否則我的家人也無法存錢至我的銀行帳戶。所以我坐在公車站裡，身上一文錢也沒有，我真不知道該怎麼辦。時間已經接近5點鐘，太陽正西沉。我又餓又擔心，想著今晚該去那裡借宿，又該如何去帕蘇豐杜。

我注意到公車站的對面有一家超市，心裡盤算著是否能賺足夠的錢來購買一些食品。然後我又想到，也許我可以在那裡工作幾天來支付我的車票和食宿。我穿過馬路，問他們是否有任何職位空缺，經理問我是那裡人，到這裡來做什麼。我告訴他我來自玻利維亞，要前往巴西當文字佈道士，他聽了之後，向我指了指附近復臨教會的方向。

主題：引導　米格爾‧維拉斯可　玻利維亞

因爆胎得福（下）

「所以我告訴你們，不要為生命憂慮吃什麼，喝什麼；為身體憂慮穿什麼。生命不勝於飲食嗎？身體不勝於衣裳嗎？」馬太福音6：25

當我在波薩達斯尋找復臨教會時，我遇見了一個外表看來不像是阿根廷的人。阿根廷人的膚色比較白，但他的皮膚像我一樣黝黑。他的背包上有復臨大學的標識。他說他是玻利維亞人，他和他的朋友正要前往巴西帕蘇豐杜去推廣書，他的領隊正好也是我的領隊！

那天早晨，當他們抵達波薩達斯時其實已經遲到了，因為他們所坐的車子爆胎了，這才讓我有機會能遇到他們，這是第1回上帝垂聽了我的禱告。

我的新朋友和他的搭檔也在尋找復臨教會，我們一起走到教會所在位置。執事把一些當天聚餐所剩的菜給我們吃，所以食物的問題也解決了，這是第2回上帝垂聽了禱告。

現在我們急需一個可以休息過夜的地方。安息天結束後，教會的青年人過來約我們去踢足球，之後他們便邀請我們去他們家住，而這是第3回，上帝再一次垂聽了禱告。

隔天，我的新朋友和我去買車票。因為沒有錢了，我問他們是否能借我一些錢。他們翻了口袋發現錢的數目加起來正是我所需要的車資，算起來是第4回，上帝依舊垂聽了禱告。

當我們到達帕蘇豐杜時，我們沒有錢打電話給我們的領隊，所以我們仍然留在車站。但很快我們領隊就帶著其他的夥伴到車站來。我們認出了他，他把我們帶到為我們安排的住所。第5次了，上帝始終垂聽我們的禱告。當我前往波薩達斯邊境的城市時，甚至在我禱告之前，上帝早已解決了我所有的問題。藉著這段經歷，上帝給了我一些寶貴的教訓，祂教我學習如何信任祂，要珍惜世界上任何地方的復臨教會團契，甚至在我們知道有困難之前，祂已提早一步解決我們的問題，祂有時甚至可以藉著在人看來是難題的窘境，例如爆胎，來賜福我們，因祂是一位行神蹟的上帝。

主題：回應禱告　米格爾・維拉斯可　玻利維亞

大雨挽救了浸禮

「上帝是我們的避難所，是我們的力量，是我們在患難中隨時的幫助。」詩篇46：1

1992年，我們在剛果東北部的一個村莊裡，舉行了為期2個月的「啟示錄」研討會。許多人參加了研討會，也購買了相關書籍，在研討會即將結束時，教會的長老安排一場浸禮。在會眾之中，有3個年輕的婦女已閱讀了我們的書，她們決定要受洗，然而，由於她們家中有部份的家庭成員對此仍持反對意見，因而引起了一些騷動。但她們堅持個人的決定，並準備好要接受洗禮。

在受洗的前一天晚上，她們家裡有更多的人舉行了一次大型的家族會議，包括社區的居民。我隱匿身分參加了會議，聽了他們的計畫。他們決定給一些年輕男子烈酒，和其他毒品如大麻等做交換，然後他們手上會帶著鞭子去到河邊。當女孩們要受洗時，他們會全部跳到河裡面去，用鞭子鞭打那些想受洗的女孩，造成混亂使浸禮中斷。我將他們的計畫告訴牧師和長老，我們在禱告中把這問題交給上帝，請祂介入，然後我們再計畫該如何應對。

3個女孩從不同的路線走到河邊，先由執事把她們藏起來。我們還決定將她們安排在整場浸禮順序的最後3位。牧師講了一段勉言，接下來是宣讀浸禮約言，然後他與7名要受洗的人走進河水中，這時，3個女孩仍然被隱藏著。年輕的男子們在毒品和烈酒的影響下，沿著河岸等待機會。洗禮進行到第5位時，天空突然下起傾盆大雨，很多參與的群眾都跑去躲雨，甚至那些想要找麻煩的年輕人也跑掉了。儘管下著滂沱大雨，牧師依然繼續為其他的人施洗，只有少數的人依然留在河邊見證了整場洗禮。後來，當我們離開河邊時，我們才知道，只有在我們施行浸禮的地方半徑內幾公尺才下過雨，而我們周圍的土地全是乾燥的，這令我們驚訝莫名。上帝行了神蹟，使洗禮不致於中斷！

我們離開那地方，讚美上帝奇妙的介入。在我們一切的生活中，上帝是我們的避難所，是我們的力量，是我們在患難中隨時的幫助。

主題：介入

薩麗塔‧卡布韋　剛果民主共和國

318

我內心的善惡之爭

「凡勞苦擔重擔的人可以到我這裡來，我就使你們得安息。」馬太福音11：28

「我的家人、朋友、同事會怎麼看我呢？每個人都會認為我是偏執的！我為什麼會加入一個非傳統的教會？我實在是做不到。」

當一位傳教士探訪了我的弟弟，開始幫我查經之後，這些都成了我內心中不斷爭戰的想法。當我明白《聖經》之後，我不再是從前的我了，我堅信要遵守上帝的法律，包括第四條有關安息日的誡命。我不喜歡這樣，但看來我不得不去做。然後，我有了一個想法，我會遵守安息日為聖日，但我不會加入復臨教會！

一個月過去了，我覺得有些事很不對勁，我的生活中缺乏了某些東西，我禱告：「主啊，幫助我！」

某天，我把傳教士留下的書拿起來看，那本書就是《善惡之爭》。有聲音不斷地督促我去讀它，這本書讓我了解基督與撒但之間的鬥爭。我閱讀時，我不斷地覺得有光直接從書頁上射出來，顛覆了我的生命。我讀到書中有許多人物不害怕為耶穌而犧牲，那我又如何呢？我實在很害怕被朋友和同事嘲笑，遭到他們誤解，我為此感到慚愧。

「就這樣決定，我不能再等下去了。我要到復臨教會去，即使我可能不會喜歡那地方，或者那裡的人也不見得會熱情的歡迎我，我都會留下來！它就是我的教會！」所以我去了，我發現在那裡感到很自在，那段時間是我一生最快樂的日子之一。這是15年前的事，我對於自己在基督與撒但之間所做的選擇，從未感到後悔。

正如懷愛倫師母所說：「我十分切望見到本會書籍的銷路比我所寫過的任何其他的書銷售更廣；因為在《善惡之爭》這一本書中，提到那給世人的最後警告信息，比我的其他任何的書提到的更加明顯。」——懷愛倫著，《文字佈道指南》，第105頁，2002年版。

讓我們回應呼籲，分發懷愛倫所有的書和《善惡之爭》，這樣許多人就將接受這樣的呼召：「凡勞苦擔重擔的人可以到我這裡來，我就使你們得安息。」（馬太福音11：28）

主題：重生　伊蓮娜‧馬提仙柯　俄羅斯

讓我來付《聖經》的錢

「求你照著應許僕人的話，以慈愛安慰我。」詩篇119：76

我跟約翰在弗蘭克斯頓市推廣書的時候，一位看來聰明又機智的中年婦人邀請我們到她的家去，她名叫維爾莉特。她把我們介紹給她的丈夫保羅，並且與我們分享他們到世界許多國家旅行的興趣和經驗。我們原本不打算久待，但沒過多久，他們便告訴我們，此刻他們真正關切的問題其實是健康和家庭。

維爾莉特得了癌症，他們便告訴我，3個星期前，他們的兒子才因癌症的緣故而去世，沒想到禍不單行，他們的女兒也得了癌症。目前她的體重正急遽地下降，只剩下不到90磅（約40公斤）。維爾莉特和保羅計畫到摩洛哥旅行，這或許是他們最後一趟的旅行，儘管健康問題依然困擾著他們的家庭。

看了幾本我們的書，維爾莉特對《家庭醫療護理集》（Family Medical Care Set）、《藥用植物》（Medicinal Plants）、《家庭聖經》感到非常有興趣。除了《聖經》之外，保羅也很喜歡這些書。維爾莉特卻堅持說：「讓我來付買《聖經》的錢，我真的很想擁有它。」我們感覺得出這對夫婦內心持續在爭戰，魔鬼和其他的惡天使不想讓他們的家中擁有《聖經》。為了緩和氣氛我們換了話題，我們默默地祈禱，希望上帝能感動保羅的心。

一段時間後，我們小心地回到書的話題。我們讚美上帝，這次保羅同意購買《聖經》。當他開支票時，我們預期他只會支付《家庭醫療護理集》及《藥用植物》的書錢，而任由太太維爾莉特自己去支付《聖經》的錢，但我們感到高興的是，他還是連同購買《聖經》的錢都一起付清了。當然，維爾莉特在一旁為此非常高興。

我們在離開之前與維爾莉特和保羅禱告，我們知道他們購買的書和《聖經》會持續對他們傳講上帝的話，也會在他們生活遇到困難的時刻賜福他們。

主題：相遇　喬‧寶拉　澳州

上帝會介入

「我靠著那加給我力量的，凡事都能做。」腓立比書4：13

　　某天早上，我在京斯敦市工作時，探訪了一間大型的汽車公司。我走到服務臺和接待員打招呼，並介紹了自己。她問：「你想要在這裡推廣什麼？」我回答說我的工作絕不只是推廣東西，這工作包括跟企業和他們的員工介紹健康和教育的課程。我告訴她我想跟人事經理取得聯繫，申請許可進行這課程。她卻說：「不行，不行！我們絕對不允許在工作場合推廣任何東西，因為這是公司的政策。你必須馬上離開。」我盡力地嘗試說服她，說明我並不是一個小販，而是一名傳教士。然而，她還是不留餘地的堅持要我離開辦公室。

　　在和她對話的過程裡，我卻感覺到上帝想要我留下來，所以我站在大廳裡，猶豫著是否真要就此離開。不久，有一位男士離開辦公室走過大廳，有人叫他的名字，我意識到他是老闆。我立刻想到這是個好機會，我追上前去對他說：「先生你好，很高興見到你，我知道你是相當忙碌的人，所以不會耽擱你太久的時間。」我接著向他介紹健康和教育方面的計劃。我給他看了一些出版的書籍和刊物，包括關於藥用植物的書。他看了看就說：「我要買這一本！」，並用現金付款，這一切接待員都看在眼裡，並露出不悅的神情。

　　老闆一回到他的辦公室，另一名婦人就連忙匆匆地從另一間辦公室出來說：「我的孩子得濕疹，你有什麼特別的療法嗎？」我給她看了一些可以使用的植物圖片，這些資料也能在她老闆所買的書中找到。她心存感激的也向我買了書，這一切也再次發生在那前台的接待員面前。此後不久，另一名男子走到我面前，問我是不是復臨教會文字中心的職員，他想要購買《但以理和啟示錄》，我迅速地回到車上拿了這一套書，他簽字買下書時還不斷地向我道謝。

　　作為忠實的工人，如果我們藉著聖靈出去工作，全然倚靠上帝，祂會伸出援手介入，幫助我們克服困難，並賜我們成功。🎧

360 度的轉變

「一宿雖然有哭泣,早晨便必歡呼。」詩篇30:5

茱麗葉和一群文字佈道士一起在博茨瓦納北部的茂恩推廣書,他們銷售了很多書。但當茱麗葉要把書運送至客戶那裡時,她沒有搭計程車的車資,只好辛苦地步行,奮力地拿著裝滿了書的2個箱子。當她到達目的地時,警衛允許她進到大門裡面,但另一名女員工此時卻出現阻止茱麗葉進去。她說:「你賣的書很昂貴,請你離開!如果你再到這裡來,我會打電話給保全,叫他們把你趕出去。」然後她關上並鎖上大門。

在失望和羞辱的雙重打擊之下,茱麗葉拿起她沉重的行李走回家。回到家時她哭著祈禱:「上帝,你在那裡?」茱麗葉禁食沉思上帝的應許,她從懷愛倫師母所寫的話中得到安慰:「我們的天父有諸般我們所不知道的方法,替我們安排一切。人若抱著專以事奉上帝為尊的原則,就必使憂慮全消,在腳前發現一條平坦的大道來。」──懷愛倫著,《文字佈道指南》,第94頁,2002年版。

但茱麗葉心中有種強烈的召喚,要她回去見經理。她後來和經理約了會面時間,她抵達後被帶到一間會議室裡,向工作人員介紹書。房間裡一下子擠滿了人,甚至還包括那位阻止茱麗葉的女員工。當茱麗葉在介紹書籍時,那位女性員工開始不斷地出言干擾她。後來她被其他人請離開會議室,離開前她要在場的人都跟著她離開,但只有2人跟她出去。

茱麗葉終於得以順利介紹她的書,奇妙的是推廣完畢時,那走出去的婦人意外地再度重返了會議室,大喊:「給我一本《聖經》,我想要買一本《聖經》。」她整個人神態都改變了,她後來不只買了一本《聖經》,還鼓勵其他人買,幾乎所有的工作人員都買了《聖經》以及其他的書,之後,那婦人和其他幾個工作人員開始常向其他人推薦茱麗葉。

上帝的應許是:「我就常與你們同在,直到世界的末了。」(馬太福音28:20)。我們相信上帝會利用這些已經銷售出去的《聖經》,來拯救更多人來到祂的國度。

主題:引導
勒里康耶
波扎那

322

他不會放棄

「順從神，不順從人，是應當的。」使徒行傳5：29

我名叫弗拉基米爾，住在高加索地區。我過去一直恪守著奧賽第人的傳統和習俗，這表示我信仰上帝、天使、聖地，也到異教神殿敬拜。從小我就患有哮喘的疾病，不斷禱告能得醫治，但我的病情卻變得越來越嚴重。我28歲時結婚，一年後，我們的大兒子出生了，不料這時，我的健康情形反而更糟，所以我決定要在東正教的教堂受洗。不久後，醫生發現我得了C型肝炎，我不得不辭去工作在家休養，但我後來病得甚至無法起床。

某天，一位名叫阿列克謝的文字佈道士來探訪我，給我看一些宗教書籍，我買了其中兩本：《聖經偉大預言》（the Great Prophecies of the Bible）和《被迷信捆綁》（Enslaved by Superstition）。阿列克謝多次來拜訪我，我們一起討論《聖經》的真理和各教派之間的差異。他鼓勵我離開東正教教會加入他的教會，我因此把他趕走，請他再也不要來。後來我為此感覺很不安，便向東正教神父懺悔我的罪過，我也求上帝改變我的生活。上帝聽了我的禱告。我開始覺得身體情況逐漸改善，也能夠下床走動，有時我甚至可以去教堂。

至於阿列克謝，他並沒有把我試圖趕走他的事放在心上，他一次又一次來探望我。我從他那裡了解熟悉安息日、第二條誡命、潔淨和不潔淨的食物等道理。我向東正教牧師請教我所學得的知識，但他的回答卻無法滿足我，他甚至開始躲著我。在這之後，我痛下決心離開東正教，我的朋友和家人都警告我，責備我，甚至嘲笑我。

但我不理會他們，很快的，我決定受洗加入復臨教會。我開始繳十分之一奉獻，也依健康原則去生活。8年前我終於能夠停止服用我的哮喘藥，我仍然有C型肝炎，但我相信這種疾病是在上帝的控制之下。我的妻子雅娜、兒子魯斯塔姆、母親、岳母，以及嫂嫂和許多人都受洗了，現在我們正期待著小兒子阿斯蘭的受洗。

我感謝主，因祂賜予我那2本好書，它們教我如何服從上帝。我也感謝文字佈道士阿列克謝的堅持和關懷。

主題：重生

阿列克謝·費斯克撰述　俄羅斯

向傳道人傳福音

「務要傳道，無論得時不得時總要專心，並用百般的忍耐、各樣的教訓責備人，警戒人，勸勉人。」
提摩太後書4：2

從事文字佈道工作時，我遇到了一位傑出的人，他是一位神召會的牧師。在我向他介紹書之後，他訂購了《現代醫學指南》（Modern Medical Guide）。在後來陸續的探訪中他問了許多有關我信仰的問題。在上帝的幫助之下，他的問題顯然從《聖經》得到了回答。在2005年他決定接受洗禮並加入復臨教會。今天，他也成為一位文字佈道士。懷愛倫師母所說的話是何等真實：「許多人等待著有人向他們親自談話……如果我們真是基督徒，這種工作、就應該是我們樂意去作的。」——懷愛倫著，《歷代願望》，第137頁，2001年版。

2006年我認識了約瑟夫，他是一位基督教聯合教會的牧師。我將書籍的介紹手冊與目錄給他之後，看完他很快就訂購了《健康與家庭叢書》。他很有興趣查經，我也樂意效勞，我們很快就成為了好朋友。不久後，他就受洗重新獻身給上帝。我心存讚美，因我能再次親身體驗懷愛倫師母的話：「個人私下的努力，乃為將光傳與人的極具成效的方法之一……在鄰舍圍爐坐談之際……你們都可以安靜地向人讀經，講述耶穌及真理。如此，你們就撒下了寶貴的種子。」——懷愛倫著，《基督徒服務大全》，第118－119頁，1996年版。

不久以前，我們將《自然療法》（Natural Remedies）書籍送到客戶家。那時正好有一位神召會的牧師也在探望那位客戶，所以我給牧師看了我們的書籍介紹及目錄。仔細閱讀後，他選擇了德育故事叢書《彩圖聖經故事》。最後，他表示如果我們有時間的話，他希望能夠向我們查經。我們怎麼能沒有時間呢？在查經過程中，他很驚訝地發現我們所傳的信息都有《聖經》的根據。當我把表達受洗意願的立志卡交給他時，他簽署了。在2011年5月他受洗了，現在他也是文字佈道士。是的，正如同懷愛倫師母所說：「世上所有的男女都期待天堂的到來。許多人正在天堂的邊緣，等待要進去。」——懷愛倫著，《佈道論》，原文第462頁。如果我們預備好，善於把握周遭的機會，我們也可以有效地向傳道人傳福音。

主題：重生

維吉爾・戴生　菲律賓

11月
November

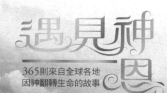

遇見神恩

365則來自全球各地
因神翻轉生命的故事

難得的相遇

「但我親近上帝是與我有益；我以主耶和華為我的避難所，好叫我述說你一切的作為。」詩篇73：28

在10月，一個美麗的秋天，我在桑瓦爾登州一處名為肯頓的小村莊推廣書。我已經工作了一個早上，但那個年代午餐時間似乎是鄰里之間串門子的主要時段。午飯後我繼續進行拜訪的工作，我朝著一戶獨棟的房子走去，按了門鈴後，一名老婦人推開了一樓的窗口向外張望。我簡單扼要地對她自我介紹，她聽我說完之後走到門口，並熱誠地歡迎我進入她的書房。

在她的房子裡，我注意到各種宗教的圖片。不久，我們便開始討論信仰方面的事，我向給她介紹我最喜歡的《聖經故事叢書》，她訂了兩套，我認為她是為自己的孫子和孫女購買的。她問我公事包裡面還有什麼書，我介紹了《我的故事盒》（My Story Box），她也很想買下來。由於她只購買了兒童書籍，我便向她介紹《基督生平》繪本，她也想要這本書，我認為到此她已經買完她想要的書，但她堅持要看我公事包裡面所有的書。接下來，我介紹了《植物療法》（Plants That Heal），這本書她也訂了。在短短90分鐘內我銷售了很多非常有價值的書籍，我建議和她一起禱告，她欣然同意，我發現能夠與客戶一起禱告，是文字佈道士與客戶之間最好的經歷之一。

在離開之前，我注意到我可以幫助她做一些家務，所以我在菜園裡協助她。她的菜園離房子有一段距離，在園邊有一個大南瓜，因為它太重了，所以她無法自己搬回房子。我利用自己拿來搬運書的小型兩輪購物車，幫她將南瓜拖上了小山丘。她很高興也給了我一袋堅果和櫻桃、番茄當做謝禮。

她為人是如此親切，上帝安排的一切真是美好。我認為記住這難得的相遇是一種福氣，並鼓勵我持續信任及親近耶穌。

主題：：相遇

戴瑪·斯徒莫　瑞士

《聖經》與《可蘭經》

「這天國的福音要傳遍天下，對萬民作見證，然後末期才來到。」馬太福音24：14

　　某天清晨，當我離開家去工作時，一切看來就如同往常一樣沒什麼不同。但隨著時間漸漸過去，我發現自己開始感到沮喪。這一天對我而言的確是不尋常，無論是在銷售方面或是連絡拜訪人，我都遇到了困難。我去辦公室和家庭探訪，但屢次遭到拒絕。過了4個小時後，我停下來做了一個特別的禱告，求上帝引導我，讓我能遇到願意敞開心扉的人。

　　不久後，我決定前往拜訪一棟不同的大廈，我以禱告的心進入了大廈的門。在那裡我遇見了一個人，他熱誠地歡迎我。從他的服飾和問候我立即認出他是一名「哈吉」（the hajj），也就是完成到麥加朝聖之旅的伊斯蘭人。

　　我默禱祈求智慧向他介紹適合作為家庭研經用的指南。令我吃驚的是，他竟然想買《聖經》。然後，我又建議他《與耶穌連接》（Connecting With Jesus）是很好的《聖經》研究工具。他翻閱了一下內容之後說：「我也要買這本。我想閱讀這裏面論到爭鬥的一章。」遇到這位好人之後事情變得順利許多，那天剩餘的時間我銷售了更多的書。

　　後來我持續地探訪他，這當中我們討論了《聖經》和《可蘭經》。他非常相信他父親所教導的話：「唯有根據《聖經》道理得著的亮光，才能讓人更充分的理解《可蘭經》。」

　　上帝吩咐我們將福音傳給世上的人。祂應允為文字佈道士預備需要探訪的家庭；祂的話語安慰了所有的文字佈道士，祂為祂的兒女所賜下的眷顧是何等真實。

　　我讚美神，因祂引導我向一位回教徒兄弟傳福音。

主題：引導　　雅伊妮女士　奈及利亞

尋找其他羊

「我另外有羊，不是這圈裡的；我必須領他們來，他們也要聽我的聲音，並且要合成一群，歸一個牧人了。」
約翰福音10：16

1969年，我第一次探訪了在長老教會服事的裴瑞斯牧師，那時他買了一套《人生的財富》（Treasures of Life）以及《善惡之爭》，2套書他幾乎同時一起閱讀。自那時起，每當有新出版的書，他都會購買，多年下來我們成為非常好的朋友。我們時常在一起用餐，他還曾經好幾次邀請我到他的教會講道。

38年後，他告訴我，要不是40年前我開口和他交談的話，他絕不可能會喜歡，甚至於接受復臨教會的道理。我興奮極了，因為我現在終於知道這些年來他的信仰立場為何，我認為邀請他和我一起去教會的時刻來臨了。因此我說：「兄弟，樹的果實除非已成熟，否則是不會自己落到地上的，我明天上午7點來接你一起去復臨教會好嗎？」

他很快回答說：「喔，不！我從來沒有去過復臨教會！」我帶著微笑回答：「嗯，7點時我會路過這裡。」他說他無法作任何承諾，我跟他一起禱告，希望隔天他會跟我去。

當我在安息天早晨6點45分到達他家門前時，他已經準備好了，只等待我的到來！當我們到達教堂時，我介紹他是長老教會的牧師，他們直接把我們帶到教會前排的座位。他在座位旁邊跪了下來，並低聲地祈禱：「天父，謝謝你引導我來到真教會。請賜福《人生的財富》這類傳揚真理的書，使它們能發送到更多地方，給更多的人。阿們。」

2011年4月，裴瑞斯牧師出席了大教堂的佈道會。他選擇了跟隨上帝，受洗加入復臨教會，今天他正在引導他的孩子和其他人認識耶穌，他期待在不久的將來，他的家人會接受耶穌。

要看見這樣的成果常常需要時間，但是上帝的僕人會告訴你，由於這些書的果效，許多人的生命，甚至一天之內，有上達千人的生命因而轉變。讓我們努力不懈地，忠實地在每一個地方推廣書籍，因為有很多羊散佈在各地，正等待著跟隨牧羊人。🔖

主題：重生
維森特・巴埃薩 墨西哥

天使的陪伴

「於是，魔鬼離了耶穌，有天使來伺候祂。」馬太福音4：11

　　我從曼谷一路北上，開車開了將近370英里（約617公里），終於抵達了泰國北部第三大城鎮——南邦。日落時分，我與3位文字佈道士會面，其中之一說道：「先生這一週只賣出了3本書。」我叫其他的文字佈道士一同聚攏過來，與我們一起低頭祈禱，我祈求上帝賜予勇氣和福氣，文字佈道士們受到鼓舞，開始分發很多免費的書報，晚上8點我們得到新的訂單。

　　隔天早晨靈修時，我問他們在該省工作有那些特別需要關注的事。他們提到一些小問題，但我感覺得出他們真正需要的，是應該被提醒在他們所做的一切事上有天使的同工。我和他們分享了以下這一段話：「我們需要比過去更明白天使的任務。最好要記得：每一個上帝真實的兒女都有天上的使者合作。」——懷愛倫著，《使徒行述》，第124頁，1995年版。我提醒他們，當他們出去為上帝推廣書時，他們並不孤單。

　　第3天上帝給了我們一個特殊的經歷。回曼谷的途中，我們4位停下來在一家餐廳吃午飯，那家餐廳外頭有一些簡單的露天座位，於是我們選擇在戶外的露天座位區用餐。

　　我們入座後，服務生很快就把5杯水放在桌上，然後他又迅速返回，把第5張木椅放在我的身邊。我們只有4個人，但我們現在有5張椅子和5杯水。我們面面相覷地看著對方。「這會不會是有人一路上一直與我們同在，而我們卻看不到？」我們很想知道。我們認為如果同一位服務生端來的是5個盤子而不是4個，那麼我們就可以確定有一位天使一直和我們在一起。果然，服務生給我們端來了5盤炒飯。其中一位文字佈道士說：「先生，你告訴我們好幾個見證，都是天使如何陪同文字佈道士的故事，現在上帝已經向我們證實了這一點。」

　　我們隨即駕車到曼谷，心中滿懷著喜樂。他們所有的擔憂都消失了。我們唱了幾首歌，提醒自己上帝的美好。我默禱心存感謝，這些文字佈道士可以體驗上帝應許實現的美好，祂忠心的僕人可以真實感受天使陪伴的保證。

鄰近地區的轉變

「耶穌又對眾人說：『若有人要跟從我，就當捨己，天天背起他的十字架來跟從我。』」路加福音9：23

　　文凱亞住在孟加拉灣的伊塔姆卡拉村（居民約為9千人），一個靠近復臨教會的地方。他來自一個篤信印度教的家庭，也崇拜偶像。經過一段日子後，他注意到牧師和我兩人，不斷在社區裡挨家挨戶的探訪居民，並且跟他們一起禱告。透過村裡的擴音器，他聽到牧師早晨的靈修信息與安息日早上的講道，但是他從來沒有回應牧師的邀請去上教會。不過，最近文凱亞身體很虛弱，他的手腳四肢都非常疼痛，他身體的左側失去了知覺，嚴重到沒辦法移動他的左手或左腿，家人迅速地把他送到醫院，他們為他向偶像祈求。日子一天天過去了，但他的病況沒有任何改善。

　　一聽到這件事，牧師和我就到他家探望並祈禱，我們給了他幾本健康雜誌和一些關於健康常識的提醒。牧師告訴他我們的上帝是一個偉大的醫生。文凱亞相信我們所說的，並要求我們繼續為他禱告。隨著時間過去，他的健康情況開始有了改善，他的身體可以做更多的動作。現在他會固定來到我們的教會，並期待加入我們的團契。請大家繼續為文凱亞祈禱。

　　潘查拉住在英迪拉格爾村，他是個酒鬼，每當他喝醉時會胡亂地毆打人、無緣無故地與人吵架，甚至失控打自己的家人，擾亂社區居民。他家人的日子因此過得很不安寧，他們懇求他戒酒，但潘查拉的酒癮已經太深而無法靠自己戒除。

　　某個安息日，我們教會的牧師講道的主題正好和戒酒有關，他的妻子聽見這消息後，要求牧師勸導她的丈夫。牧師和我一同去探望了潘查拉，我們與他分享許多《聖經》的健康原則，也給他健康雜誌供他參考。幾次探望之後，他接受了《聖經》的道理，並決定改變他的習慣，他正努力嘗試戰勝酒癮。他一改過去作風，開始懂得善待鄰居們，他希望未來能夠加入我們教會，請持續為潘查拉祈禱。🔊

主題：重生

以色列・伊　印度

夢的引導

「耶和華啊，你必派定我們得平安，因為我們所做的事都
是你給我們成就的。」以賽亞書26：12

　　我在波列諾夫這個村莊時，有一名婦人在安息天崇拜聚會之後來找我，告訴我她作了一場可怕的夢，夢裡她看到一個叫邁克爾的男子，他在森林中用斧頭工作時嚴重弄傷了自己的腿。

　　有趣的是，前一週她坐公車時，遇見了邁克爾的岳母瑪麗。她知道瑪麗和她的家人都住在普萊斯坦村，因為我剛好住在那個村子附近，她請我有空去探望邁克爾，問他們家人是否一切都平安。

　　隔天清晨，我在自己的家鄉沃爾特村推廣書，並且計畫下午時到普萊斯坦村。當天我探訪了最後一戶人家之後，我便去了公車站，但開往普萊斯坦村的公車已經走了。

　　隔天早上，我遇到了一個同樣來自普萊斯坦村的人。他想要購買《歷代願望》並說如果我願意和他一起去普萊斯坦的話，到那裡之後他可以立時付我書錢。我問他是否認識邁克爾和瑪麗，若認識的話，能不能為我帶路，他同意了。抵達普萊斯坦村時，我們先去探訪了他的幾個鄰居，因為他的推薦，鄰居也向我買了一些書。

　　然後，那人把邁克爾的家指給我看，當我走近他們的家時，我當下就意識到這是上帝派我來的。我一進到院子就看到邁克爾的妻子，她看來似乎很擔憂，然後我看見邁克爾的身上打了石膏躺在一張床上，這一切都不證自明。很顯然地，那位信徒的夢是來自上帝，而祂派我來到這裡，當我告訴他們關於夢的事和我為何來此探望時，邁克爾和他的家人都感到非常驚訝。

　　他們買了《善惡之爭》、《歷代願望》和幾本其他的書籍，後來他們邀請我留下來吃晚飯，我們一起祈禱。當我離開時，我知道上帝將會帶領他們。

　　這一次的經歷幫助我明白，上帝要我繼續以文字佈道士的身分為祂而工作。我有平安和自信在我心，因為在這份文字佈道的事工上，我擁有上帝，祂必一路帶領我的工作。

主題：介入　弗拉基米爾・葛尼洛克　烏克蘭

雙倍的糧食？

「耶和華必要差遣祂的使者與你同去，叫你的道路通達。」創世記24：40

在你為主作工的每一天，你總會遇見不同的經歷。

在一次冬季的文字佈道推廣活動期間，我們每人每日都專心致力於禱告。我們以團隊的方式禱告，尤其是在清晨時分。每天清晨3點時，有人會喚醒我們一同禱告，祈求聖靈的力量和天使的陪伴。我們這樣的禱告持續進行了許多天，因為我們知道我們需要特別的幫助，因為在這次活動中我們要推廣《善惡之爭》，《基督生平》、健康書籍和其他懷氏著作。

星期五是特別的日子，因為我們通常午餐後便不再工作。某星期五收工後，我回到我們的住處準備安息天的事宜，我的領隊恰好也在住處，因為我們倆都還沒有吃午餐，我們決定一起出去。我們在街上走了幾分鐘想找個地方吃飯，最後我們決定去教堂附近的一個小餐廳。看了菜單後, 我們訂了2份餐點，一人一份。但女服務生竟對我們說：「不對吧！各位，我不認為你們應該只訂2份，我想你們應該訂4份才對！」

我們問：「我們只有2個人，為什麼要訂4份呢？」她的回答讓我們感到非常訝異，她說：「我每天都在這裡工作，每天我都會注意到你們在附近工作，我確定你們有4名組員，不是2名！你們為什麼只訂2份，你應該訂4份才對呀！」

這經歷證實了一件事，當我們按上帝的旨意祈禱時，我們只要忠實信靠上帝，等待祂垂聽我們的禱告。雖然我們憑肉眼看不見身邊的天使，但是天使的確和我們在一起，而其他人也看見這一切了。

當我們外出為上帝工作時，祂和我們一起，我們並不是單憑自己的力量為祂工作的。把自己交託給上帝，祂會差遣天使和你在一起。

主題：保護
路易士·貝索托　美國

記得他的個子更高

「我實實在在地告訴你們，有人接待我所差遣的，就是接待我；接待我，就是接待那差遣我的。」約翰福音13：20

多少次你發現自己獨自一人走在人街上，對自己僅能以有限的能力面對敵人而感到失望和無奈？又有多少次你在文字佈道事工上感到孤獨，甚至多次在內心呼喊？但記住，我們不是在孤軍奮戰。

魯文是一位中等身材、皮膚黝黑、黑髮的文字佈道士。某天，他在布宜諾斯艾利斯的一家醫院推廣書籍時，遇見了迪奧尼西奧和他的妻子阿桑塔。阿桑塔對屬靈的事很感興趣，魯文建議他們查經，他們也高興地接受了。因為魯文當時正在幫很多人查經，所以他把這對夫婦介紹給巴萊斯特拉莊復臨教會，讓那裡的熱心教友來關懷這對夫婦，並且為他們查經。

一段時間後，這對夫婦邀請魯文出席他們的浸禮。浸禮完畢後，魯文走上前向這對夫婦祝賀。但令他吃驚的是，迪奧尼西奧卻不認得他。教會長老提醒他：「這位是建議你接受查經的人。」

迪奧尼西奧回答：「請原諒我，但我記得你是高個子、皮膚白皙、金髮。」為何在迪奧尼西奧的印象中，魯文會是高個子、皮膚白皙、金髮，而實際上他本人卻是皮膚黝黑、黑髮、中等身材？

魯文認為《文字佈道手冊》（the Manual for Canvassers）給了答案。「站在文字佈道士身旁和他們走在一起的耶穌是領隊。如果我們認定耶穌與我們同在，為我們作準備，那站在我們身旁的聖靈會指引我們該說的話。」——懷愛倫著，《文字佈道手冊》，原文第40頁。

與我們在街道上步行的人是耶穌！祂需要志工作為祂的使者，願意代表祂走向這世界。你和我可以向那些需要祂的人反映祂的榮耀，耶穌與聖靈同在的保證，使我們可以在日常生活和工作中產生果效。

主題：介入

埃斯特班‧莫利納　阿根廷

勇於面對同儕的嘲笑

「你們當剛強壯膽，不要害怕，也不要畏懼他們，因為耶和華——你的上帝和你們同去。祂必不撇下你，也不丟棄你。」申命記31：6

當我高三時，學生文字佈道士來到我們學校推廣，鼓勵我們加入他們的行列，成為學生文字佈道士。我不知道如果我選擇去推廣書的話，其他的同學們會怎麼看我。我想他們可能會嘲笑我，於是因為同儕的壓力，我選擇不加入這工作。然而後來我參加了佈道會，我看到一位學生文字佈道士如何服事，他熱情地鼓勵人購買書籍，我當下決定要加入文字佈道的事工，並且向那一位學生請教如何做好文字佈道的工作。

初期的工作是很艱難的，因為我們平日要上很多課，所以只能在週二推廣書。這對我們而言是一個挑戰，儘管住在我們學校附近的人經濟狀況大都不佳，實在買不起我們的書，我們仍然有信心，將大量免費的書報分送給很多人。由於我熱愛這工作，我協助其他學生文字佈道士招募新血，又有11位學生加入了我們的陣容。在這段時間我們開始在學校組織學生文字佈道士社團，我被推選為副團長。

到了大學階段時，我把書推廣給校園裡的學生。有一些學生會因此嘲笑我，問我是不是無事可做，但也有一些學生願意買書，有些會把我趕走叫我不要再來。這樣的事有時會令人沮喪，但我沒有放棄這事工。「你當剛強壯膽」，這句話不時地鼓勵我繼續在文字佈道事工上努力。

令我吃驚的是，許多學生文字佈道士依舊喜歡這工作，有更多的人加入了學生文字佈道士社團。現在這組織還在不斷地成長，每個星期五我們會走出去推廣書。我們知道有很多人可能開始時不想聽你講話，但後來讀完書時，他們會真正去欣賞那些書。儘管有許多挑戰，但這項工作也會帶來福氣。「耶和華——你的神和你們同去。祂必不撇下你，也不丟棄你。」

主題：相遇

里文‧曼尼拉吉吉薩　蒲隆地

上帝改變了我的外貌

「天使豈不都是服役的靈、奉差遣為那將要承受救恩的人效力嗎？」希伯來書1：14

　　在1970年代，我們這一組的文字佈道士非常受到我們領隊早晚靈修的鼓舞。某天早晨，他與我們分享了其中一位文字佈道士有趣的經歷。在格羅斯省工作時，有一位富有的婦人向他訂購書，一週後，當文字佈道士將書送去時，那名客戶卻拒絕付款，她說：「你不是那個向我推廣書的人，那人長得又高又帥！」

　　幸運的是，其中一位職員認得那位文字佈道士，她便插口說：「夫人，那人就是這個男子呀！你向他下了訂單也付了訂金。此外，他還為你祈禱呢！」驚訝之餘那婦人問：「是這樣嗎？」她的職員說服她後，她立時就付了書錢。

　　那天早靈修聽了這見證之後，我對自己說：「哇！上帝改變了他的外表，我好希望自己也能有那樣的經歷！」

　　一個月後，我被分配到另一個地區當領隊。一個晚上，我們特別為第二天會遇見的客戶祈禱。隔天一早，我們便開始推廣書，我們接到一些訂單，也收下了保證金。

　　後來，當我們把書送去時，你可以猜到當客戶對我說：「向我推廣書的那個人不是你」的時候，我有多驚訝。我叫她把收據正本先取出來，這樣我們可以與我手邊的副本進行比對，她確認無誤後付了錢。然後她說：「我記得那男子長得又高又帥，這也是為什麼我會買這本書的原因！」我微笑著向她保證：「夫人，請不要擔心。當耶穌復臨時，我們兩人會看到讓你下訂單的那位天使。」我們一起作了祈禱，熱誠地握手之後，我就道別了。

　　那一天，上帝肯定改變過或打扮了我的外表，使她下了訂單買書！上帝知道如何為那些在文字佈道工作上服事祂的人行奇事，對此我非常確信！

主題：神蹟

威利・塔卡潘 菲律賓

妳醉了嗎？

> 「所以，有了機會就當向眾人行善，向信徒一家的人更當這樣。」加拉太書6：10

我和莉蒂亞到都會區去推廣書，我們計畫去拜訪較集中的商店街。在這過程中我們遇到了一位跟我同名的婦人娜特莉亞。娜特莉亞在皮衣店當一名店員，我們邀請她看看我們的書，她買了《如何瞭解你的孩子》（How to Understand Your Child），然後她邀請我們有空時再來拜訪，這是我們與娜特莉亞友誼的開始。

當我們進一步認識她時，我們發現原來娜特莉婭的家庭生活並不美滿，她問我們該如何解決她的婚姻問題。我建議她，先試著為她的丈夫準備一頓浪漫的燭光晚餐，她想了想便說她會試試看，下一次我去看她時，我便關心地問她燭火晚餐的結果。

她告訴我在那之後她確實為她的丈夫準備了一頓特別的燭光晚餐，然後，幾乎是婚後頭一次，她告訴她的丈夫弗拉基米爾，她要為自己造成的婚姻問題向他道歉，不料弗拉基米爾的反應竟然是接近她，聞她嘴裡的味道，要確認她是不是喝醉了！經過了很多次的禱告，他們的家庭狀況總算有所改善。

在那之後，娜特莉亞對我的書開始產生了濃厚的興趣，她細心閱讀了所有買下來的書。上帝感化了她的心，她開始參加安息日的崇拜和讀經，也帶了她7歲的女兒上教會，娜塔莉亞終於受洗成為教友。她今年22歲的兒子有時參加崇拜和青年團契，就連弗拉基米爾也來參加教會的聯誼。他彈得一手好吉他，當他來的時候我們會一起唱歌，弗拉基米爾有時和娜特莉亞一起禱告。我們祈禱弗拉基米爾在未來能打開他的心房，完全獻身給耶穌。

有時接受耶穌會使家庭關係面臨挑戰，但上帝的旨意是強調愛、寬恕、恩典、憐憫、使家人團結一致的福音信息。我們感謝上帝，使我們成為愛的使者，能協助促進家庭關係的強化。

主題：重生

娜特莉亞‧葛那圖克　哈薩克斯坦

我要如何成為文字佈道士？

「主耶和華開通我的耳朵……我也沒有退後。」
以賽亞書50：5

我們的教會計劃舉辦佈道會，於是在紐西蘭奧克蘭當地的基督教大學租了一間大廳來進行。場地的一位工作人員叫所羅門，他是新教教會的信徒。

在籌備佈道會時，我們文字佈道士計劃免費發送《善惡之爭》給城市的每一個家庭。我們需要協助，所以在一個安息日下午我們邀請信徒參加。

這計劃的第一週開始時，我們文字佈道士和信徒作扇形散開，把《善惡之爭》給每一個家庭。在過程中，布倫特伍德教會的信徒邁克、瑜珈、菲力浦、麥克碰巧在所羅門的家遇見了他。他們親切地交談，所羅門高興地收下了書。

安息天我們在所羅門工作的大廳舉行了佈道會。那安息天我的講道是有關基督徒的服務和文字佈道事工的重要性。我提到這工作是在服事耶穌。我事先不知道所羅門坐在大廳外面聽講道。

聚會結束後，所羅門問我：「我要如何當文字佈道士？」他不認識我們的教會和文字佈道事工，也不知道這工作是由信徒來執行的。但他想要事奉主，他也喜歡看書，他認為文字佈道工作很適合他。

我感覺到聖靈在對所羅門說話。寫這篇文章時，我約了所羅門要向他作解釋。知道聖靈如何感動他的心是件令人興奮的事，我很想他加入我們的團隊。如果他有正義的心，這件事必成就。順便提起，所羅門看了一半的《善惡之爭》後也喜歡這本書。

我相信有許多人像所羅門一樣，樂意當文字佈道士。我禱告他們能站出來問所羅門相同的問題。因為這個答案將改變他們的生活、提升他們的未來、協助完成上帝的工作。你是下一個「所羅門」嗎？

主題：相遇

亞當‧維利　紐西蘭

發自內心的付出

「天怎樣高過地，照樣，我的道路高過你們的道路；我的意念高過你們的意念。」以賽亞書55：9

像往常一樣，一大早我拿了《聖經》出門。在探訪時，我接到了一通來自泰安郡波濤里健康中心的電話，對方通知我們在下午2點時在當地見面。為了能夠準時抵達，我朝泰安郡的方向一路開車，但是我和同事在路上也順道作了幾次探訪。當我們在下午2點之前到達泰安郡時，電話又響了。中心主任說：「很抱歉，我們必須將約定的時間從2點改到5點，地點在泰安郡的市中心，好嗎？」當然，我們同意了，現在我們提早幾個小時到了泰安郡。

當我們討論應該如何利用這段空檔時間時，聖靈使我們想起女執事——「娜」，我們開車到她家時，她一個人正靜靜地讀著《聖經》，她熱烈地歡迎我們。我們之間的話題很快就轉到屬靈方面的事和《聖經》的預言，我們注意到這世代的兆頭，例如地震、颶風、重創日本的海嘯等，我們認為這些事件是上帝在喚醒信徒，要努力且迅速地向罪惡的世界分享福音。

突然間女執事娜離開了房間，回來後，她遞給我們一封尚未打開的白色信封。這是海嘯後一整個月，她在苛刻條件下辛勤工作所得的薪水，她說她一直在考慮如何花這筆錢才最值得，她要我們用這筆錢買書贈送給有需要的人。

她對上帝的大愛作出的慷慨捐贈令我們感動莫名。我們用她的錢購買了許多書，贈送給她住處附近的中學。那所學校的校長、職員、學生等都得到了上帝的愛，由於她的慷慨禮物，我相信耶穌復臨時，會有許多人從那所學校出來等待著祂，我好想數算女執事娜的冠冕閃爍著多少顆星星。

上帝有數千種方式使用我們，叫我們為祂服事。文字佈道士每天的工作都是一次探險的經歷！你想在未來扮演什麼角色呢？

主題：引導　恩宋榮　韓國

祂打開了大門

「我又告訴你們，你們祈求，就給你們；尋找，就尋見；
　　　　叩門，就給你們開門。」路加福音11：9

我和戴爾芬在大溪地帕皮提郊區的工業區推廣書，我們探訪了一間政府的印刷廠，這廠負責印刷所有公立學校的教材。幾年前，戴爾芬曾經在那裡推廣過一些書。

我們被帶進經理的辦公室，受到宛如家族團聚般非常熱情的招待。因為希歐多爾記得戴爾芬。希歐多爾對《飲食療法》（Foods and Their Healing Power）非常有興趣，覺得這書對他的妻子會有幫助。他要求我們為她祈禱，因為她有菸癮方面的困擾，戴爾芬提議她參加5日戒菸班的課程，他認為這是個好主意，我們便安排下次到他的家裡談談。

然後我們探訪了一家大型船務公司，在那裡我們也被邀請進入經理的辦公室談話。當我們介紹我們的工作時，經理忽然眼睛一亮，他表示他旗下有200名員工，其中有許多人由於不良的飲食習慣、飲酒、吸菸等問題常請病假，他問是否我們能夠幫助他們。

我們給他看了我們帶來的書，戴爾芬也建議公司職員參加新起點課程，對此他欣然同意了。他買了2套的《藥用植物》（Medicinal Plants）和2套《飲食療法》，一套放在辦事處，另一套放在自助餐廳。我們為他們打造了以10人為一組的新起點課程，並在課程進行中介紹我們的書。經理非常感謝我們的探訪，並驚嘆我們此刻來的正是時候，恰巧可以幫助他的員工戒癮。

我認為這個健康計劃會花上不少的時間和心力。但戴爾芬說的好：「靠上帝的幫助，我們一定能做到們，因為祂為我們打開了這大門，祂一定會確保我們能成功。」

主題：相遇　威爾弗雷德‧波羅瓦　大溪地

堅持帶來好結果

「你們查考聖經，因你們以為內中有永生；給我作見證的就是這經。」約翰福音5：39

過去有段時間，我幾乎天天拜訪馬拉威的一間銀行，我試圖與經理會面，向他介紹一些書。但我幾乎每次都很難見到他，因為當我一到那裡，他的秘書便會攔阻我。她似乎很不高興看到我帶書過來，事實上，她一見到我出現在她辦公室門前時，她就會將經理辦公室的門關上。但我每天早晨還是照樣以笑臉央求見經理一面。

銀行經理注意到我和他的秘書之間發生的事，某天，銀行經理總算開口了，邀請我進到他的辦公室。我向他推廣我的書，但他和他的秘書似乎不感興趣，但他們仍然也邀請其他職員過來聽，反倒是另一位職員最後向我購買了一些書。

雖然經理沒有意願購買任何書，我還是免費送給他一本《聖經易懂》（the Bilble Made Plain）。他後來果真讀了這本書，並且接受了安息日的信息，最終甚至加入了復臨教會。

而那位過去常趕我出辦公室的秘書讀了同一本書之後，生命也有了轉變，她帶著她的丈夫和家人一起信了耶穌，今天他們一家人都是復臨信徒。我不禁想著，如果當初我不堅持見那位銀行經理的話，今天又會如何呢？

難怪上帝的餘民會因他們的「耐心」而聞名（見啟示錄14：12）。我們必須勤奮工作，堅持不懈與所有的人分享福音，因為我們永遠不知道上帝會以何種方式感動人歸向祂。務必堅持，並且耐心等待上帝的作為。

主題：重生　愛瑪‧瑪庫維拉　馬拉威

忠心僕人

「誰是忠心有見識的僕人，為主人所派，管理家裡的人，
按時分糧給他們呢？」馬太福音24：45

到如今我仍然清楚地記得那特別的一日。我們以靈修和早餐開始一天的工作，出發去推廣書籍，在城市中，我來到一棟外觀有著高牆的建築物，我不知道那裡是什麼地方，所以我敲了門。

一名警衛從裡面走出來，告訴我這裡是一個工廠，老闆名叫司杜弗。他向我指明了他老闆辦公室的所在位置，我便前去探訪他。我向他表明自己是家庭健康與教育中心的工作人員，並說明我們時常在許多不同的地方，如公司、金融機構、公眾服務中心、學校、或其他機構，介紹健康和家庭的課程及信息。

我跟他說我那一天的目的是想要跟他安排時間，好向他的員工介紹我們國際性的課程。他回答說：「但我們的員工分別在2個不同的地方工作，一批人在銷售地點，另一批人則在工廠裡。」我告訴他我很願意去這2個地方，但如果可能的話集中在一處會更好。他想了一下，說：「好吧！那麼請在星期二下午一點時過來。」

我把整件事的安排告訴領隊，他說我應該為這活動祈禱。到了約定的那一天，我和領隊在指定的時間去經理的辦公室，警衛卻告訴我他有事外出了，我一時之間對此感到洩氣，但我默默地祈禱上帝的領導，很快地我就感覺到屬天的平安與我同在。

幾分鐘後經理回來了，我的信心卻在此刻開始動搖，也感到非常緊張，所以我的領隊開始跟經理談話。我注意到經理的妻子似乎對我們所說的並不感興趣。但司杜弗告訴他的妻子：「讓我們給他們一次機會吧！」他的妻子同意了。然後，經理把所有的員工都叫來，我的領隊開始介紹我們的書，每個人都買了一些我們的書，包括經理的妻子也是。她買了《飲食療法》（the Medicinal Power of Food）和《健康的身體》（Healthy Body）。

那天當我離開那個地方時，我明白了一件事。當我們在傳福音時，上帝真的是實實在在的與我們同工。我們要有信心，靠著那信心沒有難成的事。

要是……又將如何？

> 「你或向左或向右，你必聽見後邊有聲音說：『這是正路，要行在其間。』」以賽亞書30：21

在這世代神蹟仍會發生，但世上最大的神蹟便是一個人的重生。像這樣的神蹟在汀斯卡亞村便發生了2次。

某天，文字佈道士安德魯敲了蕾芙米拉的家，她的丈夫塔吉爾是一名退役軍官。蕾芙蜜拉聽了安德魯的介紹後買了兩本書，之後安德魯會不時探訪他們，很快，他們兩家人便成了好朋友。他們討論了許多議題，也尊重對方的意見。7年後，蕾芙蜜拉開始上教會，一年後，她受洗了。塔吉爾目前也在讀《聖經》和懷愛倫的著作，他常和蕾芙蜜拉一起研究安息日學的學課，並參加教會所有的節目。

要是安德魯當初沒有叩他們家的門，事情又將如何呢？

另一個婦人達利雅也與蕾芙蜜拉一起受洗，她的曾祖父是俄羅斯第一批的復臨信徒之一。1905年，他曾在美國聽過懷愛倫師母的講道，他的女兒也是復臨信徒，達利雅至今還清楚記得曾祖母的禱告和她所講述的《聖經》故事，但在她死後，家中就沒有其他復臨信徒了。

20年以後，達利雅和她的家人搬到汀斯卡亞區，她試著重新守安息天，也經常禱告。事情的安排往往出人意表，當安德魯路過村莊時，他決定將剩下的幾份單張放在幾個郵箱裡面，其中有一張正好放在達利雅的信箱裡。下個安息天，達利雅和她的姑媽便開始來上教會，不久，她成為汀斯卡亞復臨信徒。她的丈夫阿列克謝一開始並不支持她，但6個月後，他為了想更進一步了解妻子的改變，也開始上教會。之後，達利雅的妹妹瑪麗亞也陪同家人一起來教會。2011年時，阿列克謝和瑪麗亞都受洗成為主的兒女。

要是當初安德魯沒有把宣傳福音的單張放在郵箱中，事情又將如何呢？

當我們忠實地事奉上帝時，我們在生活中其實不會有太多假設，也不會常常有著「要是……又將如何？」的困惑，因為當我們行天父的旨意時，我們的努力必有成果。

主題：重生

安德魯和塔蒂亞娜‧吉米第聶夫　俄羅斯

342

我兒，我為你禱告（上）

「我未將你造在腹中，我已曉得你；你未出母胎，我已分別你為聖；我已派你作列國的先知。」耶利米書1：5

勿老灣港口與往常一樣繁忙，許多乘客紛紛走近船，踏上甲板。大多數的人都帶著貨物、提行李箱、搬食物，有些人還運水。港口一片忙亂，炎熱的陽光曬得人刺痛。在人群中有一位年輕的母親牽著一個小男孩的手，他神色惶恐，直到他注意到身旁喧鬧的人們臉上都帶著微笑。

年輕的母親在甲板上找到空位時總算鬆了一口氣。當她打開行李取出裡面的東西時，她的兒子全神貫注看著眼前的海洋，這一切事物對他而言處處都透露著新奇。汽笛響了之後，整艘船很快就開始移動，船上的乘客們既興奮又開心。他們大聲呼喊著：「再見，勿老灣港口，但願我們很快就能相見。」這句話在那年輕的母親心中引起了共鳴，她不禁在心裡說：「我的孩子，看看這片廣的大海。誰知道呢？也許將來某一天你可以去探險！」然而這也只是她模糊的想法。她的兒子只曉得他們的目的地是萬隆市，那是一個氣候涼爽宜人、風景美麗的居所。他的母親已決定要在一個理想的地方撫養她的孩子。她希望這行動是美夢成真的開始，他們一定會得到上帝的賜福。

夜深人靜，母親和她的孩子躺在床墊休息時，偶爾會感覺海浪輕輕拍打著船頭。他們這一天在炎熱的陽光下坐了很長時間的公車，現在是休息的時候了。在閉上眼睛之前，她看著天空閃閃發光的星星，夜晚的星空是美麗的，這景象使她意識到上帝崇高的創造，並思想詩篇19：1所說：「諸天述說神的榮耀；穹蒼傳揚祂的手段。」

她心中默想著：「我兒，願上帝賜福予你。無論我將面對什麼，我都會為你奮鬥。上帝垂聽了我的禱告，我們的夢想會像希望的曙光一樣美麗。讓我們努力謹慎地過生活，直到成功的那一天。我的禱告已到達上帝的寶座前，我祈求祂的賜福，讓我們的夢想實現！」

主題：回應禱告　坦巴南　印尼

我兒，我為你禱告（中）

「我未將你造在腹中，我已曉得你；你未出母胎，我已分別你為聖；我已派你作列國的先知。」耶利米書1：5

伯莎和她的兒子強尼乘著公車，一路坐到北蘇門答臘勿老灣的港口，然後兩人乘船經過爪哇島抵達萬隆市。她的夢想是讓兒子在較好的環境下成長，直到有一天他可以成為上帝的僕人。

萬隆市的氣候涼爽，非常適合孩子健康地成長。強尼時常在復臨出版社的院子裡玩，他寡居的母親在那裡工作。事實上，他經常進出大樓看他的媽媽工作，他作夢也沒想到將來有一天他會在那裡工作。辦公室主管常吩咐他到外面去玩，因為在運作中的機器旁玩耍，孩子的安全性是非常令人擔憂的。他們並不知道這在一旁玩耍的小男孩，有一天會成為出版社的領導人。

伯莎的生活除了每個早晨、中午、晚上，為她最心愛的兒子和他的未來祈禱之外別無他求，她努力撫養孩子，存錢給孩子當教育費，她堅信他應該去上大學。

無人能預知這對母子未來的人生旅途，但藉著聖靈，上帝帶領伯莎選擇新的職業。她覺得上帝在呼召她從事文字佈道工作，她從一個生產書籍的人，成為一個推廣書的文字佈道士。她選擇萬隆市為工作區域，經過短期的培訓之後，伯莎開始前往辦公室、商店、住家，藉著推廣書報幫助許多人過著健康、快樂、聖靈充滿的生活。她一發現有人需要代禱時，她就為人禱告，因此，伯莎經常祈求上帝的力量能不時地帶領她。她的信心因此不斷增加，她銷售了很多書，並為多人祈禱。她忠實勤奮地工作，此舉也激勵了其他人。靠著這份工作她可以養活自己和強尼，她的堅持與努力使她獲得了文字佈道士證書，這一項成就她保留了多年。

主題：回應禱告

坦巴南

印尼

我兒，我為你禱告（下）

「我未將你造在腹中，我已曉得你；你未出母胎，我已分別你為聖；我已派你作列國的先知。」耶利米書1：5

　　為了實現夢想，伯莎已經為兒子走了很長的一段路。她一開始時在爪哇萬隆市的復臨出版社工作，後來改當文字佈道士，她非常喜愛她的工作，也為此大發熱心。當強尼還年幼時，她鼓勵孩子嘗試推廣書，強尼也喜愛從事文字佈道工作。唸大學時，他加入了學生文字佈道的工作行列，並獲得獎學金完成神學學位。

　　一位母親的夢想真的實現了，強尼成為了一名牧師。但母親對書報工作的熱愛在他的血液裡流動著，最後他晉升到南亞太分會，擔任出版社的主管。服務5年之後，強尼回到他家鄉的聯合會，擔任會長以及出版社的董事長。那位曾經在出版社的院子裡，邊玩耍邊等待母親下班的小男孩，現在成為教會和出版社的領導者。

　　當然，伯莎感謝上帝垂聽了她為兒子所獻上的禱告。她為兒子所做的禱告和她做基督徒的榜樣同樣受到上帝的重視。她無私的生活成為所有文字佈道士、她的兒子、媳婦和3個孫子寶貴的精神財產。如同《聖經》中的哈拿一樣，伯莎將兒子獻給上帝，使他在工作上成為敬虔的領導者。這些回憶和當中一切的經歷都是美麗的，上帝配得一切的頌揚。在教會服務40年之後，伯莎快樂地過短暫的退休生活。

主題：回應禱告

坦巴南　印尼

作者註：伯莎的兒子強尼，因著他對上帝的服事和他充滿活力的領導，使他在整個印尼和其他東亞地區享有盛名。他曾在教會出版社每一階層服務過，目前在菲律賓甲美地省的西朗市擔任南亞太分會副會長。

沮喪中蒙拯救

「你們中間有受苦的呢，他就該禱告；有喜樂的呢，他就該歌頌。」雅各書5：13

　　瑪爾塔正經歷人生最低潮、最艱難的時期，她十分沮喪，壓力大到幾乎想要結束自己的生命。某天，她到銀行去付一些帳單，解決一些私人問題。當她在一旁等著與銀行經理會面時，她坐在一位婦人旁邊，那婦人手上正拿著一本關於壓力的好書，聚精會神地讀著。瑪爾塔被書本的標題和內容裡的插圖吸引，在好奇心的驅使之下，瑪爾塔問婦人在哪裡可以買得到這本書。

　　那婦人告訴瑪爾塔，這本書是她幾個月前，從一位到她家來推廣書的女子那裡購買的。碰巧那婦人手上有聯絡對方的資料，於是就把它給了瑪爾塔。

　　瑪爾塔一回到家就打電話，電話是由文字佈道士布蘭卡接的。她跟布蘭卡約好見面的時間，布蘭卡向瑪爾塔介紹她的書，瑪爾塔也購買了一些書，但這些書要一週後才能送到她手裡。

　　當隔週布蘭卡到她家準備把書交給她時，前來應門的瑪爾塔卻心煩意亂，而且衣衫不整。她莫名其妙地侮辱布蘭卡，說她不會買書，並要求布蘭卡離開，永遠不要再來。布蘭卡嘗試使瑪爾塔冷靜下來，但沒有成功。她意識到自己實在幫不上忙之後，便決定離開。但她先問瑪爾塔是否可以為她祈禱，瑪爾塔很不情願地同意了。禱告之後，瑪爾塔改變了口氣，但她仍說：「我不相信任何你說過的有關於上帝的事。」布蘭卡難過地道別回家，她對瑪爾塔深表同情。

　　2天以後，布蘭卡接到一通瑪爾塔打來的電話。她不斷哭著為自己那天的言行向布蘭卡道歉。她問布蘭卡：「你可以再來找我嗎？我想跟你談談，你覺得我能和你一起去教堂嗎？」幾個月以後，瑪爾塔成為一個新造的人，她充滿了希望和喜樂，瑪爾塔在查經後受洗加入烏拉圭位在蒙特維多的復臨教會。

　　不要遲疑，就在今天把自己獻上當作上帝的器皿吧！你的努力將會得到成果。

主題：重生

匿名　烏拉圭

為安息天站立

「你若在安息日掉轉你的腳步,在我聖日不以操作為喜樂,稱安息日為可喜樂的,稱耶和華的聖日為可尊重的;而且尊敬這日,不辦自己的私事,不隨自己的私意,不說自己的私話,你就以耶和華為樂。」以賽亞書58:13-14

　　2010年時,一組文字佈道士抵達了離茲納緬卡市不遠的馬卡里哈村,分發免費刊物和推廣書籍。在那裡他們遇見來自另一個教派的朋友,就贈送他們宣教刊物和書籍。每個月固定一次,他們都會返回原地,分發最新的刊物,也探望他們的新朋友。

　　弗拉迪米爾是那些新朋友之一,他想要一本《善惡之爭》,因他曾聽說過這本書好幾次,但從未讀過。看完《善惡之爭》之後,他開始與其他信徒分享他對書中內容的觀點,然後上帝給他一個奇妙的經歷。

　　此地的農夫大都在春季時犁地,村民的土地是沒有安置籬笆或被圍起來的,如此以來牽引機的駕駛員才可以一次一起犁完所有的土地。村委員會的幹事安排在星期六時開工犁地,但弗拉基米爾知道安息天是聖日,所以他不想讓自己的土地在安息天整地。這意味著牽引機駕駛員必須要繞過弗拉基米爾的土地工作,此事會造成許多不便,但弗拉基米爾立場依然堅定。

　　弗拉基米爾在星期日時與他所屬的教會信徒見面,並告訴他們安息日的道理,他明白第七天安息日是上帝的聖日,他將開始守安息天。當他回到家時,他在他的土地上看到牽引機,代理委會主席尊重了他的請求,在星期天犁了弗拉基米爾的土地。當弗拉迪米爾不再回到他原先所屬的教會時,另外7人決定遵循他的榜樣在安息天崇拜。少數幾位最終返回以前的教會,但有5位受了洗,並繼續參加安息天的崇拜。由於在村內的事工,包括在村中心的所舉辦的宗教音樂會,現在有13人在其中一位教友的家一起研究《聖經》和聚會。

　　文字佈道士、《善惡之爭》、聖靈做工,使弗拉基米爾和其他復臨信徒能夠為安息天堅守立場。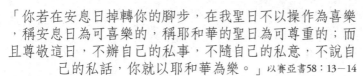

主題:重生

弗拉迪米爾・坎查　烏克蘭

更確信的預言

> 「我們並有先知更確信的預言，如同燈照在暗處。你們在這預言上留意，直等到天發亮，晨星在你們心裡出現的時候，才是好的。」彼得後書1：19

我負責文字佈道士的指導和訓練，強納森是他們其中的一員，他是一位對這事工非常具熱忱的年輕人。當他來到塔瓦科斯州，維拉莫薩市時，他夢想有一天能到琳達維斯塔大學唸書，他致力於向醫療專業人員，尤其是醫生，推廣我們的健康書籍。

某天，他去探訪其中一位醫生，但醫生沒有立即接待他。然而，他照樣介紹健康書籍的教育價值，並且特別提到肥胖症，可是那位醫生對此話題仍然沒有多大興趣。但是，醫生表示她有屬靈方面的需要，強納森便把話題轉到這方向。

她說她認識一些復臨信徒，也聽過復臨教會，事實上她對於有關復臨教會的一切都很喜歡。她甚至還知道懷愛倫師母是上帝的使者，有先知的恩賜，強納森問她是否讀過懷愛倫的書，她表示看過，但她不想談論懷氏。強納森離開時心裡想著，她一定對懷愛倫師母的書有興趣，所以他每個星期都去看她，並且刻意把《先祖與先知》中的一章贈送給她。她把資料收下、閱讀，也很感謝強納森。她表示那些信息寫得既出色、淺顯易懂，又十分有益，她承認這些材料幫助她更明白《聖經》。

最後，強納森決定要向她透露這些材料的來源。當他等到了合適的時機，他便告訴她，這些材料其實都是懷愛倫師母的著作，她感到非常訝異，然後她興奮地買下了一整套的《歷代之爭叢書》。今天這位醫生還在查經階段，但我們衷心期待福音的種子能產生好結果，因為「我們並有先知更確信的預言，如同燈照在暗處。」感謝上帝安排了像強納森這樣的青年人，以及「預言之靈」書籍的引導。

主題：相遇
艾德・賈西亞　墨西哥

我試圖毒死我父親

「凡事謝恩，因為這是上帝在基督耶穌裡向你們所定的旨意。」*帖撒羅尼迦前書5：18*

　　當我在我所負責的佈道區域探訪時，我開車經過海濱地區發現那裡有一些還未曾拜訪過的公寓。我決定在這一週結束前去探訪他們，很快的，一週的時間一晃眼便過去了，來到了星期五的下午，我自己幾乎都快忘了這個安排，所以我迅速開車到這棟公寓大樓。

　　停車後，我往大樓的入口走去。我遇到了一位中年婦人，她費力地提著裝買雜物的購物袋。她看來似乎很累，所以我便自願上前幫助她，她欣然地接受了，因為接下來她還得走上好幾層樓梯。對我來說，這是目前拜訪一戶人家最輕鬆不過的方法了。我提著她的東西，上了樓梯、通過她的前門、直入廚房，我感覺像在自己家一樣自在！

　　把東西放好之後，我馬上向她介紹我帶來的書。然後，我停下來聽她分享她自己的生平背景，她由一位暴躁易怒的父親養大，父親聲稱和希特勒有血緣關係，但在她眼中父親比希特勒更糟糕，她與我分享一些她的生活經歷。

　　接著，她便說要告訴我這輩子從來沒有跟別人講過的事。我覺得自己很幸運，但也十分惶恐。她說她和她的妹妹曾試圖毒害她們的父親，然而計劃卻沒有成功。當她們邊看邊等，直到心知肚明計劃失敗後，她們感到更生氣，因為父親並沒有死。

　　我告訴她我是如何得到聖靈感動，才決定來到這一帶的公寓探訪，並且碰巧在樓梯口與她相遇。她高興地向我購買了《今天明天和你》（Today, Tomorrow, and You）和《喜樂的泉源》這2本書，在為她禱告之前，我先唸了書中一些段落來鼓舞她。

　　我為她所作的小事，和她過去人生中所受的痛苦和折磨雖然不成比例，但她似乎因此得到鼓舞而高興。當我準備離開時，她看著我胸前的工作證問道：「你和住在洛基谷的霍林斯沃家族有關係嗎？」我說是，並告訴她我父母的名字。她告訴我她的兒子目前正致力於戒除嚴重毒癮，他在過去曾經透過我爸爸安排，到那裡工作過。這世界真小！我們彼此在敬畏上帝的心情之中道別，感謝上帝神聖的安排，賜給我們相見的機會。

主題：引導

克林・霍林斯沃思　澳州

小變化大成果

「誠實人必多得福；想要急速發財的，不免受罰。」
箴言28：20

　　像往常一樣，我在充滿挑戰和「謝謝，但我不需要」的回應下推廣書，一天工作將結束前，最後我來到一個婦人家裡拜訪，這次銷售了《健康食品》（Healthy Foods）一書，但我手邊沒有零錢，所以我答應在當天晚上9點前返回將零錢帶回（約4塊錢美金）。那婦人勉強同意了，她大概不期待我會回來，然而我信守了我的承諾，回去把錢交給她。

　　接下來的星期天，我和我的同事不約而同地感到有點洩氣，探訪的每個家庭都認為我們的書相當精彩，但他們的回應仍然是：「謝謝，但我不需要。」某天晚上，時間已經不早了。當我開始介紹我的書時，那婦人說：「你是從肯亞來的耶利米。請進來。我是瑪麗特。」

　　我感到很驚訝，我不知道她怎麼會認識我，因為我不記得自己曾經見過她。她的丈夫和孩子歡迎我進屋，我們邊談邊笑著，我心裡卻著急著想知道他們何時才會叫我向他們介紹我的書，「我這是在浪費時間嗎？」

　　然後那婦人對我說：「我的妹妹西爾維告訴我，你在上星期二把零錢帶回去給她，她以為你會因為錢的數目很小不會再特地跑一趟，但你做到了，這表示了你是個值得信任的人。我知道挪威出版社是一間信譽非常好的公司，以往每年夏天我總是會留一些錢，捐給來到我家推廣書的學生。」於是他們向我購買了2本書，並答應會買更多。

　　之後，我向他們道別。我後來逐漸發覺，西爾維一定曾經鼓勵她的鄰居和親戚向2位騎紅色摩托車的人買書。那條街的每個家庭對我表示歡迎，還邀請我到他們家去。當我準備離開那條街時，一位男士朝我跑過來。我停下車，想知道他有何請求。他問我：「你是從肯亞來的嗎？」我回答說：「是的，我是肯亞人。」他說：「有人告訴我你為了找錢特地回到我的朋友家，我想向你買2本《健康食品》。」

　　那天晚上，我銷售了價值超過 6,200 挪威幣（約美金1,200元）的書。我們的上帝經常使用簡單，看似無關緊要的小事來賜福我們，讓我們忠實地為祂作所有的事工，繼續往前走。

主題：相遇

耶利米・奇芭娜

肯亞

書報的力量

NOV 11月
26日

「我口所出的話也必如此，決不徒然返回，卻要成就我所喜悅的，在我發他去成就的事上必然亨通。」以賽亞書55：11

2010年夏天，我在奈及利亞的阿庫雷州做學生文字佈道士。推廣書籍時，在城市裡一所護理學校任職的貝洛夫人向我買了《健康力量》（Health Power）。隔年，我再次回到阿庫雷州，參加2011年夏天的書報推廣活動。我決定去探望去年夏天的客戶，其中自然包括貝洛夫人。

當我到她家時，她立時歡呼對我說：「柯拉沃萊先生，我向你買的書帶給我好大的能量，特別是那本叫《健康力量》的書。它重新塑造了我的健康概念和習慣，在沒有任何壓力下幫助我有效控制我的體重。雖然我的職業是護士，我過去從未發現有任何一本書和你推廣的一樣有效。」

然後，她說：「我向很多人推薦了這本書，我現在需要更多的書。我按照你書中的規定教導我的母親吃素。甚至州長的妻子還請教我新的體重控制秘訣是什麼。」貝洛夫人然後又購買了一本《健康力量》，準備送給州長的妻子。她愉快地說：「我讚美上帝，祂派你到我的家來。」

這是一個多麼令人振奮的經歷！我讚美上帝，祂讓我以一名學生的身分來服事祂。我相信懷愛倫師母的話：「學校放假之時，許多學生便有機會出發參加文字佈道的工作。忠心的文字佈道士必得門徑進入許多的家庭，留下含有現代真理的寶貴讀物給他們。」——懷愛倫著，《文字佈道指南》，第29頁，2002年版。

我敦促我的同學們，要善加利用他們在學校休息的時間去推廣書，將這些重要的書介紹給在身心靈方面有需要的人。這確實是一個既快樂又最鼓舞人的經歷！我們教會的刊物是有力的，文字佈道士的工作不會被白白浪費，它將完成上帝所託付的工作，文字佈道的事工確實能使許多人認識真理。

主題：相遇

阿德勒克．柯拉沃萊　奈及利亞

廣發福音小冊使教堂成立

「當時有⋯⋯幾個人，都起來和司提反辯論。司提反是以智慧和聖靈說話，眾人敵擋不住。」*使徒行傳6：9－10*

使徒時代的外邦人要求得到真理，使徒們作了回應，從此天國的福音被傳開了。同樣，在我的國家緬甸，文字佈道士在許多地方廣發宣傳單張及小冊子。在聖靈的感動之下，很多人相信了真理，他們成為復臨信徒，並且組織了教會。

昂佐民是一位文字佈道士。在一個安息日下午，他和出版社的主管麥亞傑，以及熱心的平信徒島殷申一起坐公車到附近的鄉鎮去。他們在公車上分發宣傳福音的單張及小冊給乘客，好讓大家可以利用乘車的時間看。一位婦人對這些手冊和發放的人很感興趣。她問：「你們都是基督徒嗎？」他們回答：「沒錯！我們是復臨信徒。」她想要了解更多，於是又問：「如果你們有時間，可以請你們來我家嗎？我住的地方就在附近，離這裡不遠。請問你們可以現在就跟我過去嗎？」

於是他們3個人跟她走了。到她家時，她煮了美味的午餐款待他們。然後，這3個人與她的家人花了好幾個小時討論《聖經》，他們也進一步安排了查經的日期。雖然她原先所屬的教會牧師對此事表示反對，她與家人還是一直在查經。

一年後，婦人的丈夫游連敏帶著女兒到首都的中文《聖經》神學院讀書，他們的牧師也和他們同行。在那裡，游連敏參加了由復臨教會舉辦的佈道會。他的女兒非常生氣，告訴他不要參加，連他的牧師也試圖阻止，但無論如何他還是去參加了。他學習了更多有關《聖經》的內容和預言，他實在無法拒絕這個真理。

佈道會結束後他受洗了，接下來的2年內，他的家人也一個個都受了洗。自這個小家庭開始向外發展，復臨信徒便在那村莊裡逐漸成長，後來還組織了教會。這一切要歸功於一份在公車上所發放的手冊，它改變了一個家庭，還建立了教會！上帝的作為是多麼奇妙，祂使人從黑暗轉向光明！

主題：重生
麥亞傑　緬甸

各位先生，歡迎你們！

NOV 11月
28日

「萬國要來就你的光；君王要來就你發現的光輝。」

以賽亞書60：3

　　安琪拉在1990年開始尋找上帝，她的一位朋友推薦她讀《善惡之爭》，並邀請她參加復臨教會的聚會。透過此書，安琪拉了解到世上有善與惡兩方勢力之間的戰爭，她對此充滿好奇。她暸解了宗教歷史的背景後也很訝異。她現在明白之前她對「大異教徒」的認知是錯誤的，原來他們是一群誠實、有信心、有勇氣的人，她毫不猶疑地接受了《聖經》真理，在1991年7月20日成為復臨信徒。

　　安琪拉一直在一家大醫院當護士，但從2008年開始，她兼任文字佈道的工作。她的丈夫是皮亞特尼亞鎮的市長，他對此很不高興，因為他的妻子不管到哪裡去總是提著一袋的書。某天，他與來自布加勒斯特的政黨領導人有一場重要的會議，他邀請他的妻子和他一起出席。她說：「我可以跟你去，但你要允許我帶一些書。」他同意了。她帶了《愛的勝利》（the Triumph of Love），這本書的內容是包含《善惡之爭》之中10章內容的精華版。安琪拉感到非常高興，因她可以向她國家的重要政治領袖推廣這本書。2011年12月在另一場約有100位市長出席的重要會議中，安琪拉的丈夫再度邀請她去展示她的書。安琪拉的眼神閃閃發光，對在場的人投以熱情的微笑，努力地介紹：「先生們，歡迎你們，請過來看一看這些寶貴的書。」

　　許多市長對《歷代願望》、《善惡之爭》，以及《救贖的故事》很有興趣，其中有一位市長甚至購買了《歷代之爭叢書》一整套書，她也銷售了很多其他保健方面的書。

　　在2012年初，安琪拉注意到她丈夫車中有一些聖像，是一名神父給他的，他要把它們帶到市政廳去，作為禮物贈送。她提議說：「你為什麼不把《善惡之爭》贈送給你的同事和其他官員呢！這是一本非常重要的書！」他同意了。他說：「我之前已經開始陸陸續續在閱讀《善惡之爭》，但今年我想要把它讀完。」願上帝賜福安琪拉和所有勇敢的文字佈道士們，無論面對的人是窮苦或富有、教育程度為何，他們都能毫無保留的，勇於在任何人面前為他們的上帝站立，絲毫不感到害怕或侷促不安。🔔

主題：相遇　辛西安娜・康斯坦汀　羅馬尼亞

憤怒的狗

「我的上帝差遣使者，封住獅子的口，叫獅子不傷我；因
我在上帝面前無辜，我在王面前也沒有行過虧損的事。」
但以理書6：22

千禧年那一年的夏天，我在聖克魯斯市推廣書。在這城市的一戶人家屋
子前，我遇見了一隻非常兇惡的狗。我站在籬笆外，試圖跟站在屋外的主人講
話，他表示他很忙，而且他的狗不是好惹的。這對我來說，很明顯，他養了一
隻攻擊性很強的狗，幸好他們的房子有籬笆環繞。

不過，我堅持要和那人說話，於是他走到大門口，對著我大呼小叫，我
站在那裡心中很緊張，默默地祈禱。當他來到門口時，我開始向他解釋我想探
訪他的原因，我們一起慢慢地踱步走到房子前門時，我也一邊向他解釋為什麼
我的工作對他和他的家人別具意義。

我們同行走到門前的時候，他告訴我如果我試圖走進他的房子，他的狗
肯定會攻擊我，但是來到門前時，那隻狗卻沒有任何動靜。

進屋之後，我只向他介紹了《第三個千禧年》（Third Millennium）這本書，
聽完之後，他很快就接受了我的推廣，非常樂意地向我購買了這本書。然後那
屋主便開口感謝我，並告訴我他感到非常奇怪，因為他的狗竟然對我沒有一絲
攻擊意圖。事實上，牠甚至連對我吠或吼叫都沒有，因此他認定今天救恩來到
了他的家。在離開前，我可以感受到，上帝的靈似乎已經開始感動了他的心。

那天，我更清楚看出一件事，我明白推廣書的確是傳福音的工作，尤其
是對那些還未清楚意識到他們需要救恩的人。上帝的天使為祂的僕人鋪平了道
路，由於文字佈道的事工，我現在成為一位專任的牧師。

主題：保護
班傑明‧喬克‧雷米　玻利維亞

聽上帝的聲音

NOV 11月
30 日

「你們多結果子，我父就因此得榮耀，你們也就是我的門
徒了。」約翰福音15：8

　　我的習慣是每個安息天一大清早就先抵達教堂，這樣我就可以在大多數教友尚未來到教堂之前一個人悄悄地禱告。某一個安息天的早晨，我跪下禱告時，彷彿聽見一個聲音在呼喚我：「伊娃，你一個人在這裡做什麼？」我睜開眼睛四處觀望，但沒有看見任何一個人影，我甚至去牧師的辦公室附近找，但也沒有發現任何人。回到教堂之後，我便繼續祈禱，這時我聽見有聲音對我說：「你知道我的名字，也認識我的話語。你要服事的領域是廣大的。你去吧！讓教會以外的人聽到我的旨意。」

　　當我靜下心來，思考著這聲音和信息時，先知撒母耳年輕時的經歷在我的腦海中浮現，我深信這是上帝在對我說話，這份特權令我感到高興，但同時我也明白其中責任的重大。」我生性就是一個充滿活力，性格大膽無畏的人，我便靠著信心服從上帝的引導。

　　接下來的一週，我仔細思考這個呼召，想知道我可以從那裡展開工作。然後，我有了頭緒，我應該去一些過去福音還未開發的地方，那地方就在門東的雅恩德，它離市中心約 7.5 英里（12 公里）。某天，推廣書畢之後，我便出發去探索門東的郊區，尋找合適的地點舉辦佈道會。一位客戶慷慨地把他的餐廳借給我，接下來約3個星期的時間，上帝賦予我能力，我每日都在那裡傳揚福音，每一天平均下來都有約12位聽眾，當中有8個人接受了福音的信息，在密集的查經過程之後，他們8位受洗了。這樣一個小規模的開端，使一個安息日學分校得以成立，如今它已經發展成一個有組織的教會，擁有80名教友。

　　這一切就如懷愛倫師母所傳講的話：「文字佈道士去人家拜訪之時，往往有機會可以向他們宣讀《聖經》或其他教導真理的書籍。若是發現有尋求真理的人，就可以與他們查經。這種查經的工作正是人們所需要的。凡能如此對將亡之靈表示深切關懷的人，上帝必在祂的工作上使用他們。祂要藉著他們分賜真光給一般預備接受指示的人。」——懷愛倫著，《證言精選》第二輯，第543頁，1958年版。

主題：引導

伊娃・阿奎諾 喀麥隆

Encountering
God's Grace

藉著各式屬靈書刊，真理的亮光照遍遍邊僻地區那些沒機會聽到福音信息的人，
這是一種最蒙福的佈道工作，文字佈道士可以作主的助手，為真理的進展開闢門路……

12月
December

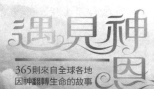

遇見神恩

365則來自全球各地
因神翻轉生命的故事

令人難忘的相遇

「萬國要來就你的光……你的心又跳動又寬暢。」
以賽亞書60：3-5

布德瓦是位在蒙特內哥羅海岸區，一座美麗而擁擠的城市。雖然我居住和工作的地方在塞爾維亞的貝爾格勒，但每年夏天我都會去鄰近的蒙特內哥羅推廣書報。

某年夏天，當我在海灘推廣書時，我遇到態度非常和善的一家人。他們的父親對我所推廣的書感覺很眼熟，因他以前曾經購買過那些書。他說他自己很喜歡閱讀和談論有關屬靈方面的事。他是一位經濟學家，出生在波士尼亞和赫塞哥維那。但在內戰爆發期間，他便舉家搬回貝爾格勒了。在我們談話的過程中，我們突然發現，我和他在市區的住處是在同一條街道上。能在幾百英里之外，「巧合」遇見一位想認識上帝的鄰居著實令人感到驚訝。我們交換了電話號碼，並答應再見面！

另一個場合也是一個美好的回憶，我在伊加洛遇到2位婦女。她們邀請我坐下來休息，好讓她們在一旁可以翻閱我帶的書。我們花一個多小時談論各種話題，包括《聖經》。她們的朋友後來也加入我們，同樣也問了很多問題。當她們要我推薦該買哪一本書時，我建議了《歷代願望》。我常好奇，像這樣的相遇將來會帶來怎樣的結果。在伊加洛時，我還遇見了來自塞爾維亞的一對夫婦，他們站在一旁，靜靜地聽著我向另一個從德國來的家庭介紹書。他們被我們的談話和推廣的書籍所吸引，但當下他們沒有錢可以購買任何書籍。我讓他們知道，通常我晚上會擺書攤，歡迎他們晚一點再來光臨。不幸的是，那天晚上我因故無法去擺書攤。

過了2個晚上，我又照常去擺書攤，有一對夫妻此時突然喊道：「我們找了你2天了。」他們正是那對來自塞爾維亞的夫婦。我挑了7本書給他們作參考，並將每一本書都作了簡要的介紹。幾乎是毫不遲疑的，那婦人要我計算全部書的價錢，她的丈夫隨即打開皮夾付清所有的書錢。一個月後，我回到了塞爾維亞，同一位婦人再次打電話給我，她想要訂購更多的書，我十分期待著我們下一次的相聚。我為這些美好的相遇而讚美上帝，它激勵我們，也增加了我們的信心。

主題：相遇

妮琪卡·寧科維克
塞爾維亞

上帝的作為振奮人心

> 「我們行善，不可喪志；若不灰心，到了時候就要收成。」加拉太書6：9

　　我感謝上帝，因祂賜給了我機會，成為其中一位文字佈道士。在復臨神學院畢業後，蒙多基、拜爾阿吉、和曼戴弟兄們教導我如何成為一名文字佈道士，尤其是在與人談話的應對技巧訓練。某天，蒙多基帶著我去見某國會議員，但那議員不在他的辦公室，我們就對他的私人秘書作自我介紹。他問我們來自什麼地方，屬於哪個教派等等。當我告訴他我是復臨教會的信徒時，他好奇地探問我是自小出生在一個基督化家庭，或是後來才改信基督教的。我說我原本信奉的是印度教，是後來才改信基督教的。他忍不住問：「如果要改變你的宗教信仰，為什麼你會選擇成為基督徒，而不是穆斯林呢？」

　　現在我有機會告訴他為什麼我選擇了基督教。我解釋道：「先生，我發現基督教的復臨教會擁有《聖經》的真理。復臨信徒不碰毒品、酒精、茶、咖啡、菸草，也不吃不潔淨的食物，如豬肉和無鱗的魚。我們在安息天（星期六）敬拜上帝和休息，因為《聖經》指示我們如此做。」我也讓他看《可蘭經》中有關安息日的經文，接下來我們花了很長時間討論，他很仔細地聽，每當他有不明白的地方，就會打斷我。事實上，復臨教會有些信仰基礎和穆斯林的信仰是相容的，所以他很讚揚我們的做法。他表明他對於我們為這些有益健康的教義所付出努力，感到非常欣賞。

　　文字佈道的工作需要堅定不移的委身。有時晚上拖著疲憊的身軀回家時，我會感覺整個人筋疲力竭，轉瞬之間會出現想要放棄的念頭。但在床邊，我會聽到一個微弱的聲音告訴我不要氣餒，現在只管休息睡覺，所以我就按照上帝的指示去做。祂會振作我的心思意念，讓我再次展開一天的工作。我日復一日、月復一月，做著這項事工，我為遍佈世界各地的文字佈道士夥伴們祈禱。現在，我非常希望能把我的父母帶到耶穌的跟前，我知道此時此刻，聖靈也在他們心裡動工。

主題：相遇

阿米特・斯卡　孟加拉

服役的天使

「我們不致消滅，是出於耶和華諸般的慈愛；是因祂的憐憫不致斷絕。」耶利米哀歌3：22

　　我的自用小客車是4人座的，每逢我出去推廣書的時候，我都相信天使坐在其他的3個座位上。如果這聽起來很奇怪，請思考懷愛倫師母說過的話：「在上帝領導之下，前進工作……天庭的使者也要伴隨你們，並預備道路。」——懷愛倫著，《文字佈道指南》，第23頁，2002年版。因為我相信天使的確一路伴隨著我，我非常高興他們坐在車裡其他的座位上。我跟他們說話，歡迎他們，並尋求他們的庇護，因我深信他們的視力肯定比我的好！

　　某個星期天，當我出去推廣書的時候，我遇到車禍，我的吉普車掉落在50英呎深的懸崖裡。這實在太可怕了！但我感謝耶穌，因祂早為我做了心理準備來面對這場考驗，讓我來說明一下：

　　一天晚上，正好在這件意外發生前3個星期，我突然之間從夢中驚醒。我記得很清楚，似乎有一個清晰的聲音告訴我：「起床，跪下禱告。」我明白它的意思，便起身跪下禱告。我花時間禱告回顧上帝偉大的應許，然後默想善惡之爭。

　　然後，那個決定命運的星期日發生了。在那之前的3個星期，每一天早晨開車上路之前，我都會祈禱並向我身旁的天使問安。意外發生時縱然可怕，但我仍要感謝上帝，不然我若遇到這種情況，肯定是必死無疑，我相信這一切都有我的天使在保佑我！上帝安排另一位文字佈道士經過意外現場的對面馬路，她目睹了那次車禍事故。她向我大聲呼叫：「托比雅斯姐妹，趕快從那裡爬上來！快！帶著你的行李上來！」感謝上帝，我還能聽到她呼喚的聲音，而且我的身體並沒有任何骨折。我的袋子和書籍散落一地，路旁一位年輕的目擊者立刻下來幫我撿東西。

　　我讚美上帝，祂的天使奇蹟般地保護了我。上帝賜福予我，使我能當全職的文字佈道士。在上帝的恩典下我要永遠跟隨祂，祂的憐憫永不離開我們！

失而復得

> 「耶和華果然為我們行了大事，我們就歡喜。耶和華啊，
> 求你使我們被擄的人歸回，好像南地的河水復流。」
>
> 詩篇126：3—4

一天晚上，我向上帝祈求，請祂指示我明天的工作，並且帶我到祂希望我服事的地方。隔天早上，我覺得我應該前往維多利亞湖地區工作，所以我去了那地方，並探訪了幾所學校。有一所教會學校對我特別好，從中我看到了上帝的恩典。翻閱了我的書之後，班主任認為這些書對課堂上的學習會有幫助，所以她為學校買了幾本。然後，她翻閱了10冊一套的《聖經故事叢書》，並且決定為自己買下來。不過當下她並沒有足夠的現金，所以她在出貨明細單上簽了名，而我也同意折返收錢。

上週五，我又回到學校裡，卻到處都找不到她，值班的秘書不知道她去了那裡，不久後，我從校警那裡得知她被解雇了。我試著打電話給她，但始終聯絡不上她。我低聲禱告，祈求上帝來處理此事，她看來是個善良、親切的人，我加倍為她祈禱。

過了幾個星期，某天晚上，我接到她的電話。她對自己未能遵守諾言表示歉意。她約我在恩德培某飯店的大廳見面。那天晚上，我坐公車到飯店。不幸的是，我晚來了30分鐘，失望之餘我預備返回家中，但她再次打電話請我回到飯店。在那裡，她以熱情的笑容把我帶到她的家，我很高興再次見到這位親切和藹的婦人。她告訴我除非她把欠我的錢付清，否則她實在無法安心，她很快就付清全部的書錢。

我很高興得知即使她失去了原本學校的工作，她亦已經在當地一所大學找到了一份待遇更好的工作。我們對上帝的特別照顧心存感恩，我們成為很好的朋友，她還把我介紹給她在大學的同事們，其中很多成為我的客戶。

是的，上帝使我們「失而復得」，我們倆原本失去的，都重新得著了！正如上帝所應許的：「耶和華果然為我們行了大事，我們就歡喜。」

主題：回應禱告

弗瑞達·歐佩尤

烏干達

丹比拉漢的烏鴉

DEC 12月
05日

「你要喝那溪裡的水，我已吩咐烏鴉在那裡供養你。」
列王紀上17：4

在我尚未成為文字佈道領袖之前，某天我照著平日推廣書報的習慣，出發前往一處地處偏僻的村莊，那地方叫做丹比拉漢。那次的旅程格外艱難，除了我個人的行李外，我還得帶著45磅重的書籍準備銷售。旅途過程中，我坐著無車頂的公車，經過崎嶇不平的道路，在晚上約11點時到達那個小村莊。我整個人非常累倦，帶著一身灰塵，我很想趕快找地方休息，卻發現這村裡連一個簡單的旅館或公共宿舍都沒有。

身為女性，我該怎麼辦呢？有人指示我去村長的住處問問看，不巧的是，村長剛好去了另一個村莊，所以他的妻子指示助手帶我去前任村長的家。我鬆了一口氣，終於可以有個地方落腳了。我以為有了地方住是好事，但我很震驚地發現自己不是被安置在一個家裡面，而是在屋子外面養牲畜的地方，那裡是許多蝙蝠的棲息地。我想在睡覺前準備第二天要推廣的書，但因為沒有燈光我也無法進行整理，夜裡不時地傳來一些奇怪的聲音使我無法入眠，我感覺全身又累又痛。

第二天，儘管沒有食物和水，我還是起身去推廣書了。在這2天之中，我只吃了一塊餅乾，喝了少許的水，但我在那段時間沒有達成任何的銷售。當村長的妻子發現我竟然被安置在很差的環境時，她很生氣，並且嚴厲地提醒她的助手要把我安置在屋子裡，而且要有一個特定的房間。

第三天，我遇見了該區的警長，我發現他是一個為人非常和善、態度又謙虛的基督徒，他購買了我們所出版的一套完整的宗教書籍，然後他還詢問我住宿的情形，問是否還有其他需要。我為警長的關懷而讚美主，他的照顧使我想起以利亞先知那時特殊的需要。上帝指示他要住的地方，以及在那裡可以喝到乾淨的水。上帝說：「我已吩咐烏鴉在那裡供養你。」我認為上帝此時差遣的就是一位現代的烏鴉大使，而如今的牠已化身為一位親切的警長。在接下來的日子裡，我得到非常好的禮遇，帶來的每一本書也幾乎銷售一空，上帝的作為真好！

主題：保護

馬斯林·譚東

印尼

滿載著福音的車

「腓利就跑到太監那裡，聽見他念先知以賽亞的書，便問他說：『你所念的，你明白嗎？』」使徒行傳8：30

你有沒有試過在自家的車子裡和其他人介紹書？大多數的人會說：「你在開玩笑吧？自家的車上不可能有陌生人在呀！」當然，如果你從來不會隨意邀請別人坐進你的車，那麼這樣想自然是對的。以下是我推廣《喜樂的泉源》和《善惡之爭》2本福音書的經歷。

當我們來到中亞地區時，我們意識到要在此地推廣書報實在比在我們自己的國家更困難。在自己的國家，我們可以挨家挨戶去探訪，不必害怕會因此遇到尷尬的問題甚或要擔負行政責任，但中亞地區的國家並非如此。

然而，我對於推廣書報仍然有著強烈的願望，我開始為這件事祈禱。當我們到達該地，並逐漸開始熟悉環境裡的人和事時，我們被告知：「其實這裡的每個人都能充當計程車司機，即使沒有公車站，你都可以揮手叫車子停下來搭便車。」

於是我買了一輛車子，對於城市環境逐漸熟悉後，我便開始到各處尋找願意搭我便車的人。當我們到達他們欲前往的目的地時，他們會問：「我要付你多少錢？」我總是回答說：「你不用給錢，我本來就是要走這條路。我們應該互相幫忙。如果我今天幫你，明天你就能幫助別人，這世界將會更美好。」我身邊總是帶著我最喜歡的書——《喜樂的泉源》和《善惡之爭》，每當有乘客因為我的善心深受感動時，我就會拿出一本書來跟他分享：「收下這本書並且好好閱讀，它改變了我的生命！」

我藉著分享這些書繼續與耶穌同工，想像一下將來在天堂有人對你說：「謝謝你，因為你給了我這本書，透過這書我便認識了耶穌，我可以和祂同在永生裡。」

讓我們隨時攜帶著擁有救贖亮光的宗教書籍吧！人們需要它，即使他們自己並不明白。我們仍然有時間撒種，我們的事奉再加上聖靈的感動，將會帶來永恆的賞賜。

主題：相遇　謝爾蓋　哈薩克

書報的力量

「你們必曉得真理，真理必叫你們得以自由。」
約翰福音8：32

我剛從在聖保羅市舉行的佈道大會開幕儀式上離開，並且一回到家以後，我便開始閱讀佈道會的贈書《善惡之爭》。之前我曾注意到這本書，但直到我開始認真閱讀它之後，才完全被它的真理給迷住。我在24小時內把整本書讀完，我的生命被改變了。

我還記得發現新真理的喜悅和滿足，每次的新發現都會為我的生命帶來釋放。我童年時期的生活很困苦，當我母親去世的時候整個情況變本加厲（我的父親多年來從不和我們一起生活）。我內心感到悲傷和孤獨，我忍不住要問：「我的母親如今在哪裡？」我想像她在煉獄遭受痛苦煎熬，這念頭導致我無法平靜過日子。

然後，我讀了《善惡之爭》，這書讓我認識了許多的真理，其中之一是讓我明白去世的人死後依然長眠在墳墓裡面，那本書為我的疑惑與掙扎提供了解答。我現在自由了，這要歸功於一本來自佈道會發送的贈書。

如今在世界各地，成千上萬的人身上也發生了類似的經歷。他們透過閱讀復臨教會的書報找到了真理，並在他們的生活中找到了新的意義。這就是為什麼文字佈道事工是如此重要，藉著書報，亮光可以照到那些還未曾接觸福音的人。一本書對於生命所能帶來的影響力是驚人的，復臨教會的歷史顯示，文字佈道士到不同的國家，用書報撒下福音的種子，這樣的方式在過去的確幫助了許多成長中的教會傳揚福音。

今天，文字佈道事工是同樣重要的。書報不僅可以幫助和我們會面過的客戶，它經常也能使他們的家人和朋友受益，甚至是那些還未出生的人！我們的使命是要盡可能把書籍介紹給每戶家庭，如此一來必能促成許多神蹟的發生！

主題：相遇

里卡多‧費雷拉 巴西

上帝的投資計畫

DEC 12月
08日

「當將你的糧食撒在水面，因為日久必能得著。」
傳道書11：1

　　我的祖父受過大學教育，他當年在布加勒斯特展開律師的生涯。那時他和信奉復臨教會的姑媽住在一起，姑媽很想和他談論有關上帝的事，但是他絲毫不感興趣。然而，有一天晚上，他們之間的一場談話從此改變了他生命的方向。他表示，不可能所有的基督徒都是錯的，等到1800年後才出現在世界舞台的小教會所擁有的真理才是對的。他的姑媽知道她無法說服他，但她相信聖靈轉變人心的力量。

　　既然他喜歡看書，她便將《聖經》和《善惡之爭》送給了他。手中有了這些書之後，他說：「好吧！我會讀這些書，然後再從妳自己送來的書中，去證明妳是錯的！」他開始閱讀，他的姑媽懇切祈求聖靈的澆灌，他將書中的一切與《聖經》和其他歷史書比對。然後有一天，他對她說：「我親愛的姑媽，我讀完了妳送給我的書，我所發現的一切令我很驚訝。下安息日我想和你一起去教堂，看看你在教會的敬拜。」

　　在教會聚會時，他進一步深感自己的錯誤，並決定遵守《聖經》。他與未婚妻分享他在《聖經》所學習到的，並邀請她和他一起信奉基督教，但她拒絕了。最後他必須作選擇，而他選擇不娶她。

　　之後，我的祖父受了感動想去神學院唸書，這也令他再一次不得不做出選擇。他究竟應該跟隨上帝成為一名牧師，或是終其一生繼續做一名律師呢？他後來選擇了在復臨神學院學習，在那裡上帝帶領他認識了他的終身伴侶，她是研究所所長的女兒。他們有2個孩子──加百列和馬德蓮娜，夫妻兩人也多年在一起服事。我是馬德蓮娜的長子，對於《善惡之爭》這本書是怎樣改變、影響了我整個家族，我深感奇妙。

　　當我祖父的姑媽送給她的侄子《聖經》和那本書時，她所做的是「將她所擁有的全部擺上」。但在這之後，她所得到的回報卻遠超過金和銀！就像將鵝卵石丟進一池清泉，那禮物所帶來的漣漪是綿延兩代的家庭不斷得到福氣。我擔任文字佈道士工作如今已邁入了第13年，上帝看重我，呼召我，要叫我努力發展羅馬尼亞的文字佈道事工，為此我讚美主！

主題：重生

米哈伊‧戈倫　羅馬尼亞

家長學校

「耶和華的膀臂並非縮短，不能拯救，耳朵並非發沉，不能聽見。」以賽亞書59：1

文字佈道士通常是以挨家挨戶探訪的方式，或在住家、學校、及公司會面的方式來推廣書籍，甚至有人會選擇以小組型式，組織並利用研討會的方法從事銷售，而這樣的方法正是奧拉利亞和喬治在墨西哥市所採用的策略。

奧拉利亞和喬治被安排在某著名的私立學校裡推廣書籍，該校有1,050位學生。他們要對學生的家長進行一小時的演講，主題是「塑造成功的兒童」，演講的時間定上午8點鐘，我很榮幸能全程參予並且陪伴他們。

我們抵達後，我們看到300張椅子已擺在草坪上。這實在太好了！這意味著有許多人會出席。然而，主持的老師卻對此表示懷疑，並且先一步向我們道歉，因為他預計參加的人數可能不太踴躍。他們把它歸咎於家長對這樣的活動漠不關心，學校的校門口在當天上午8點就打開讓家長進來入座，老師們感到非常震驚，因為他們看見竟然有730名家長湧入，而現場只有300個座位，學校於是匆匆忙忙又訂了300多張椅子。主任說：「我從來沒有見過有這麼多的家長聚集！」這是前所未有的現象。

每個人都入座後，有人把我們介紹給觀眾。之後，我們開始演講如何教導孩子成功。我們的演講包括如何使用《教養孩子》（Train Up a Child）和《居首位》（A Seat at the Top）作為在家自學的教材。演講結束時，家長紛紛擠到我們的身邊，填寫訂購單和購買書籍。但我們低估了所需的數量，我們只帶來了200套的書，但家長熱切地買了了所有的書，另外又再訂購了100套，希望在隔天可以送達。那天我們一共銷售了300套的書，總共600本的書籍。

誠然，上帝的臂膀並非太短不能施行拯救，祂的耳朵絕非發沉而無法聽見祂僕人的祈禱。我們的禱告是，祈願那些家長會因此而得到福氣，因為他們使用上帝的書來教導他們的孩子。

主題：神蹟　薩洛蒙・埃爾南德斯　墨西哥

不僅是歷史書

「自我出胎，耶和華就選召我；自出母腹，祂就提我的名。」以賽亞書49：1

　　1979年的某一天清晨，一名女子來到我的辦公室。她自我介紹說她是健康教育機構的推廣員，但我從未聽過這個單位。她隨後從她的公事包中，拿出一本名為《善惡之爭》的書給我看。當我翻閱這本書時，我覺得它的內容看來似乎是一本歷史書。我認為其中的內容是值得閱讀的，所以我便買了它。

　　當我事後仔細閱讀此書時我感到很驚訝，開始的時候我以為它只是娛樂性質的書，後來才發現此書原來需要努力查考、並仔細閱讀。我整整讀了2遍，這世界真的會如此結束嗎？或這些生動的記載可能只是狂熱人士的傑作？我發現自己不斷在分析和查考自己所讀的，我開始意識到在天堂裡有上帝，我不得不在上帝和世界之間作出選擇。

　　1981年，我在工作上發生了一些不愉快的事，所以我辭職回到家鄉。我再次仔細讀《善惡之爭》，尤其是這本書最後的5章。這本書抓住了我全副的心思，使我對《聖經》產生了濃厚的興趣。

　　某天，信奉復臨教會的弟弟和他那擔任中學老師的朋友回家鄉度假，他們順便來探望我。那就像是「傳教士」的探望，因其後有更多的探望和《聖經》的研究。

　　不久，他們勸我要為基督做選擇，但對此事我不是完全確定，所以我跟他們說了一個日期，在他們下次回來時會答覆他們。另一個基督教教派也叫我加入他們的教會，我也給了他們和復臨教會同樣的日期作為答覆，但我事先沒有將我的作法告訴這兩個不同的教會。然後，我向上帝獻上我平生以來第一次的祈禱，祈求祂指示我選擇擁有真理的那一個教會。

　　當天，復臨信徒出現了，而另一個教會的信徒卻沒有到。我確定復臨教會是真教會，上帝果真垂聽了我的禱告，我也把生命獻給耶穌。今天，我是復臨牧師，這一切都要歸功於那位向我推廣《善惡之爭》的文字佈道士。

主題：回應禱告

海比・翰戈　馬拉威

來探望我

「又什麼時候見你病了，或是在監裡，來看你呢？」
馬太福音25：39

當我思想這經文時，我對於自己國內的數千名囚友，內心充滿了同情。我已經當了28年的文字佈道士，像這樣的關心依然繼續留在我的心裡。為此，我開始結合文字佈道事工和監獄佈道，這使我得以幫助很多可能在這社會底層被遺忘的人。

獄方的管理人員允許我們對囚友舉辦約2小時的節目及活動。這時，來自「時兆出版社」的書籍就成為囚友和福音之間絕佳的橋樑。因為透過書籍，他們認識了創造主。

我感謝這些年來上帝差派天使陪伴著我，在每一次的探訪過程中，我都得到上帝的庇護，並且每一次都有成果。當我們探訪監獄時，數百個囚友集合坐在一起聆聽上帝的話語，他們不但聚精會神地聽，而且還熱情地參與我們的節目，與我們互動。當我們邀請他們和我們一起唱聖歌時，他們也盡情地參與。去年2012年9月和12月，約有200名囚友決志為上帝獻上自己的生命並且受洗。

我感謝上帝，我們的「天使樹」活動已持續進行了許多年。在這活動中，我們在聖誕節期間分發許多書籍給囚友的子女，囚友們因他們自身的情況經常使得他們家庭的經濟非常拮据。他們的孩子在單親的環境下成長，導致他們必須面臨很多挑戰。我們希望這些書可以幫助他們學會愛上帝，並且得到良好品格的發展。

最近，我們增加了「送愛到偏鄉學校」的活動。在台灣有上千位兒童生活在偏遠地區，他們因缺乏資源無法獲得好書。時兆出版社的書籍可以幫助他們認識耶穌。

「你要專心仰賴耶和華，不可倚靠自己的聰明，在你一切所行的事上都要認定祂，祂必指引你的路。」（箴言3：5－6）我在這經文中找到勇氣，面對每一個新的明天，知道上帝無論在什麼景況下都會引導我。祂賜福給祂的子女去幫助那些需要幫助的人。藉著我們，上帝將完成偉大的事。

主題：引導

楊阿溫　臺灣

瘸子必再跳躍

「那時，瘸子必跳躍像鹿；啞巴的舌頭必能歌唱。」

以賽亞書35：6

　　過去2年來，我染上了一種會使人身體機能衰弱的疾病。這病影響了我的身體，使我變成跛子無法走路，做每件事都得依賴他人幫忙使得我感到沮喪，我的人生似乎失去了意義。在痛苦中我向上帝哭求，問道：「主啊，我需要你的大能來干預此事，我祈禱能夠得醫治！」我最大的願望就是能同其他正常人一樣四處走動。雖然坐輪椅能使我的行動變得較方便一點，但我還是渴望能夠走路。

　　多年來，我一直期待著能成為一名文字佈道士。但現在我無法走路，我看不出我要如何做才能使這夢想成真。這事令我非常沮喪，所以我將這件事交付給上帝，持續地向祂祈禱。我緊緊地抓住許多《聖經》的應許，包括耶利米書29：13說的：「你們尋求我，若專心尋求我，就必尋見。」和詩篇37：25所述：「我從前年幼，現在年老，卻未見過義人被棄，也未見過他的後裔討飯。」這些經文，以及其他許多的經文都鼓勵了我。我憶起甚至連懷愛倫師母也得過重病，但她為主做了偉大的工作。於是我突然間恍然大悟，在上帝的工作上，疾病應該不是一個阻礙我的原因，也不是一個可以讓我可以推托不做聖工的藉口。所以我鼓起勇氣來追求我的夢想，開始從事文字佈道事工，我申請後也榮幸地被錄取了。

　　我開始工作，我坐在輪椅上挨家挨戶地探訪，慢慢地我感覺有力量重新流入我的雙腿。使出力氣時，我發現自己竟然可以再次站起來。過了不了多久，我跨出了蹣跚的腳步。我堅持踏出去，讚美上帝，我終於能夠離開輪椅了！我的背變得更有力量，我的痛苦也消失了。我開始體會到很多的福氣，當我的精神為之一振之後，我的銷售業績也增加了。我開始不斷地達到我的目標，並且再次能行動。我可以一步一步的走路了，同時領受了更多的福氣。我的康復使我獲得屬於我自己的土地，以及建造自己的房子。我感謝我們的天父，祂幫助了窮人，解救墮落的人。我祈禱自己能夠繼續忠實地服務祂直到祂復臨，那時，瘸子必跳躍如鹿。

主題：神蹟

鄧尼斯‧薩姆伊　盧安達

從悲傷到喜樂

「因祂要為你吩咐祂的使者，在你行的一切道路上保護你。」詩篇91：11

當我的丈夫在1982年去世時，我感覺自己的世界在剎那間變得分崩離析。我從事護理人員的工作，並且對這份工作非常喜愛，但現在我可以感受得到上帝在呼召我做別的事情。那是什麼樣的工作呢？我真誠地祈求祂的指引，我需要獨力撫養孩子們的食衣住行，而且還得讓他們受教育。我該怎麼辦？上帝的回應是要我當文字佈道士，自從我開始從事這份工作以來，上帝確實以一次又一次的神蹟，來證實這是祂的安排。

某天，我搭乘「馬它圖」（matatu，大眾運輸工具）到市中心，坐在我旁邊的是一位陌生人，我以我的工作當作話題跟他聊天。不久，他問我推廣的是什麼樣的書，我回答說，這些書的主題跟健康、教育、養育子女，以及屬靈生活有關。令我非常訝異的是他對我說：「有一本書我找了很多年，如果能找到它，對我的研究將有很大的幫助。」我認為他不太可能會為他的研究去尋找復臨教會的書，但我還是忍不住問：「你要找的是什麼書呢？」他回答說：「那本書叫《但以理和啟示錄》。」我簡直不敢相信我的耳朵！那本書此刻就在我的公事包裡面，我把它拿出來，並微笑地把書遞到他面前。完全不可置信之餘，他說：「無論這本書要多少錢，我都要向你買下來！」我告訴他價錢後，他很快就把錢給我。到市中心之前剩下的時間他都沒有再開口說話，因他全神貫注、迫不及待地開始閱讀他的新書了！的確，上帝在引導我。

另外某一天，當我搭乘一輛公車後，因為警察正在逮捕一些罪犯，我受到了牽連，警察將我和那些罪犯綁在一起。其中一名警察發現我跟那些罪犯不同，他問我從事什行業。這是一個寶貴的機會，我告訴他我的工作並向他推廣我的書，結果後來不單是警察，甚至連那些罪犯都買了我所有的書。這是另一個上帝與我同在的確據。

從一個傷心欲絕、需要獨力照顧子女的婦人，我踏入了文字佈道事工。在服事上帝的工作上我得著了喜悅。上帝差遣天使眷顧我們，每一日天使都在指引、保護著我們。上帝引領的確據使我心存感激。

主題：引導 凱倫‧奧尼揚戈 肯亞

認真看待

DEC 12月
14日

「我另外有羊，不是這圈裡的；我必須領他們來，他們也
要聽我的聲音，並且要合成一群，歸一個牧人了。」

約翰福音10：16

2004年的某一天早上，我領悟到我必須要改變我的生活。雖然過去我曾多次聽過有關耶穌基督的故事，我從來沒有對宗教方面的事認真過。現在我開始固定到一間具有吸引力的教會赴會，也開始閱讀《聖經》。

我遇到一位男士，他擁有一本馬可‧芬尼的著作《幾乎被遺忘的日子》（the Almost Forgotten Day）。當我讀這本書時，我開始意識到我已經找到了真理。我的家人能看出我在生命中的改變。我的妻子娜婕達説，她一直夢想著能擁有一個充滿了愛、和平、喜悅，以及信任的家庭。

某天在城區時，我注意到有位婦人在推廣宗教書籍，她的名字叫伊蓮娜‧伊萬諾娃，我們互相介紹並聊了一會兒。在這段時期，我固定和另外約30個人一起定期地查考《聖經》，也和他們一同守安息日。約有3年的時間，我們都在一起敬拜並且查經，我們甚至想要向政府登記為一個正式的團體。

某天，一位文字佈道士來到我們的家，他風聞社區裡有一群人在守安息日，所以為此探訪我們。他説我們應該與南薩哈林斯克的牧師們見面，我花了很長的時間與幾位牧師交談，我終於明白其實上帝一直在眷顧我們，並且為我們作預備。

麥維德牧師給了我《歷代之爭叢書》，讀完這5本書後，我更相信這些教義是真理。我的家人也很喜歡《歷代之爭叢書》，因其語言簡單、具全面性、也完全符合《聖經》。當然，現在我們的團體不再覺得需要向政府登記了。

2008年，我和娜婕達受洗成為復臨信徒，2年後，我們的女兒克莉絲蒂娜也受洗了。我現在是教會的長老，娜婕達和克莉絲蒂娜也同我一起事奉上帝，我們目前共有14位復臨信徒。

我們何其有幸能讀到這些關乎真理的書，為此我們感謝上帝，也願意聽從祂的聲音。「預言之靈」開了我們的眼界，讓我們看見在這個世界和往後在天國新生活的展望，我們要成為「一群羊跟一位好牧人」。

主題：重生

凡斯利‧麥克尼維奇　俄羅斯

371

藉福音單張與主相遇

> 「你看我怎樣愛你的訓詞！耶和華啊，求你照你的慈愛將我救活！你話的總綱是真實；你一切公義的典章是永遠長存。」詩篇119：159－160

　　某天，當我走在街上時，我發現一小張看來十分有趣的單張，所以我便把它撿起來。這裡面內容有一篇文章，其題目為：「如果上帝就是愛，為什麼這世上還有那麼多的痛苦呢？」作為平信徒的領袖，我既被這篇文章的信息所感動，我就迫不及待地與信徒們分享。後來我又設法拿到更多類似的單張，也急切地吸收其中信息。由於我所學到的新亮光，信徒們通知房東，我們崇拜租用場地的日子要從星期日改到星期六。房東無法理解為什麼我們要這樣做，他問道：「這是什麼意思？」我告訴他：「我們是一群基督徒，現在要根據《聖經》的道理，在第七天休息和崇拜。」

　　後來，我遇到了一位男士，他是西剛果復臨教會的領袖。他向我解釋我過去未曾明白的很多道理，他給了我更多的閱讀材料，當我再次看到他時，我告訴他我利用他提供的材料，為我們教會信徒來預備講道。他鼓勵我繼續來探望他，因為還有更多《聖經》的真理等著我去探索與了解。後來，他把我推薦給一位文字佈道士，那人在這方面協助我很多。最後，我受洗加入復臨教會，我的許多朋友也加入了。

　　幫助我的那位文字佈道士還帶領我加入文字佈道事工。他吩咐我，在出門推廣書之前，一定要仔細讀過那些書。他介紹我看《喜樂的泉源》，我讀過之後，他也出了問題來考我，直到我真正熟知書的內容，它後來成為我最喜歡的書。自從當了文字佈道士以來，我已經銷售了好幾百本的《喜樂的泉源》，大家都很喜愛這本書。現在，我是一名牧師，我仍然鼓勵我的信徒要讀很多書，特別是《喜樂的泉源》。

　　我已學到若是你想要成為一位優秀的牧師，就先學著當一名文字佈道士。這事工會帶來福氣。今天，我感謝上帝，文字佈道事工教導了我許多牧師應具備的技能。我也要感謝上帝，因祂當初藉著街上一張小小的宣傳單，觸動了我的心。🔔

主題：相遇 伊薩可‧邦班查 剛果共和國

出生入死

「我實實在在地告訴你們，那聽我話、又信差我來者的，
　就有永生；不至於定罪，是已經出死入生了。」

約翰福音5：24

　　2009年3月，當我們在塔帕丘拉社區工作時，突然發生了一場意外。我在一間屋子前按了門鈴後沒多久，女主人竟然突然奪門而出，滿臉恐慌，她手裡還拿著鐵鏈和電纜。我問她究竟發生什麼事，她上氣不接下氣地告訴我，她剛才在屋裡原本打算要自殺。她說她唯一的兒子丹尼爾，把自己鎖在房間裡吸毒，並威脅家人說要結束自己的生命！她哭著對我們說：「如果我的孩子就這樣死了，我活著還有什麼意義？」她顯然對眼前發生的一切束手無策。

　　我們花了一段時間安慰她，直到她開始冷靜下來。我們陪著她，鼓勵她。最後，她的兒子打開房門從臥室裡出來了。我們真誠地祈求上帝使這位母親和她的兒子平靜下來。之後，她說：「感謝上帝！幸虧文字佈道士及時幫忙。」

　　這一經歷將我們緊緊聯繫在一起，過不久後我們才能夠為他們母子兩人查經。最後，羅勒洛夫人和丹尼爾終於把自己的生命獻給耶穌，並且都受了洗。感謝上帝，丹尼爾如今已加入文字佈道事工，現在，這對母子已經開始組織了小組聚會，他們查經、講道、作見證。當人生走到盡頭時，唯有耶穌的救恩能帶來改變。不妨思考一下懷愛倫師母的話：「許多人愁苦灰心，在信仰及依賴主上顯出軟弱。他們應當作工幫助那比自己更有需要的人，這樣他們就可在上帝的力量中剛強起來。他們應當參加推廣本會書報的善工，既可幫助別人，又可得到保證自己為神助手之經驗。」──懷愛倫著，《文字佈道指南》，第22頁，2002年版。

　　我很高興當時我們能夠及時出現，幫助了這對母子，這並非出自於偶然，而是上帝的安排。文字佈道事工本身便具有療癒作用，它能使情感和屬靈更新。謝謝你，耶穌！

主題：：介入　費南度‧格雷羅　墨西哥

上帝的計劃

「耶和華說：我知道我向你們所懷的意念是賜平安的意念……要叫你們末後有指望。」耶利米書29：11

我在1997年完成高中學業，但我對未來要做些什麼茫然不知。我開始在安息天工作，漸漸遠離上帝。於是我祈求上帝來指導我的生活。祂很快就垂聽了我的呼求！

我在教堂遇到一位文字佈道士，她問我未來有什麼規劃沒有。我告訴她我對於未來的人生還沒有任何計劃。然後，她說：「那麼去推廣書籍吧！」她給了我一本書要我閱讀，因為這樣的相遇經歷，我內心受到極大的鼓舞。

這本書便是《文字佈道指南》，我把整本書仔細看完，它的內容改變了我的人生。書的內容中有許多段落讓我落淚，因為它們所說的正是我內心所渴求的。我的願望正如這本書裡所說的——去當一個希望的使者，過著基督徒的生活。即使我無法做到這本書論到的許多事，我仍然想為主做一些美好的工，所以我決心要學習如何當一個文字佈道士。與那婦人見面3天後，我到另一個城市開始推廣書。

「你明白我對你的人生所預備的計畫。」這句話一直在我耳邊不斷地迴響著。在那一刻，我明白這想法和計畫是上帝為我的生命所做的安排。第一，我明白沒有什麼事是上帝之手所不能做的。第二，我理解祂是如此愛著我們，祂可以將我們從一個地方移往另一個地方以實現祂的計畫。第三，我知道祂會帶領我們走向比我們之前所做的更美好的事。

自從那次相遇直到如今，我依然在從事文字佈道事工。我相信這就是上帝安排我做的，上述的存心章節說道：「我知道我向你們所懷的意念。」上帝知道我們需要什麼，祂引導我們到可以為祂提供最佳服務的地方。上帝擁有最適合你的計畫，能讓你因此得享福惠，讓我們在今日就學習倚靠並信賴祂。

主題：相遇

賈維・費爾南德 玻利維亞

與天使同行

「所以，你們要去，使萬民作我的門徒……我就常與你們
同在，直到世界的末了。」馬太福音28：19—20

結婚後不久，我就發覺自己對文字佈道事工很有興趣，但我自覺信仰不夠堅定。某天，一個鄰居朋友來找我，說他急需一筆錢來擴建他的農場。他請求我把錢借給他，並承諾在15天內一定會償還。我不能對他的情況視而不見，所以在尚未和我的妻子商量下，我便把錢借給了他。這筆錢是我父母親的遺產，我原本打算拿來做生意用的。這已經是距今28年前的事，但這筆錢至今仍未償還。我為此內心始終無法平靜，有好幾個月的時間甚至近乎絕望。然後，我決心將一切都交託給上帝。之後，我就不再掛慮此事了！

我的妻子也同樣因此倍感困擾。某天晚上她做了一場夢，她聽到一位天使響亮的聲音，說道：「不要絕望，我會顧念你。」她的夢給了我極大的安慰。我決定當文字佈道士來事奉上帝。到了2011年10月，我累計了總共29年的文字佈道工作歲月。回想一路走來，我可以看見上帝和天使的引導，尤其以下面這段經歷最令人難忘。

我在全羅北道的南原市工作，當地路況很惡劣，經常發生意外。我在回家的路上，在公車總站足足等了20分鐘。當公車到站時，我突然覺得整個人昏昏沉沉，好像被人打了麻醉劑一般，我無法控制地睡著了。我醒來後才發現原本我等的那一班公車早已經離開，幸好下一班車也進站了。可是為什麼我會突然間被強烈的睡意所襲？當我們離開南原市到達最後一段的上山路段時，我看到了那班錯過了的公車。它摔落到山溝裡，整個車體遭到嚴重損壞，裡面許多乘客已被送往醫院。上帝讓我睡著是為了要救我一命！祂是信實的上帝！

上帝呼召我做祂的工作，祂始終伴隨著我。我對「與天使同行」這句話不陌生，自從我當了文字佈道士之後，我已經和天使常在一處了。我感謝上帝，祂在我人生最艱難的時刻，呼召我成為祂的僕人。如果當初我沒有失去那筆錢，可能已成為一個販賣黃金、銀器、手錶的商人了。我相信祂的應許會常與我們同在，直到「世界的末了」。

主題：介入　朱桂哲　韓國

他們順從上帝

「求你用真理使他們成聖；你的道就是真理。」
約翰福音17：17

　　賈桂琳是一名高中老師，也是我們《健康與家庭》雜誌長期的忠實訂戶。她在2006年搬到我的社區，於是我便負責她的相關訂閱事宜。透過不斷地探訪與接觸，我們之間建立的友誼也隨之增長。某天，她突然問道：「復臨信徒所相信的道理究竟是什麼？」作為回應，我試圖向她介紹《聖經》和閱讀材料來激發她的興趣。

　　2007年，賈桂琳嫁給克里斯多夫。從那時候起，以及接下來連續幾年，我們都常在一起查考《聖經》。然後，賈桂琳和克里斯多夫開始參加復臨教會的聚會。但在2010年第2季，出乎我意外之外的是他們突然要求暫停查經。我感到很訝異，便設法去瞭解。但他們給我的答案並不明確，當然，我還是尊重他們的意願，並繼續為他們祈禱，因為同時他們也不再到復臨教會聚會了。我心中唯一尚存的一絲希望是，賈桂琳仍然沒有停止訂購書籍。

　　當2010年版的《健康和家庭》雜誌印製的時候，我已準備好送一本過去給她。當我看到她時，我得到了最快樂的驚喜。她興奮地告訴我，她和克里斯多夫已決定接受洗禮，並加入復臨教會。

　　然後，她透露她要求停止6個月前查經的原因。為了謹慎比較，他們與其他2個基督教教派學習，也參加這2個教派的聚會。最後，他們了解到復臨教會確實遵循著《聖經》的真理而行。在2011年1月他們兩人都受了洗，現在與信徒們聚會時都很愉快。現在賈桂琳加入了我的行列，和我一同去分享上帝的話語。

　　我感受到懷愛倫師母的鼓舞，她說道：「文字佈道士去人家拜訪之時，往往有機會可以向他們宣讀《聖經》或其他教會真理的書籍。若是發現有尋求真理的人，就可與他們查經談道。這種查經的工作正是人們所需要的。凡能如此對將亡之靈表示深切關懷的人，上帝必在祂的工作上使用他們。」──懷愛倫著，《證言精選》第二輯，第543頁，1958年版。從事文字佈道確實能使人得到上帝極大的福氣。

毛茸茸的朋友

「因為你是我的嚴石，我的山寨；所以，求你為你名的緣故引導我，指點我。」詩篇31：3

　　一天傍晚，我在一個基督徒的家裡探訪，不久後天空烏雲密佈，暴風雨即將來臨。好心的男主人願意載我到我停放在一段距離外的汽車處。很快地我就坐在車裡，盯著手錶看。因為距離我休息的時間只剩下幾分鐘，我在考慮我究竟是應該回家呢？還是繼續在大雨中探訪更多戶人家？

　　當我坐在那裡思考時，我想起了那天早上與一位朋友的談話。我們討論了上帝如何獎勵工人的努力、獻身、毅力。思及這些，我興奮地拿了雨傘繼續推廣書。我預備好自己，想知道上帝為何要我在滂沱大雨中繼續工作。

　　我往某一間屋子走去時，我注意到有一隻狗朝著我的方向快步跑來，我不以為意，但接下來挨家挨戶探訪時，我發現牠寸步不離，成了我的新夥伴。

　　我們一塊去向更多家叩門，但一直沒有人應門。我們站在十字路口，我想知道接下來該往哪一個方向走。然後，我朋友過去的經驗霎時閃過我的腦海，我想上帝是想藉此告訴我一些事，我何不讓我的新夥伴──我的小狗朋友為我帶路呢？

　　我鼓勵我的狗同伴在前引路，牠還真的照我的吩咐做到了。我一路跟著牠，走到小徑的末端，再往前走到屋子的車道。牠在那屋子的前門停住了，彷彿在對我說：「我到家了！」我想這一定是牠的家。敲了門之後，我問婦人這是否是她養的狗。她說以前從未見過牠，而她的2個兒子也如此說，她邀請我到屋子裡面，我跟她分享我的工作。

　　上帝感動了她的心，她購買了一些我們的書。接下來有一年半的時間，她又購買了更多的書籍。我們之間的談話內容，從過去她宣稱不想聽到任何關於宗教的話題，直到如今她非常樂意為孩子們訂購《兒童故事集》（Great Stories for Kids），且是在明知這些書全提到宗教及信仰。

　　至於我的狗同伴呢？那天以後我再也沒有見到過牠。讚美上帝，祂以超乎我們所思所想的方法指引我們過豐盛的生活，祂甚至用毛茸茸的朋友來完成祂的工作！

主題：引導

莎夏·蘇法　澳洲

377

跟從耶穌的腳蹤

「不是要把你的餅分給飢餓的人，將飄流的窮人接到你家中，見赤身的給他衣服遮體。」以賽亞書58：7

我和布蘭達經常一起在千里達的北部地區從事文字佈道工作。在一次探訪中，我們遇到了一個同時間需要照顧4個孩子的婦人。她照顧的孩子年齡層分別從2歲到7歲不等。蘭迪和安迪年僅2歲，是一對孿生兄弟，比較年長的是5歲的艾曼達和7歲的布蘭登。這位女士解釋說孩子的母親拋棄他們的時候，這對雙胞胎才只有8個月大，因為他們的父親不得不每日外出去工作養家，因此她便充當白天時間的保母，她熱心地邀請我們留下來，一起用午飯。

當艾曼達在照顧她的孿生兄弟，餵他們吃飯時，我注意到她看起來很悲傷。出於直覺我了解他們非常需要我們的幫助。我們留下一些書報，並且跟他們一起祈禱後才離開，但我們沒有忘記這些孩子。

跟從耶穌意味著我們需要幫助人們尋求解決問題的辦法。所以，我們去教會的社區服務中心預備了食物籃。我們把食物籃送去給他們，他們也感激地接受了。當我們更熟悉這家庭時，我們得知比較年長的孩子不能報名上公立學校，因為他們缺了該有的證明文件，所以我們承諾為他們辦理。他們再次感激莫名。稍後，當教會開始了安息日學分校時，我們每週都帶孩子們參加，他們很喜歡。自那時起，孩子們都會定期參加復臨教會的聚會。

過了大約5年後，復臨教會在當地舉辦了一場佈道會。4個孩子和他們的父親都出席了佈道會的聚會。父親同意布蘭登和艾曼達受洗，而他自己不定期地也會參加聚會。然而，孩子們忠實地祈禱他們的爸爸有一日終將會把他的心獻給耶穌。

在從事文字佈道事工時，我們能夠分享食物給飢餓的人，協助貧窮無依的人，帶著孩子參加安息日學，以及與孩子一起為他們的父親禱告。文字佈道士因為與上帝同工，得以改變許多人的生命，也因此而蒙福！

主題：介入
葛楚‧拉納斯　千里達和多巴哥

維多利亞尋求平安

「求你指教我遵行你的旨意，因你是我的上帝。你的靈本
為善；求你引我到平坦之地。」詩篇143：10

　　維多利亞來自尚比亞，她在44歲時和丈夫離異。在挫折、恐懼、和痛苦的
折磨中，她以酒精麻醉自己，繼而切斷了與朋友和親人所有的往來。維多利亞
之後離開了自己的祖國移居到鄰國辛巴威去，最後輾轉來到了南非，尋找內心
難以實現的平安。她的家人試圖和她取得聯繫，但沒有成功。

　　然而，在辛巴威和南非的生活並沒有帶給維多利亞任何快樂。她對上帝感
到失望，也責怪祂讓她經歷這一切痛苦。稍後，她決定要返回尚比亞，但不是
回到她的家鄉路沙卡。她搬到了另一個地區，在那裡沒有人認識她。

　　有一天她遇到了一個17歲的青年人，他對她傳講有關耶穌的愛。提到耶
穌的名字令她很沮喪，所以她對那熱心的青年人惡言相向，說她永遠不想再見
到他。那位青年人不知道該如何回答，他決定把《善惡之爭》送給維多利亞。
維多利亞告訴他，她對宗教書籍絲毫不感興趣，她只看有關犯罪的書籍。那青
年人堅決認為這本書的內容中也談及了很多關於犯罪的部份（指的是《善惡之
爭》的前11章）！

　　維多利亞最後收下了那本書，並在幾天內就讀完，然後她便外出去尋找那
個青年人，找到他之後，她開口便問他是屬於哪一個教會，青年人告訴她他是
復臨教會的信徒。往後維多利亞開始查經，她最後受洗了！

　　現年57歲的維多利亞是尚比亞最成功的文字佈道士之一，如今的她有一個
美滿的家庭，她的改變使她的家人感到驚訝不已，她後來試著要再找那位當初
送書給她的青年人，但沒有成功。只有上帝知道他在那裡，但維多利亞期待未
來有一日能與他在新耶路撒冷見面。

　　與人分享書吧！並且將這一切交在上帝的手中，求祂引領。

主題：**重生**

納爾遜・席維巴　尚比亞

主的指引

「人的腳步為耶和華所定；人豈能明白自己的路呢？」
箴言20：24

在一場夏季文字佈道活動期間，我在蘇克瑞市推廣書。我遇到一位和我一樣對工作感到十分氣餒的同伴，所以我們倆決定一起工作。然而，我們的計劃無法持續，因為沒過多久，我們便遇上了幾隻看來非常兇惡的狗朝著我們猛吠。為了逃命，我們兩個分別朝著不同的方向跑。

於是我又獨自一人推廣書了，在挨家挨戶探訪時，我來到街上最後的一間房子。我敲了門之後，一位婦人走出來叫我等一會兒。枯等了很長一段時間後，她的小女兒出來看見我，我趁機告訴她我一直在等她母親出來。最後，那婦人返回請我進屋，並且決定以分期付款的方式買一本書。

隔年一月時，我回去收第二筆款項，但這次卻是一位名叫愛蓮娜的老婦人出來應門。她是我客戶的母親，她告訴我她的女兒已經搬離這裡了。但她請我進屋，並且打電話給她的女兒，不久，愛蓮娜問起我從事的行業，我給她看了我帶來的書籍，她喜歡看有關婚姻方面的書。她後來叫她的丈夫荷西‧路易士也過來一起看。他買了《依然有希望》（There Is Still Hope），她也買了《即使我們不同，我仍願意與你結婚》（Even With Our Differences, I Would Marry You Again）。

我詢問他們，是否可以和他們一起祈禱，並且關切他們有那些要禱告的事項。她要我為她的兒子祈禱，因為他正面臨著一個十分困難的問題，她想要送給他一些書，我以禱告結束了那日的探訪。

我回來收第2次款項時，我發現愛蓮娜很高興，也很感激我，因為她的兒子正在讀她所買的書，特別是宗教方面的書。兒子告訴她那些書改變了他的人生，他想去上教堂。愛蓮娜後來也為住在西班牙的女兒買了一本同樣的書，我再次與他們一起禱告。

伊蓮娜和我成為好朋友，我感謝上帝指引我到她家。我相信狗的事件是聖靈的介入，把我帶到愛蓮娜居住的街道。現在她敬畏上帝，為她的丈夫和孩子們祈禱。我最大的心願是當基督復臨時，我也能見到她。🙏

主題：介入

海蒂‧阿帕查　玻利維亞

最佳禮物

「我凡事給你們作榜樣，叫你們知道應當這樣勞苦，扶助軟弱的人，又當記念主耶穌的話，說：『施比受更為有福。』」使徒行傳20：35

在讀大學時，我有一位很好的朋友，我稱她為「我的屬靈夥伴」。我們一起研究《聖經》，唱詩歌。她在福音詩歌演唱和演奏方面很有才華，我一方面為她高興，同時也為她擔心，因為她不是復臨信徒，並且從未真正過基督徒的生活。日子一天天過去，我們對於彼此信仰的理解和討論日益加深，但是她不喜歡，也不相信我的信仰，她覺得我的教會「太正統」。

後來有一天上帝親自對她說話，她才認真地開始注意到我生命中的變化。我想在她生日那天送給她寶貴的東西，我已經送過她一些「預言之靈」的書籍和光碟，現在，我想送她另一個更值得她去珍惜的禮物，使她的屬靈書籍收藏更完整。她自己有一本兒童版的《聖經》，這固然好，但我更希望她能擁有一本標準版的《聖經》，所以我送給她一本美麗的《欽定英譯本聖經》。

當她打開包裝看到美麗的《聖經》時，她眼中的淚水不禁奪眶而出。她認為這是她人生中截至目前為止，所收到過最好的禮物。她以喜悅的心來讀它，現在，仔細閱讀後，她更清楚理解《聖經》真理的含義，她甚至因而感到羞愧，因為她曾經批評過復臨教會的信息。聖靈開啟了文字的力量，她現在明白了真理。

當我回想起大學歲月的這位屬靈夥伴時，懷愛倫師母以下的話使我感到高興：「無論我們置身何處，都當注意向別人講說救主的機會。如果我們在行善的事上效法基督的榜樣，人心就要向我們敞開，如同從前向祂敞開一樣。這是我們運用語言才能所能成就的至高無上的工作。」──懷愛倫著，《天路》，1985年版。

有什麼事能比得上讓《聖經》揭示真理的奧秘更好，更值得的？讓我們在我們的鄰居和朋友們的心中撒下真理。但願我們的禱告是：「親愛的上帝啊，讓我們分享從《聖經》所知道的真理，幫助我們引導其他的人。阿們。」

主題：重生

撒母耳‧普斯帕拉

印度

最年幼的文字佈道士

「約阿施登基的時候年七歲，在耶路撒冷作王四十年……約阿施行耶和華眼中看為正的事。」歷代志下24：1-2

安娜生於玻利維亞的科恰班巴。當她3歲的時候，她對文字佈道士所推廣的《聖經的精彩世界》（the Wonderful World of the Bible）這本書非常感興趣。即使她還無法認字，她堅持要我買一本送給她。她每天抱著這本書，叫我講書裡的故事給她聽，愈聽媽媽講故事，安娜就愈發喜歡她的這本《聖經的精彩世界》。無論走到那裡，她常常一整天都抱著她的《聖經的精彩世界》不放。

某天，安娜應邀參加朋友的生日派對，像往常一樣，她也帶著她的《聖經》。在派對上，安娜給過生日的女孩安妮塔看她的《聖經的精彩世界》，安妮塔一看也很喜歡，她就央求她的母親也買一本送給她，於是安妮塔的母親依她的心願買了同一本《聖經的精彩世界》，安妮塔把它帶到學校。

不料安妮塔的同學們看了之後也同樣喜歡她的《聖經的精彩世界》，同學們要求他們的老師為他們買《聖經的精彩世界》。老師耐不住同學們如此懇求，所以老師轉而向家長們提議買下這本《聖經的精彩世界》，因為它可以作為宗教課程的教科書，家長們同意了，老師為她的學生買了20本《聖經的精彩世界》。一週後，安妮塔和她的母親運送《聖經的精彩世界》到學校，她們也帶了《我最好的朋友》（My Best Friend）雜誌和一些宣教書。

安娜現在6歲了，她開始學會讀和寫。每天早晨和學校放假期間，她都會跟著我去推廣書。她的願望是將來能當一位文字佈道士，因為她明白懷愛倫師母所說的話：「推廣書報的工作，若能行之得當，便是最高的傳道事業，是向人們宣揚現代重大真理的一種非常優良而有效的方法。」──懷愛倫著，《文字佈道指南》，第10頁，2002年版）

文字佈道工作沒有年齡、種族、外表，甚至文化方面的限制或規定。每個人都可以從事這項工作，並且藉著書報傳揚福音有許多不同的方法。正如懷愛倫所言：「青年人所能得的最佳教育，就是參加文字佈道挨家挨戶作工。在這種工作上。他們有機會向人傳述生命之道。」──懷愛倫著，《文字佈道指南》，第30頁，2002年版）

主題：引導

古伯托‧瑪曼尼　玻利維亞

上帝賜我神蹟

> 「他們尚未求告，我就應允；正說話的時候，我就垂聽。」以賽亞書65：24

在求學的過程中，我每年都從事文字佈道工作，好賺取我的學費。但是來到最後一年時，我在經濟方面卻出了問題，因為眼看著當時的情況，我確實無法支付那學期的學費。在前幾年，主任同意讓我先註冊上課，之後才繳交費用，但這一次是不可能了，因為這是我就讀的最後一年，我必須付清學費餘額才能上課，但我實在沒有錢。我轉向上帝，真摯地祈求上帝的介入。我祈禱著：「主啊，你知道我是藉著文字佈道的工作來支付我學費，請幫我解決目前的困境。」我知道上帝是我唯一的倚靠。

隔天，我的一位長期的客戶要求我帶一本《高級學課》給他。在路途中我不斷地祈禱，甚至求上帝行一個神蹟。在他的辦公室，我遞給他《高級學課》。當他看著這本書時，我虔誠地把另外一本《德育故事》（Character Building Stories）第一冊放在他的手中。他問我：「這是什麼書？」

我告訴他：「這是一本有關品格塑造，德育方面的故事書，這四冊套書中的的第一冊」。

他進一步詢問：「你希望我怎麼做？」我告訴他，我希望他能買下這本書。他看看我，然後再看著書，接下來他二話不說，他不只買了第一冊而是所有的四冊！感謝上帝，因祂打動了這男子的心，使他能夠做出決定。

令我印象最深刻的是，當我到書店辦公室去請款時，那金額剛好是我必須支付的學費，對我來說，上帝已經創造了一個神蹟。離開時，我在心中默默哼著一首歌：「我所事奉的救主，今日還在人間。」

當我去支付學費時，我無法隱藏心中的喜悅。附近一些人不禁好奇地看著我，納悶著我為什麼那麼快樂。雖然他們不知道，但是我明白藉著這個神蹟，上帝再一次顯明了祂給我的愛和恩典。事實上，我們服事的是一位信實的上帝，祂聽見了我們的祈禱，並且迅速地回應。

主題：神蹟　雷琴娜·阿契拉　烏干達

車子的自動系統

「天使豈不都是服役的靈、奉差遣為那將要承受救恩的人效力嗎？」希伯來書1：14

我前往一處離城市約6英里（10公里）的地方推廣書，將車子停在潛在客戶的辦公大樓前。我注意到我的車子後方有一條很深的排水溝，便提醒自己留神以防萬一。停好車後，我走進辦公大樓，向員工推廣我的書，我在那裡停留了大約30分鐘。

推廣並完成交易後我走到外面，望著眼前的商會辦公大樓，它只是在我客戶辦公大樓的隔壁。我猶豫了一下，因為我之前見過商會大樓的經理，他不允許我向員工推廣書。但那一天，商會大樓外的員工告訴我那位經理已經離職了，現在的主管是一位新任的經理。他們說：「他待人很和善。」

受到這消息的鼓舞，我回到我的車子取更多的書，把車子上鎖後便走進商會大廈。我向經理和其他員工推廣書，20分鐘後，大約下午6點15分，我再度回到車子旁，但它卻不在我當初停車的位置，整輛車就這樣消失了，我的車子在哪裡？它是被人移動，還是被偷的呢？

四下環顧，我找到了我的車子！但它停在距離原來地點約30公尺的地方，我目不轉睛地看著，想知道它是怎麼被移動的，因為車子的鑰匙始終在我身上。當我走近我的車子時，有幾個人靠了過來，問道：「這是你的車嗎？它有裝自動系統嗎？」我不明白他們所指的「自動系統」是什麼意思。然後，他們告訴我這輛車是如何自己發動，並且朝排水溝那一頭倒車、沒有掉進排水溝、自己移動到現在停放的地方，還一路避開停在附近的摩托車。他們從頭到尾沒有看見任何人在開車，那情景吸引了路過的每個人。

我告訴他們，車子是上了鎖的，而且鑰匙一直在我身上，我說道：「上帝一定差遣了祂的天使移動我的車子。」因為是晚上的時間，上帝知道當我要倒車時，那排水溝對我會是一個危險。我相信我的守護天使移動了我的車子，是為了要確保我的安全。

在回家的路上我高聲唱詩讚美上帝，將榮耀歸給祂。祂必遵守祂的諾言，當我們正努力完成祂所託付給我們的工作時，祂會與我們同在。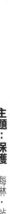

主題：保護　海琳‧敍伊拉克拉　布吉納法索

助人之樂

「祂發命醫治他們，救他們脫離死亡。」詩篇107：20

　　我在復臨家庭長大，父母親都是虔誠忠心的教友。安息天時我們一定會去參加安息日學和崇拜聚會，從小到大我的學業也是在復臨學校完成的，我甚至還去泰國擔任了學生佈道士，但我內心中正盤算著要離開復臨教會。對我來說，作為復臨信徒只意味著：星期五傍晚接夕陽、安息天的教會敬拜、許多說也說不完的禁忌和規定、素食餐廳、不可戴首飾等，作為一名大學生，我開始接觸並且學習不同的宗教；我學習佛教、拜火教、神秘主義、山達基教，以及冥想修行等。一個陌生人不會知道我是復臨信徒，我不了解《聖經》，也不知道如何與耶穌建立個人關係，我沒有聽過三天使的信息。我只是有名無實的復臨信徒，在我的生活中我已經否認了上帝的力量。

　　最後，我決定要讀一些懷愛倫師母的著作。在閱讀《健康之源》時，以下一句話引起了我的注意：「要記得惟有克己而為他人服務，方能獲得真正的快樂。」——懷愛倫著，《健康之源》，第341頁，1999年版。為此我向上帝發出挑戰：「證明給我看吧！看看我在服務他人時，是否真的能夠找到生命的意義和目的，否則我就要放棄信仰。」我給上帝一個夏天的機會，也就是僅3個月的時間！

　　我最後參與了加州中部的青年文字佈道事工。但是當我報到時，我開始懊惱自己為何要決定加入這種「煩人」的事工。但沒過多久，我就意識到很多人其實一直在祈禱像我這樣的人來敲門，了解這些事後我的心就軟化了。我發現有些人沒有辦法去教堂或有機會認識耶穌，除非有人去探訪他們。當有人哭著告訴我他們十分厭倦過著偽君子的生活時，我的心就更被觸動了。我可以提醒他們，救主愛所有假冒為善的人。當我碰到一位信奉新紀元運動教義的婦人時，我被感動了，因她說道：「你在我生命最關鍵的時刻出現了，我正在尋找真理。」在每一天結束時，我都是充滿喜悅的。上帝在回應我的挑戰，文字佈道事工改變了我的生命。在那個夏天之前，我從未體驗過神蹟，或領略探訪陌生人的喜悅，文字佈道工作是我如今仍然留在教會裡的原因。🙏

主題：介入　喬達納・奧斯本　美國

記得我嗎？

「惡人經營，得虛浮的工價；撒義種的，得實在的果效。」箴言11：18

安東妮雅擔任文字佈道士已超過20年了。她更為大家所熟知、較親切的稱呼是彤英哈姊妹。她在整個巴西境內各處講道、分發書報、幫人查經，引領很多人相信耶穌。她的座右銘是：「無論遠近，只要有人的地方，就要努力去傳揚福音。」

北利姆埃魯城市位於席埃拉省的中部地區，當地人口大約有3萬5千人，分佈居住在城市和郊區。在2011年，彤英哈姊妹返回那裡時，她多年前曾在這城市銷售過書。某天，她前往探訪一幢房子，那裡的婦人伊薩似乎有點驚訝見到她。在介紹的過程中，那婦人突然插口打斷彤英哈姊妹，問道：「你還記得我嗎？」

彤英哈姊妹望著她的臉，但她不得不回答：「不記得了！」

伊薩立即請她暫時等一會兒，她隨即走進另一個房間。回來時，她拿著一本封面非常破舊的書，把它交給彤英哈姊妹，問道：「還記得這本書嗎？」再一次，彤英哈姊妹不得不回答她真的沒有印象了。那婦人堅持繼續問道：「那妳還記得這扉頁上寫的提詞嗎？」彤英哈姊妹看見後大吃一驚，她在那本老舊的《聖經》中看見自己寫的的提詞，以及她在1996年時的簽字。

伊薩告訴彤英哈姊妹，自從那天她收到了《聖經》之後，她每天讀它，也時常禱告。她發現了平安和喜樂，上帝的應許帶給她希望，彤英哈姊妹表示願意與她查經，伊薩高興地代表了她全家人接受查經，查經結束時，伊薩和她的兩個家人也受了洗。

彤英哈姊妹至今已帶領近7百多人相信耶穌，她親自出資蓋了3間教堂，從購置土地到添購其中的設備等都有她的努力。牧養2個地區，超過近20間教會，都是她努力的結果。她的生活就像一連串的神蹟！今天，她仍然持續探訪著每個家庭、鄉村、城市，體驗神蹟，因為她最大的愛好正是引領人認識耶穌。

主題：神蹟 傑弗遜‧席爾瓦 巴西

386

比錢更多

「又有落在好土裡的，就發生長大，結實有三十倍的，有六十倍的，有一百倍的。」馬可福音4：8

　　大學二年級的夏天，我在紐約州的北部當學生文字佈道士。我大部份推廣的都是精裝書，我會把書放在堅固的公事包裡面。當我銷售出一整套的書籍、如馬斯威的《聖經故事集》時，我總是感到很興奮，當然我也會推廣一些比較便宜的平裝書，如《喜樂的泉源》、《善惡之爭》、《歷代願望》等。即便有些時候沒有賣出任何書，我仍會試著留下免費的刊物，送給每一個我曾拜訪過的家庭。

　　某天，我向一些門諾派教徒推廣我的書，其中有一位穿著樸素的婦女購買了一本《健康之源》。過了一段時間，當我再次開車經過他們居住的小山谷時，我決定稍作停留。令我吃驚的是，當我開車進到當初那位婦人的房子前時，她急忙地跑到我停靠的車旁。我一開車門，她就喊道：「你賣給我那本書的作者是誰？她一定是一位先知！像這樣的書只有先知才寫得出來。」這真是太好了！

　　另有一次，當我敲門探訪另一家時，一位中年男子走到門口。在自我介紹之後，他立即詢問：「如果上帝是愛，祂為什麼會讓耶穌釘死在十字架上？」我向他解釋這段善惡之爭的過程，說明撒但如何挑戰上帝、天堂爆發了戰爭、上帝將祂的獨生子釘在十字架的痛苦。當我講到憂傷的天使看清撒但挑戰上帝的真正目的時，他掉下了眼淚。他得到新的亮光，體會到上帝的愛。

　　當我在秋天回到學校時，我賺了足夠的錢，可以支付整個學年所有的學費和雜費。這是何等人的福氣！現在過了許多年以後，我仍然記得，要時常為我的客戶祈禱，包括聽我講述上帝的愛之後流下眼淚的那名男子，我祈禱那最初所播下的種子，能在我遇見的這些人心裡發芽成長。

　　那年夏天，我的收獲不僅是賺到了足夠的錢付學費如此簡單，我學會了溝通技能、毅力，內心深處渴望與他人分享上帝的愛。文字佈道事工是上帝所賜的，在傳揚福音時，有許多機會可以「遇見」上帝的恩典。

主題：相遇　麗莎・哈代　美國

難忘的旅程

「主人對僕人說：『你出去到路上和籬笆那裡，勉強人進來，坐滿我的屋子。』」路加福音14：23

某安息日的清晨，位在菲律賓西畢撒洋的復臨中學正在舉行敬拜，區會的出版社主管在講道中提及上帝如今正在緊急呼籲年輕人，去挑戰文字佈道事工。當主講人在呼召學生時，我是少數走到講台前明志的學生之一，這一刻開啟了我文字佈道事工的生涯。我從未想過那次的回應，後來竟會成為我終生的事業，這工作如今已成為我的愛好和生活。

這事發生在大約47年前的某個安息天，而且這呼召的記憶至今依然歷歷在目，甚至更為深刻！上帝向我顯示，祂所命定的文字佈道事工是為了要傳揚福音拯救罪人，使人得到永恆的國度。讓我分享一則充滿上帝恩典的見證。

1988年，我的家人正準備搬到新加坡，因為指派給我的新工作是在復臨教會的南亞太分會。在離開菲律賓之前，有人邀請我在一座大城市裡的復臨教會講道。聚會結束後，我站在門口歡送信徒。突然間一個婦人抓住了我的肩膀、擁抱我、熱情地親我。我面對這突如其來的熱情有些目瞪口呆。然後，她以附近每個人都能聽到聲音説道：「你還記得16年前我們的相遇嗎？」我很尷尬地回答説：「姐妹，我很抱歉，老實説我不記得了。」

在眾人面前，這位熱情可愛的婦人告訴我她的故事，她説道：「16年前，你是一位學生文字佈道士，你來到我家向我推廣《善惡之爭》和《歷代願望》。這些書後來引導我認識耶穌，也明白《聖經》的道理。現在，我本人、我的孩子、我的孫子，全都是復臨信徒。我今天長途跋涉來這裡只是為了要見你一面，告訴你我的故事，我非常感謝你！」她是一位快樂的婦人，我也很開心能見到她！

當得救的義人與耶穌相聚時，無數個像這樣的故事都將要重演。在文字佈道事工上，與神相遇最終都將促成充滿恩典的神蹟！

主題：相遇　霍華德‧法高　菲律賓

後記

　　在青少年時期和二十幾歲時，我曾經有整整5個暑假都在從事文字佈道的工作。那些年的夏天我所做的工非常辛苦，但那其中對我的生命卻是最有價值的，因為它們是我成長的經驗。

　　我在這裡所談的成長歷程及法則，去經歷連續幾個鐘頭的敲門、拜訪、試著走近路人、屢遭拒絕、不停地聽著別人對你說「不需要，謝謝」或者說「對不起，我沒興趣」、在放棄與堅持之間掙扎，以及種種經驗之後所奠定的。然而，在做這項特別工作時，我學到以下寶貴的人生經驗：

1 天下沒有白吃的午餐──努力才有收獲。

2 世上任何一件事的成就都不能靠運氣。上帝賜予機會，但成功取決於你是否作好了準備，並且適時把握機會。

3 領導，關乎於和眾人一起工作，而且善於應用「DRIVE法則」，如下列所述：

　　D—勤奮 Diligence

　　R—節制 Resileience

　　I—主動 Initiative

　　V—願景 Vision

　　E—活力 Energy

　　最重要的是，那些年的夏天提供了我思考的機會，讓我個人的生命與耶穌建立了關係。

　　或許今天上帝也在呼召你參與某種類型的文字佈道事工，不管是推廣還是發送書報。我建議所有人，無論從事哪一種職業，都花些時間從事文字佈道士工作，因為這是世界如今迫切需要的，如此做時，您在個人生命經歷中，將會因遇見上帝的恩典而獲得蒙福。

「那報佳音，傳平安，報好信，傳救恩的，對錫安說：『你的神作王了！這人的腳登山何等佳美！』」（以賽亞書52：7）

　　　　　　　　　　　　　　埃爾伯特‧W‧貝克
　　　　　　　　　　　　　　復臨教會全球總會副會長
　　　　　　　　　　　　　　全球總會出版社顧問

國家圖書館出版品預行編目資料

遇見神恩：365則來自全球各地因神翻轉生命的故事
/全球總會文字佈道部作；方錦榮譯. -- 初版.-- 臺北
市：時兆, 2014.10
　　　面；　　公分--

ISBN 978-986-6314-51-3（精裝）
1. 基督教　2. 見證

244.95　　　　　　　　　　　103017921

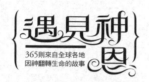

365則來自全球各地
因神翻轉生命的故事

作　　者	全球總會文字佈道部
譯　　者	方錦榮

董 事 長	李在龍
發 行 人	周英弼
出 版 者	時兆出版社
客服專線	0800-777-798
電　　話	886-2-27726420
傳　　真	886-2-27401448
地　　址	台灣台北市10556松山區八德路2段410巷5弄1號2樓
網　　址	http://www.stpa.org
電　　郵	service@stpa.org

主　　編	周麗娟
文字校對	蔡素英、林思慧、陳美如
封面設計	時兆設計中心、林俊良
美術編輯	時兆設計中心、林俊良
法律顧問	洪巧玲律師事務所　TEL：886-2-27066566

商業書店	總經銷 聯合發行股份有限公司 TEL：886-2-29178022
基督教書房	基石音樂有限公司 TEL：886-2-29625951
網路商店	http://www.pcstore.com.tw/stpa
電子書店	http://www.pubu.com.tw/store/12072

I S B N	978-986-6314-51-3
定　　價	新台幣390元　美金15元
出版日期	2014年10月　初版1刷